VIREN!

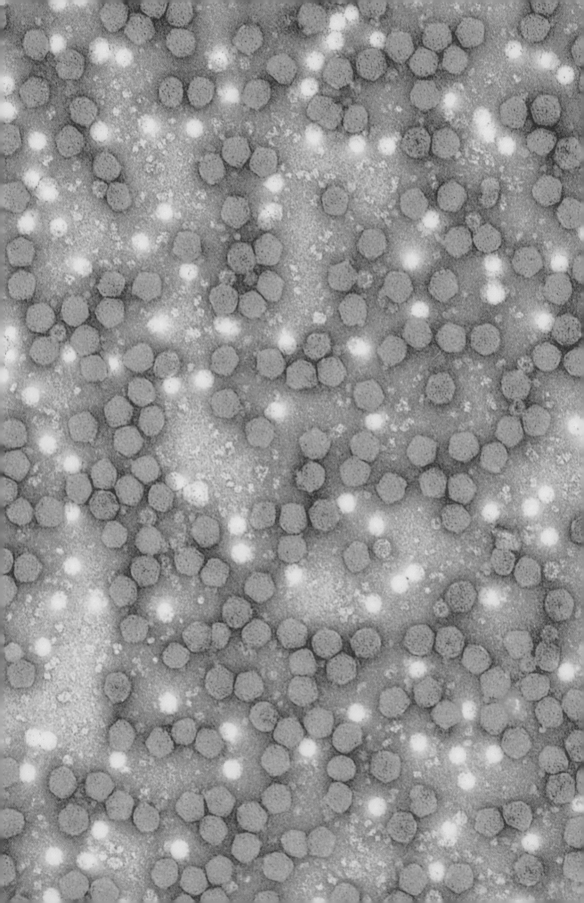

VIREN!

Helfer, Feinde, Lebenskünstler – in 101 Portraits

MARILYN J. ROOSSINCK

Aus dem Englischen übersetzt von Lothar Seidler

Mit einem Vorwort von Carl Zimmer

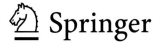 Springer

Dr. Marilyn J. Roossinck ist Professorin für Pflanzenpathologie, Umweltmikrobiologie und Biologie am Center for Infectious Disease Dynamics an der Penn State University. Sie hat über zehn Millionen US-Dollar an Forschungsgeldern erhalten und wurde mit zahlreichen Preisen und Ehrungen bedacht. Sie war Ratsmitglied bei der American Society American Society for Virology. Dr. Roossinck hat mehr als 60 wissenschaftliche Artikel veröffentlicht, sie schreibt für *Nature*, *Microbiology Today* und weitere populärwissenschaftliche Zeitschriften. Sie hat das Buch *Plant Virus Evolution* (Springer) herausgegeben.

Marilyn J. Roossinck
Center for Infectious Disease Dynamics
The Pennsylvania State University
USA

ISBN 978-3-662-61683-3
ISBN 978-3-662-61684-0 (eBook)
Https://doi.org/10.1007/978-3-662-61684-0

Die Deutsche Nationalbibliothek verzeichnet diese Publikation in der Deutschen National-bibliografie; detaillierte bibliografische Daten sind im Internet über http://dnb.d-nb.de abrufbar.

Springer
Übersetzung der englischen Ausgabe: *Virus* von Marilyn J. Roossinck, erschienen bei Ivy Press 2016, © The Ivy Press Limited 2016. Alle Rechte vorbehalten.

© Springer-Verlag GmbH Deutschland, ein Teil von Springer Nature 2018, 2020

Planung und Lektorat: Frank Wigger, Martina Mechler
Übersetzung: Lothar Seidler
Design: J. C. Lanaway
Illustrationen: Louis Mackay
Einbandabbildung: © Mopic, Shutterstock
Redaktion: Daniela Schmidt
Einband: deblik Berlin

INHALT

6 Vorwort

8 **Einführung**

10 Was ist ein Virus?
12 Die Geschichte der Virologie
16 Zeitliche Entwicklung
18 Umstrittene Viren
20 Eine Systematik der Viren
22 Replikation
36 Verpacken der Viren
38 Übertragung
40 Lebensweise der Viren
44 Immunität

101 Bemerkenswerte Viren

HUMANVIREN
52 Chikungunyavirus
54 Denguevirus
56 Ebolavirus
58 Hepatitis-C-Virus
60 Humanes Adenovirus 2
62 Humanes Herpesvirus 1
64 Humanes Immunschwächevirus
66 Humanes Papillomvirus 16
68 Humanes Rhinovirus A
70 Influenzavirus A
72 JC-Virus
74 Masernvirus
76 Mumpsvirus
78 Norwalk-Virus
80 Poliovirus
82 Rotavirus A
84 SARS und verwandte Coronaviren
86 Varicella-zoster-Virus
88 Variolavirus
90 West-Nil-Virus
92 Gelbfiebervirus
94 Zikavirus
96 Sin-Nombre-Virus
97 Torque-Teno-Virus

VIREN DER WIRBELTIERE

100 Afrikanisches Schweinepestvirus
102 Bluetonguevirus
104 Boid-Inclusion-Body-Disease-Virus
106 Bornadisease-Virus
108 Bovines Virusdiarrhö-Virus 1
110 Canines Parvovirus
112 Maul-und-Klauenseuche-Virus
114 Froschvirus 3
116 Virus der infektiösen Anämie der Lachse
118 Myxomavirus
120 Porcines Circovirus
122 Tollwutvirus
124 Rift-Valley-Fieber-Virus
126 Rinderpestvirus
128 Rous-Sarkom-Virus
130 Simian-Virus 40
132 Virus der viralen hämorrhagischen Septikämie
134 Felines Leukämievirus
135 Murines Herpesvirus 68

VIREN DER PFLANZEN

138 Afrikanisches Cassavamosaikvirus
140 Bananen-Bunchy-Top-Virus
142 Gerstengelbverzwergungsvirus
144 Blumenkohlmosaikvirus
146 Citrus-Tristeza-Virus
148 Gurkenmosaikvirus
150 Oryza-sativa-Endornavirus
152 Ourmia-Melonenvirus
154 Pea-Enation-Mosaikvirus
156 Scharka-Virus
158 Kartoffel-Y-Virus
160 Reis-Dwarf-Virus
162 Reis-Hoja-blanca-Virus
164 Satellit des Tabakmosaikvirus
166 Tabak-Etch-Virus
168 Tabakmosaikvirus
170 Tomaten-Bushy-Stunt-Virus
172 Tomatenbronzefleckenvirus
174 Tomaten-Yellow-Leaf-Curl-Virus
176 Weißklee-Cryptic-Virus
178 Golden-Mosaic-Virus der Bohnenpflanzen
179 Tulpenmosaikvirus

VIREN DER WIRBELLOSEN

182 Cotesia-congregata-Bracovirus
184 Grillen-Paralyse-Virus
186 Flügeldeformationsvirus
188 Drosophila-Virus C
190 Dysaphis-plantaginea-Densovirus
192 Flock-House-Virus
194 Invertebraten-Iridescent-Virus 6
196 Lymantria-dispar-Multiple-Nucleopolyhedrosis-Virus
198 Orsay-Virus
200 White-Spot-Syndrom-Virus
202 Yellow-Head-Virus

VIREN DER PILZE UND PROTISTEN

206 Acanthamoeba-polyphaga-Mimivirus
208 Curvularia-Thermal-Tolerance-Virus
210 Helminthosporium-victoriae-Virus 190S
212 Penicillium-chrysogenum-Virus
214 Pithovirus sibericum
216 Saccharomyces-cerevisiae-L-A-Virus
218 Cryphonectria-Hypovirus 1
219 Ophiostoma-Mitovirus 4
220 Paramecium-busaria-Chlorellavirus 1
221 Phytophthora-Endornavirus 1

VIREN DER BAKTERIEN UND ARCHAEEN

224 Bacillus-Phage Φ29
226 Enterobakteriophage λ
228 Enterobakteriophage T4
230 Enterobakteriophage ΦX174
232 Mycobacterium-Phage D29
234 Ralstonia-Phage ΦRSL1
236 Synechococcus-Phage Syn5
238 Acidianus-Bottle-Shaped-Virus 1
239 Acidianus-Two-Tailed-Virus
240 Enterobakteriophage H-19B
241 Enterobakteriophage M13
242 Enterobakteriophage Qβ
243 Staphylococcus-Phage 80
244 Sulfolobus-Spindle-Shaped-Virus 1
245 Vibrio-Phage CTX

246 Glossar
250 Weiterführende Literatur und mehr
252 INDEX
256 Danksagung

Vorwort

Vogelliebhaber zeigen stolz ihre ornithologischen Handbücher von Audubon und Peterson am Kaffeetisch herum. Für Angler gibt es nichts Schöneres, als in ihren Fischhandbüchern zu blättern, sodass sie die Unterschiede zwischen *Oncorhynchus clarkii utah* und *Oncorhynchus clarkii humboldtensis* benennen können. Viren benötigen ein eigenes Handbuch, und darin lesen Sie jetzt.

Die Symptome, die Viren hervorrufen, sind nicht so schön wie etwa ein Zedernseidenschwanz oder ein atlantischer Seebarsch. Niemand will längere Zeit die Blutungen erleben, die das Ebolavirus verursacht, oder von den Narben gezeichnet sein, die eine Pockeninfektion hinterlässt.

Dennoch liegt eine nicht zu leugnende Schönheit in den Lebenszyklen der Viren, etwa wie es diese winzigen Pakete aus Genen und Proteinen schaffen, weltweit herumzukommen, die komplexen Abwehrmechanismen ihrer Wirte zu überwinden und zu erreichen, dass von ihnen neue Kopien erzeugt werden. Sogar noch interessanter ist die große Vielfalt dieser Zyklen, etwa von Viren, die Blüten infizieren, bis hin zu Viren, die ihre DNA mit den Wirtsgenomen verschmelzen, sodass es kaum noch möglich ist zu unterscheiden, wo der eine Organismus endet und der andere beginnt.

Die Vielfalt der Viren kennenzulernen, bringt nicht nur interessante, sondern auch lebenswichtige Erkenntnisse. Wir müssen wissen, woher die nächste tödliche Pandemie kommen wird und wie sie wirksam zu bekämpfen ist. Während die Wissenschaftler ständig neue Arten von Viren entdecken, entwickeln sie aus einigen auch neue Werkzeuge, um Bakterien in Schach zu halten, Gene zu übertragen und sogar um Nanomaterialien herzustellen. Indem wir die Schönheit der Viren wertschätzen, können wir auch die „Erfindungsgabe" der Natur besser nachvollziehen und daraus letztendlich lernen, ihr nicht zum Opfer zu fallen.

CARL ZIMMER

KOLUMNIST FÜR DIE *NEW YORK TIMES* UND AUTOR DES BUCHES *A PLANET OF VIRUSES*

Einführung

Das Wort „Viren" lässt uns an einen grausamen Tod denken, der unsichtbar heranfliegt. Man sieht Bilder von überfüllten Krankenstationen, in denen während der Spanischen Grippe reihenweise Patienten starben, von Poliomyelitis-Patienten in der Eisernen Lunge, von medizinischen Helfern, die in Schutzanzügen das tödliche Ebolavirus bekämpfen, oder von Säuglingen mit zu kleinen Köpfen, hervorgerufen durch das Zikavirus. Das alles sind schreckliche Erkrankungen, aber sie bilden nur einen sehr kleinen Teil des Ganzen. Viren infizieren alle Lebensformen – nicht nur Menschen –, und die meisten Viren sind keine Krankheitserreger. Viren gehören zur Geschichte des irdischen Lebens. Welche Rolle sie genau spielen, ist ein Rätsel, das aber langsam gelöst wird.

Dieses Buch vermittelt ein umfassenderes Bild der Viren. Selbstverständlich werden Sie hier von Viren erfahren, die Krankheiten auslösen, aber Sie können auch auf Viren stoßen, die für ihre Wirte nützlich sind, sogar so sehr, dass die Wirte ohne sie nicht überleben könnten. Die Viren wurden für dieses Buch so ausgewählt, dass sie deren unglaubliche Vielfalt abbilden. Von einigen haben Sie schon gehört, andere sind neu und ungewohnt. Einige sind für die Geschichte der Wissenschaft von großer Bedeutung, etwa für die Entdeckung der Struktur des genetischen Materials, also der DNA. Andere haben seltsame Auswirkungen auf das Leben ihrer Wirte. Da Viren ohne ihre Wirte nicht leben können, sind sie in diesem Buch mit den Lebewesen aufgeführt, die sie infizieren. Wir beginnen mit dem Menschen und wenden uns dann anderen Wirbeltieren und den Pflanzen zu. Insekten und Krebstiere (also Wirbellose) haben ihre eigenen Viren, ebenso die Pilze. Sogar Bakterien – von denen einige selbst Krankheitserreger sind – können von Viren infiziert werden. Das Zeitalter der modernen Biologie begann, als man herausfand, wie Viren weit verbreitete Bakterien infizieren.

UNTEN LINKS: Als sich im 20. Jahrhundert Polio ausbreitete, konnten viele Patienten, die an Atemlähmung litten, mithilfe der Eisernen Lunge gerettet werden.

UNTEN: Medizinische Helfer in Schutzanzügen bei der Vorbereitung auf Arbeiten mit todbringenden Viren, etwa dem Ebolavirus.

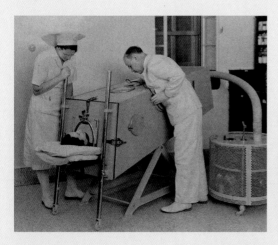

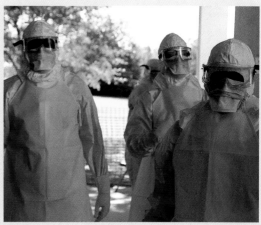

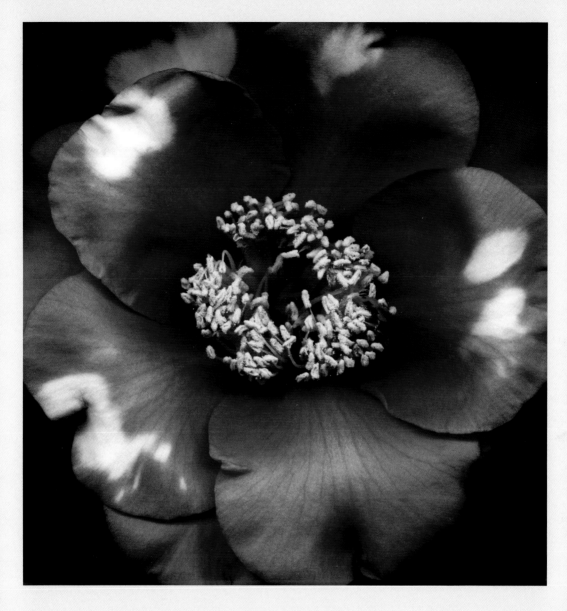

Dieses Buch enthält Abbildungen, die auch die besondere Schönheit der Viren zeigen. Viele Viren haben klare geometrische Strukturen, die sich aus den wiederholten Proteineinheiten ihrer Hülle ergeben. Die Viren der Bakterien und Archaeen besitzen eine „Landevorrichtung", mit der sie sich an ihre Wirte anheften und in sie eindringen – etwa wie eine Raumsonde, die auf einem fremden Planeten landet. Einige Viren sehen wie Blüten aus, allerdings im mikroskopischen Maßstab; andere „verschönern" ihre Wirte auf unheimliche Weise.

Diese Einführung beinhaltet die Grundlagen, um die Viren und ihre Untersuchung verstehen zu können: die Geschichte der Virologie (Erforschung der Viren), einige aktuelle Diskussionsbeiträge, die Systematik der Viren, Einblicke in die Fortpflanzung der Viren sowie Beispiele für virale Lebens-zyklen. Sie werden erfahren, wie Viren mit ihren Wirten interagieren, wie sie die Wechselwirkung ihrer Wirte mit der Umgebung beeinflussen und wie Wirte Viren abwehren. Sie erfahren auch, warum Impfungen häufig das beste Mittel sind, uns vor der Bedrohung durch neue infektiöse Viren zu schützen. Am Ende des Buches findet sich ein Glossar der verwendeten wissenschaftlichen Begriffe sowie eine Auflistung weiterer Informationsquellen.

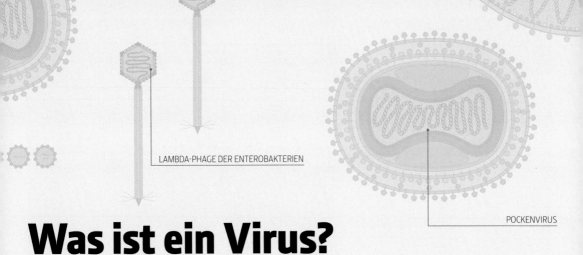

LAMBDA-PHAGE DER ENTEROBAKTERIEN

POCKENVIRUS

Was ist ein Virus?

Ein Virologe ist eine Person, die Viren erforscht. Die Viren selbst lassen sich nicht so einfach fassen. Virologen bemühen sich seit mehr als einem Jahrhundert um eine dauerhafte Definition. Das Problem ist, dass jedes Mal, wenn sie glauben, eine gute Lösung gefunden zu haben, jemand ein Virus entdeckt, das nicht dazu passt, sodass die Definition geändert werden muss.

Das *Oxford English Dictionary* definiert ein Virus als „infektiösen Faktor, der normalerweise aus einem Nucleinsäuremolekül und einer Proteinhülle besteht und zu klein ist, um in einem Lichtmikroskop sichtbar zu sein, und sich nur innerhalb von Wirtszellen vermehren kann".

Als Definition ist das ein guter Anfang – außer dass einige Viren keine Proteinhülle besitzen, andere groß genug sind, um in einem gewöhnlichen Lichtmikroskop betrachtet zu werden, und sich auch bestimmte Bakterienarten nur innerhalb lebender Zellen vermehren können.

Keime betrachten wir als Faktoren, die uns erkranken lassen und sowohl Viren als auch Bakterien umfassen; welcher Unterschied besteht also zwischen beiden? Bakterien können wie andere lebende Zellen ihre eigene Energie produzieren und die DNA-Sequenzen ihrer Gene in Proteine übersetzen. Viren können beides nicht.

Einige riesige Viren, die vor Kurzem erst entdeckt wurden, können einige Komponenten selbst herstellen, die für die Translation von Genen zu Proteinen notwendig sind, sodass auch dies keine perfekte Unterscheidung darstellt. Viren bleiben auch weiterhin schwer fassbare Gesellen. Da wir immer mehr über Viren erfahren, wird sich die Definition ziemlich sicher erneut ändern.

In diesem Buch ist ein Virus ein infektiöser Faktor, der keine Zelle ist, der genetisches Material in Form eines Nucleinsäuremoleküls (DNA oder die damit verwandte RNA) in einer Proteinhülle enthält, seine eigene Reproduktion steuern kann und sich durch Ausnutzen der Mechanismen in den befallenen Wirtszellen ausbreitet.

OBEN UND UNTEN: Viren sind äußerst vielgestaltig, sie reichen von regelmäßigen geometrischen Strukturen bis hin zu amorphen Formen, und sie zeigen auch sehr unterschiedliche Größen (etwa um den Faktor 100). Die Darstellungen der Viren auf diesen beiden Seiten sind maßstäblich.

PORCINES CIRCOVIRUS

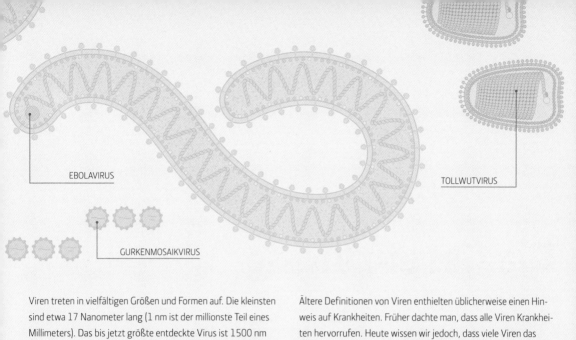

EBOLAVIRUS

TOLLWUTVIRUS

GURKENMOSAIKVIRUS

Viren treten in vielfältigen Größen und Formen auf. Die kleinsten sind etwa 17 Nanometer lang (1 nm ist der millionste Teil eines Millimeters). Das bis jetzt größte entdeckte Virus ist 1500 nm oder 1,5 Mikrometer (μm) lang, also etwa 100-mal so groß und vergleichbar mit sehr kleinen Bakterien. Ein menschliches Haar ist dagegen 20 μm dick. Außer den allergrößten Exemplaren sind Viren zu klein, um im Lichtmikroskop sichtbar zu sein, sodass ein Elektronenmikroskop erforderlich ist.

Ältere Definitionen von Viren enthielten üblicherweise einen Hinweis auf Krankheiten. Früher dachte man, dass alle Viren Krankheiten hervorrufen. Heute wissen wir jedoch, dass viele Viren das nicht tun. Manche sind sogar wichtige und notwendige Faktoren für das Überleben ihres Wirtes. Entsprechend der Tatsache, dass Bakterien ein wichtiger Teil unseres eigenen Ökosystems sind, besitzen auch Viren lebenswichtige Funktionen.

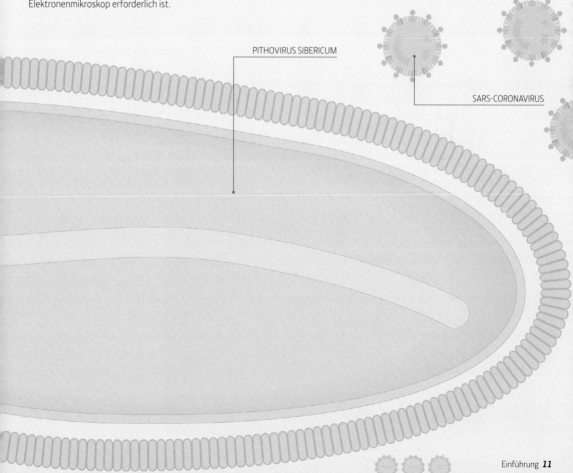

PITHOVIRUS SIBERICUM

SARS-CORONAVIRUS

Die Geschichte der Virologie

Die Erfindung der Schutzimpfung am Ende des 18. Jahrhunderts führte bei der Behandlung von Infektionskrankheiten zu großen Veränderungen. Die Pocken waren nur eine der furchtbaren, damals weit verbreiteten Krankheiten, an denen Millionen von Menschen starben, wobei die Überlebenden schreckliche Verunstaltungen trugen. Der englische Landarzt Edward Jenner erkannte, wie bestimmte Menschen gegenüber der Krankheit resistent wurden – vor allem Melkerinnen, die an Kuhpocken erkrankt waren, einer sehr leichten Krankheitsform, mit der sie sich bei ihren Kühen angesteckt hatten. Jenners Erkenntnis bestand darin, dass Kuhpocken vor den Pocken schützen konnten und dass Extrakte aus Pusteln der Kuhpocken die gleiche Immunität vermittelten, wenn man sie Menschen injizierte. Das englische Wort *vaccine* für Impfstoff leitet sich von *vacca* ab, dem lateinischen Wort für die Kuh – eine passende Bezeichnung für den Erreger der Kuhpocken. Jenner veröffentliche seine Arbeit 1798, aber er hatte keine Vorstellung davon, dass die Pocken (oder Kuhpocken) von Viren hervorgerufen werden. Die Impfungen wurden fortgeführt und weitere Impfstoffe entwickelt, bevor man wusste, dass es Viren gibt. So entwickelte beispielsweise der wegbereitende französische Wissenschaftler Louis Pasteur einen Impfstoff gegen Tollwut. Er „tötete" zuerst den Tollwuterreger durch Erhitzen und erhielt so den ersten Impfstoff mit einer toten Form des Erregers, der gegen eine Infektion mit der lebenden Form schützen konnte. Anders als Jenner wusste Pasteur, dass es Bakterien gibt. Er erkannte, dass der Tollwuterreger noch kleiner war als diese schon kleinen Organismen, konnte aber ihre wahre Natur nicht erkennen.

Nicht nur Menschen fielen diesen unheimlichen Krankheitserregern zum Opfer. Im späten 19. Jahrhundert entdeckte man eine ansteckende Krankheit der Tabakpflanzen, durch die auf

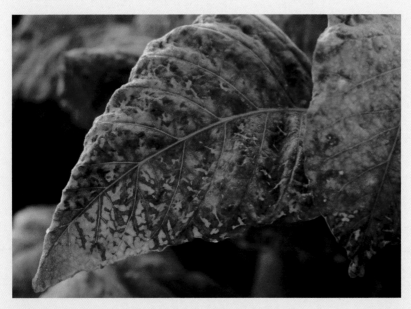

LINKS: Mit dem Tabakmosaikvirus infizierte Tabakpflanzen zeigen als Symptomatik auf den Blättern ein hell- und dunkelgrünes Mosaikmuster.

RECHTS: Dr. Marinus Beijerinck in seinem Labor am Polytechnikum Delft, heute die Technische Universität Delft.

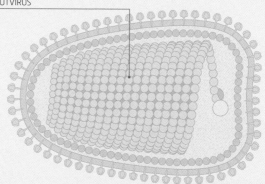

den Blättern ein Muster („Mosaik") aus dunklen und hellen Bereichen entsteht. 1898 konnte der niederländische Gelehrte
Martinus Beijerinck zeigen, dass sich die Krankheit mit Pflanzen-
säften übertragen ließ, die durch einen feinen Porzellanfilter
gepresst wurden, der die Bakterien daraus entfernte. Beijerinck
war überzeugt, dass es sich um einen neuen Erreger handelt, der
kleiner als Bakterien ist. Er nannte ihn „contagium vivum fluidum"
(lebende ansteckende Flüssigkeit). Später verwendete er das
Wort virus (Lateinisch für Gift).

Beijerincks Entdeckung des Erregers, den wir nun als Tabakmosaikvirus kennen, gab den Anstoß. Im selben Jahr zeigten
Friedrich Loeffler und Paul Frosch, dass der Erreger der Maul-
und-Klauen-Seuche bei Nutztieren ein filtrierbares Virus ist. Nur
drei Jahre später, 1901, zeigte Walter Reed das Gleiche für das
Gelbfieber, eine verheerende Krankheit des Menschen. 1908
entdeckten Vilhelm Ellermann und Oluf Bang, dass Leukämie bei
Hühnern durch einen zellfreien, filtrierbaren Erreger übertragen
werden kann, und 1911 zeigte Peyton Rous bei Hühnern, dass
feste Tumoren durch einen ähnlichen Erreger übertragen werden
– die Rolle von Viren bei Krebs war nun bekannt.

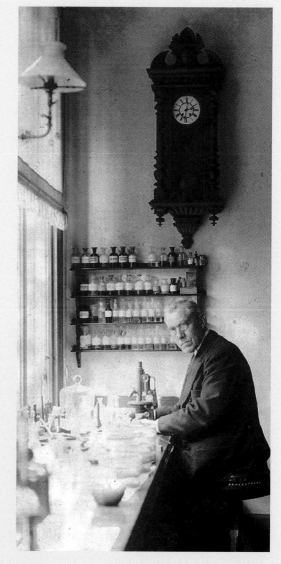

1915 gab es in der Virusforschung weitere Fortschritte, als
Frederick Twort entdeckte, dass auch Bakterien durch Viren infiziert werden. Wie bei vielen großen Entdeckungen war es ein
Zufall. Twort versuchte herauszufinden, wie sich das Vacciniavirus
der Kuhpocken vermehren lässt, und er nahm an, dass Bakterien
dafür geeignet sein könnten. Er ließ die Bakterien in Petrischalen
wachsen und fand in einigen Kulturen kleine Bereiche, die durch-
sichtig geworden waren. Dort konnten Bakterien nicht überleben, etwas tötete sie ab. Wie andere Virologen vor ihm zeigte
Twort, dass dieser Erreger sehr feinporige Porzellanfilter passierte
und neue Bakterienkulturen infizieren und töten konnte. Etwa
gleichzeitig entdeckte der frankokanadische Wissenschaftler Félix
d'Herelle eine „Mikrobe", die Durchfall hervorrufende Bakterien

Die Geschichte der Virologie

abtötete. Er bezeichnete sie als „Bakteriophage" („Bakterien-fresser"). Er entdeckte weitere Bakteriophagen und es kam die Hoffnung auf, dass sich damit womöglich Erkrankungen durch Bakterien bekämpfen lassen. Die Bakteriophagen waren filtrierbar und damit Viren; das Wort „Phagen" verwendet man noch heute für die Viren der Bakterien. Die Idee einer Phagentherapie wurde zwar durch die Entdeckung der Antibiotika überholt, ist aber immer noch im Gespräch und wurde in der Landwirtschaft und bei bestimmten Hautkrankheiten des Menschen im Experiment angewendet. Aufgrund der besorgniserregenden Zunahme von Antibiotikumresistenzen bei einigen sehr gefährlichen bakteriellen Erregern könnte eine Phagentherapie durchaus geeignet sein, diese zu bekämpfen.

Die wahre Natur der Bakteriophagen und anderer Viren ließ sich erst mit der Erfindung des Elektronenmikroskops in den 1930er-Jahren aufklären. Das erste Bild eines Tabakmosaikvirus wurde 1939 veröffentlicht. In den 1940er-Jahren wurde die Phage Group gegründet, ein informeller Zusammenschluss von bekannten amerikanischen Wissenschaftlern, die die Bakterio-phagen erforschten und damit zu den Anfängen der Molekular-biologie beitrugen.

1935 gelang es dem amerikanischen Wissenschaftler Wendell Stanley, Kristalle des hoch gereinigten Tabakmosaikvirus herzu-stellen. Davor hatte man Viren als kleine lebende Organismen aufgefasst, aber die Tatsache, dass sie sich wie Salz oder eine andere Substanz kristallisieren ließen, deutete auf eher inaktive, chemische Eigenschaften hin. Das regte eine Debatte an, die bis heute fortbesteht: Sind Viren tatsächlich lebendig? Stanley zeigte auch, dass das Tabakmosaikvirus aus Proteinen und der Nucleinsäure RNA besteht. Damals wusste man noch nicht, dass das verwandte Molekül DNA die Erbsubstanz bildet; die meisten Wissenschaftler dachten damals, dass Gene aus Proteinen be-stehen. In den 1950er-Jahren verwendete Rosalind Franklin die

Kristalle des Tabakmosaikvirus, um mithilfe der Röntgenbeugung die genaue Struktur des Virus zu bestimmen. Franklin nutzte diese Methode ebenfalls, um die DNA-Struktur zu untersuchen; ihre Ergebnisse verwendeten dann James Watson und Francis Crick, um die Doppelhelixstruktur der DNA zu zeigen.

Die Entdeckung in der Mitte des 20. Jahrhunderts, dass DNA die physische Substanz ist, aus der die Gene bestehen, führte zum sogenannten „zentralen Dogma" (Francis Crick), nach dem von der DNA die Synthese komplementärer RNA-Stränge ausgeht, die dann die Proteinsynthese steuern. Auch hier kam es durch die Viren zu einer Veränderung: Die Entdeckung der Retroviren, bei denen die Gene aus RNA bestehen, die dann die Synthese von DNA bewirkt, stellte in den 1970er-Jahren buchstäblich die Wissenschaft auf den Kopf. Retroviren bilden keine seltsame Nische der Wissenschaft. Zu ihnen gehört etwa das menschliche Immunschwächevirus (HIV-1), das AIDS hervorruft. Man nimmt an, dass die Aktivitäten von Retroviren unsere eigene genetische Beschaffenheit grundlegend beeinflusst haben.

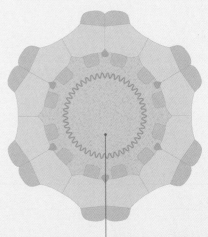

ΦX174-PHAGE DER ENTEROBAKTERIEN

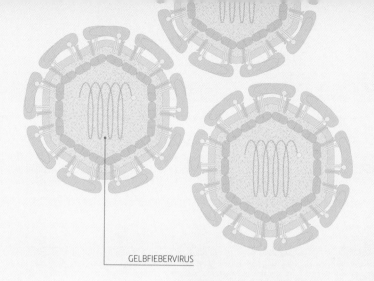

GELBFIEBERVIRUS

Wie werden Viren bezeichnet? Das allererste Virus wurde nach seinem Wirt und den Symptomen benannt, die es hervorruft: das Tabakmosaikvirus. Bei vielen Pflanzenviren ist man diesem Prinzip gefolgt, wobei letztendlich die Virologen, die mit den Viren arbeiten, die Bezeichnungen festlegen. Um die Bezeichnung der Viren zu standardisieren, wurde das International Committee for the Taxonomy of Viruses (ICTV) gegründet. Dessen erste Publikation 1971 umfasste 290 Virus-Spezies. Die neunte Publikation mit etwa 3000 Spezies erschien 2012; aber auch dies ist nur ein geringer Teil der Viren, die es auf der Erde gibt. Das ICTV, an dem Virologen aus aller Welt beteiligt sind, hat ein komplexes System entwickelt, das auf den lateinischen Bezeichnungen der Viren basiert, mit Spezies, Gattungen, Familien und Ordnungen. Die Bezeichnungen der Spezies und Gattungen werden von den Virologen festgelegt, die ein Virus als Erste beschrieben haben. Die höheren systematischen Bezeichnungen leiten sich normalerweise aus der Gattung ab oder beinhalten einen griechischen oder lateinischen Begriff, der die Eigenschaften des Virus benennt. So gehören etwa viele Bakteriophagen zur Ordnung Caudovirales, abgeleitet aus dem lateinischen Wort *cauda* für „Schwanz", das sich auf die „Landevorrichtung" dieser Viren bezieht. Die Bezeichnungen von Viren werden nur dann kursiv geschrieben, wenn sie von der ITCV offiziell anerkannt wurden. In diesem Buch verwenden wir die vollständigen offiziellen Bezeichnungen, verzichten aber auf die Kursivschreibung, um Verwirrungen zu vermeiden. Die Viren sind innerhalb ihrer Wirtsklasse in alphabetischer Reihenfolge aufgeführt (nach ihren englischen Namen), wobei diejenigen, für die es noch keine EM-Fotos gibt, ans Kapitelende gestellt sind.

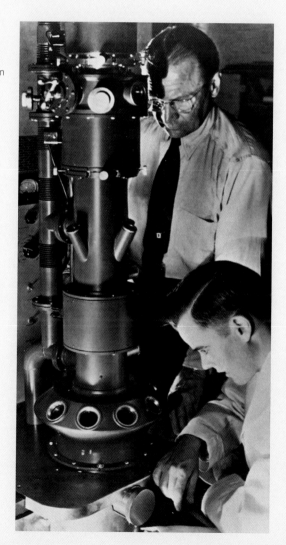

RECHTS: Wissenschaftler mit einer frühen Form des Elektronenmikroskops. Die Bilder werden mithilfe von Elektronen erzeugt, die einen sehr dünnen Gewebeschnitt passieren, sodass ein Elektronenschatten entsteht. Die Bilder werden manchmal angefärbt, um Strukturen hervorzuheben, so auch in diesem Buch.

Die Geschichte der Virologie

Zeitliche Entwicklung

1890

1892 Dimitri Iwanowski zeigt, dass eine Pflanzenkrankheit durch Pflanzensaft übertragen werden kann und schließt daraus, dass der Saft ein Gift enthält.

1898 Martinus Beijerinck entdeckt das Tabakmosaikvirus; Friedrich Loeffler und Paul Frosch entdecken das Virus der Maul-und-Klauen-Seuche.

1950

1950 Die Weltgesundheitsorganisation startet ein Programm, die Pocken durch Schutzimpfungen auszurotten.

1952 Alfred Hershey und Martha Chase zeigen, dass DNA das genetische Material ist, und verwenden dafür Bakterien und Viren.

1952 Jonas Salk entwickelt einen Polio-Impfstoff, indem er das abgeschwächte Virus in Kultur vermehrt.

1953 Beschreibung des ersten humanen Rhinovirus (Rhinoviren verursachen Erkältungen).

1955 Rosalind Franklin ermittelt die Struktur des Tabakmosaikvirus.

1956 Erste Beschreibung der RNA als genetisches Material beim Tabakmosaikvirus.

1960

1964 Howard Temin postuliert, dass sich Retroviren replizieren, indem sie RNA in DNA umkopieren.

1970

1970 Howard Temin und David Baltimore entdecken die Reverse Transkriptase, ein Enzym der Retroviren, das RNA in DNA umschreibt.

1976 Erster Bericht über einen Ausbruch von Ebola in Zaire.

1976 Erste Sequenzierung eines Virus-RNA-Genoms (Bakteriophage MS2).

1978 Erste Klonierung einer infektiösen cDNA von einem Virus (Bakteriophage Qβ).

1979 Die Pocken werden für ausgerottet erklärt.

1980

1980 Entdeckung des ersten menschlichen Retrovirus.

1981 Erste Klonierung einer infektiösen cDNA von einem Säugetiervirus (Poliovirus).

1983 Die Polymerasekettenreaktion (PCR) revolutioniert den molekularen Nachweis von Viren.

1983 Entdeckung des Humanen Immunschwächevirus als Erreger von AIDS.

1986 Erste transgene virusresistente Pflanzen (Tabak, Tabakmosaikvirus).

1900

1901 Walter Reed entdeckt den Erreger des Gelbfiebers; das Gelbfiebervirus ist das erste bekannte Humanvirus.

1903 Beschreibung des Tollwutvirus beim Menschen.

1908 Vilhelm Ellerman und Oluf Bang entdecken ein Virus, das bei Hühnern Leukämie auslöst.

1910

1911 Peyton Rous entdeckt ein Virus, das bei Hühnern Krebs hervorruft.

1915 Frederick Twort entdeckt Viren bei Bakterien; Félix d'Herelle bezeichnet die bakteriellen Viren als Bakteriophagen („Bakterienfresser").

1918 Influenzapandemie (das Virus wird erst 1933 entdeckt).

1940

1945 Salvador Luria und Alfred Hershey zeigen, dass bakterielle Viren mutieren.

1949 John Enders zeigt, dass das Poliovirus in Kultur vermehrt werden kann.

1930

1935 Wendell Stanley stellt Kristalle des Tabakmosaikvirus her und zieht den Schluss, dass Viren aus Proteinen bestehen.

1939 Erste Darstellung eines Virus (des Tabakmosaikvirus) im Elektronenmikroskop durch Helmut Ruska.

2000

2001 Die vollständige Sequenz des Humangenoms wird veröffentlicht; sie enthält 11 % retrovirale Sequenzen.

2003 Entdeckung von Riesenviren.

2006 Entwicklung des Impfstoffes gegen das menschliche Papillomvirus; erster Impfstoff gegen Krebs beim Menschen.

2011 Rinderpestvirus wird für ausgerottet erklärt.

2014 Ein 30.000 Jahre altes Virus aus einem Permafrostboden ist bei Amöben immer noch infektiös.

2014 Bisher stärkster Ausbruch von Ebola in Westafrika.

2020 Die weltweite COVID-19-Pandemie wird durch ein neues Coronavirus ausgelöst.

1990

1998 Das Abschalten von Genen wird als antivirale Reaktion entdeckt.

Umstrittene Viren

Wie alle Wissenschaften ist auch die Virologie ein Forschungsgebiet, in dem neue Ideen ausprobiert und diskutiert werden. Viele
wichtige Fragen sind noch ungeklärt, dabei einige von grundlegender Bedeutung.

Sind Viren lebendig? Mit dieser Frage haben sich vor allem Wissen-
schaftsphilosophen abgemüht, jedoch nur wenige Virologen.
Einige haben erklärt, dass Viren nur dann leben, wenn sie eine
Zelle infizieren; wenn sie aber außerhalb der Zelle als eingekapsel-
tes Partikel („Virion") vorliegen, ruhen sie, etwa wie die Sporen
von Bakterien oder Pilzen. Um die Frage zu beantworten, muss
man erst einmal definieren, was Leben bedeutet. Es heißt manchmal, dass Viren nicht lebendig sind, weil sie keine eigene Energie
erzeugen können. Doch ob sie nun lebendig sind oder nicht, niemand wird bestreiten, dass sie ein wichtiger Teil des Lebens sind.

Sind die Viren die vierte Domäne des Lebens? Darwin stellte sich
als Erster einen Lebensbaum vor, um die Verwandtschaft der
Organismen untereinander zu erklären. Ab den 1970er-Jahren
ging man von drei Domänen aus: Bakterien, Archaeen und
Eukaryoten. Die Bakterien und die Archaeen bilden jeweils ein
eigenes Organismenreich, während die Eukaryoten stärker unter-
teilt sind: Dazu zählen die Tiere (also auch wir) sowie Pflanzen,
Pilze und Algen. Bakterien und Archaeen sind einzellige Organismen, die keinen Zellkern haben und möglicherweise den Wurzeln
des Lebensbaumes näher sind. Eukaryotische Zellen sind viel
größer und enthalten abgegrenzte Zellkerne, in denen sich das
genetische Material befindet und repliziert wird. Wo passen nun
Viren in diesen „Lebensbaum"? Aufgrund der neueren Entdeckung
von Riesenviren kam etwa die Vorstellung auf, dass es sich um
eine eigene Domäne handelt. Viren können jedoch alle Lebensformen infizieren (selbst andere Viren). Wenn wir die Gene betrachten, die es in Viren und anderen Organismen gibt, entdecken
wir, dass Virusgene überall vorkommen. Sie sind in die Genome
aller Organismen integriert. Viren bilden also keine eigene Domäne,
sondern verteilen sich im gesamten Baum.

UNTEN: Zellen aus den drei Domänen
des Lebens: Eukaryoten, Bakterien,
Archaeen (von links nach rechts).

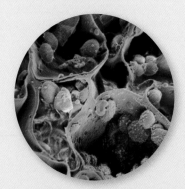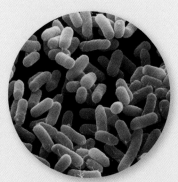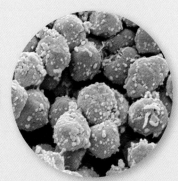

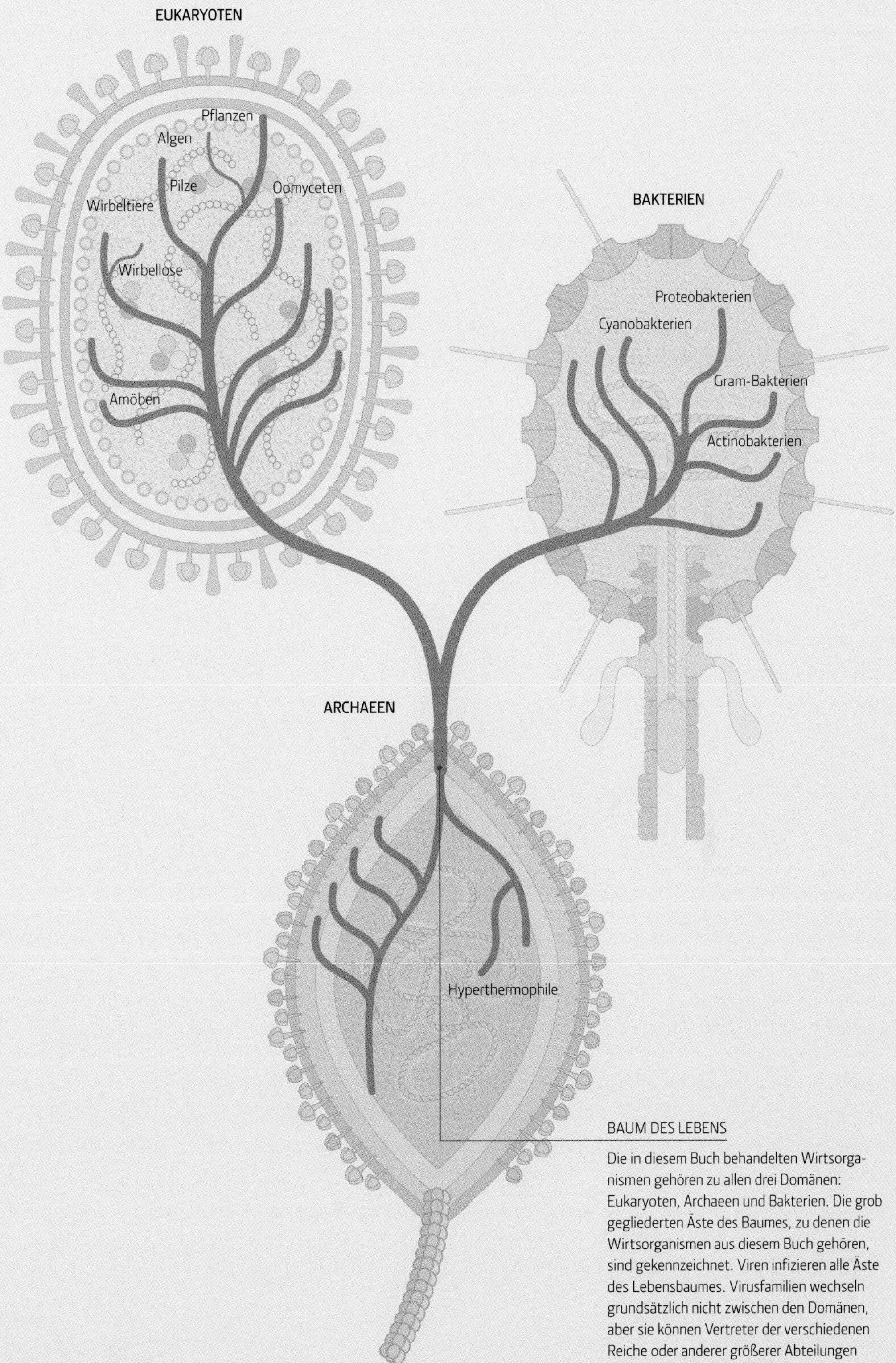

EUKARYOTEN

Pflanzen
Algen
Pilze
Wirbeltiere
Oomyceten
Wirbellose
Amöben

BAKTERIEN

Proteobakterien
Cyanobakterien
Gram-Bakterien
Actinobakterien

ARCHAEEN

Hyperthermophile

BAUM DES LEBENS

Die in diesem Buch behandelten Wirtsorganismen gehören zu allen drei Domänen: Eukaryoten, Archaeen und Bakterien. Die grob gegliederten Äste des Baumes, zu denen die Wirtsorganismen aus diesem Buch gehören, sind gekennzeichnet. Viren infizieren alle Äste des Lebensbaumes. Virusfamilien wechseln grundsätzlich nicht zwischen den Domänen, aber sie können Vertreter der verschiedenen Reiche oder anderer größerer Abteilungen innerhalb einer Domäne infizieren.

Eine Systematik der Viren

Gleichzeitig mit Howard Temin und Renato Dulbecco erhielt David Baltimore 1975 den Nobelpreis für seine Arbeit über Retroviren und die Entdeckung der Reversen Transkriptase, des bemerkenswerten Enzyms, das RNA zu DNA umkopieren kann. Baltimore entwickelte eine Systematik der Viren, die darauf basiert, wie Viren Messenger-RNA (mRNA) erzeugen. Die genetische Information der DNA wird in diese RNA-Form transkribiert, die dann die genetische Information aus dem Zellkern in die Maschinerie trägt, wo sie in Proteine übersetzt wird. Doppelsträngige DNA ist das genetische Material in allen zellulären Lebensformen, also Bakterien, Archaeen und Eukaryoten. Viren jedoch halten sich mit ihrem genetischen Material an keine Regeln, und Baltimores Systematik ist ein Versuch, die Vielfalt der Viren zu fassen. Einige Virologen meinen, dass diese Vielfalt bei der Entstehung des Lebens am Anfang steht und die vielen Formen der viralen Nucleinsäuren ein Überbleibsel des vorzellulären Lebens darstellen.

Das Genom ist die Gesamtheit der genetischen Information, die dazu dient, die für das Leben notendigen Proteine hervorzubringen. Bei allen zellulären Organismen besteht das Genom aus der „berühmten" Doppelhelix, zwei umeinander gewundenen DNA-Strängen. Jeder DNA-Strang besteht aus einer Kette von Zuckermolekülen, die über Phosphatgruppen (bestehend aus Phosphor- und Sauerstoffatomen) verknüpft sind. Bei der DNA bezeichnet man den Zucker als Desoxyribose (das „D" in der DNA oder Desoxyribonucleinsäure). Bei der RNA ist der Zucker eine Ribose („R"). Jeder Strang enthält vier verschiedene Moleküle, die man als Basen bezeichnet. Sie sind an der Desoxyribose oder Ribose befestigt und in einer bestimmten Reihenfolge angeordnet, die die Information festlegt. Die Basen der DNA sind Adenin, Cytosin, Guanin und Thymin (A, C, G und T). In der RNA ist Thymin durch Uracil (U) ersetzt. Ein Adenin auf dem einen DNA-Strang paart nur mit einem Thymin auf dem anderen, Cytosin nur mit

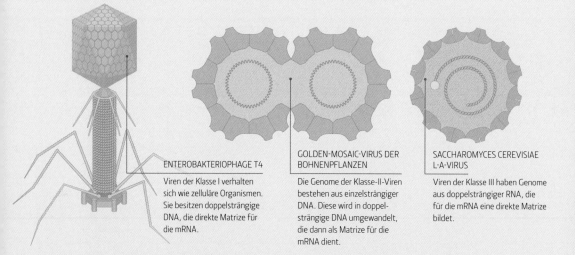

ENTEROBAKTERIOPHAGE T4

Viren der Klasse I verhalten sich wie zelluläre Organismen. Sie besitzen doppelsträngige DNA, die direkte Matrize für die mRNA.

GOLDEN-MOSAIC-VIRUS DER BOHNENPFLANZEN

Die Genome der Klasse-II-Viren bestehen aus einzelsträngiger DNA. Diese wird in doppelsträngige DNA umgewandelt, die dann als Matrize für die mRNA dient.

SACCHAROMYCES CEREVISIAE L-A-VIRUS

Viren der Klasse III haben Genome aus doppelsträngiger RNA, die für die mRNA eine direkte Matrize bildet.

Guanin. Aufgrund dieser besonderen Eigenschaft sind die beiden DNA-Stränge komplementär. Wenn also die Reihenfolge der Nucleotide in einem Strang bekannt ist, kann man den anderen herleiten. Gemäß einer Vereinbarung schreibt man die Nucleotide ausgehend vom Phosphat-("5-Strich"-)Ende des Stranges hin zu seinem Hydroxyl-("3-Strich"-)Ende. Wenn also die Sequenz des einen Stranges 5'-ACGGATACA-3' ist, lautet der komplementäre Strang 5'-TGTATCCGT-3'. Gepaart sieht das so aus:

5'-ACGGATACA-3'
3'-TGCCTATGT-5'

RNA ist sehr ähnlich, außer dass Thymin (T) durch Uracil (U) ersetzt ist. Eine doppelsträngige RNA würde so aussehen:

5'-ACGGAUACA-3'
3'-UGCCUAUGU-5'

Direkt von der DNA kann keine Proteinsynthese erfolgen, vielmehr entsteht eine Messenger-RNA (mRNA) als Zwischenstufe. mRNA ist einzelsträngig und enthält die gleiche Nucleotidfolge wie einer der DNA-Stränge, den man als „codierenden" Strang bezeichnet (wobei T durch U ersetzt ist). Bei Viren, die RNA als Genom verwenden, kann diese einzelsträngig oder doppelsträngig sein. Bei einzelsträngigen Viren unterscheidet man zusätzlich zwischen positiver (+) und negativer (–) Strangorientierung, basierend darauf, ob das Genom den codierenden Strang umfasst oder nicht. Da bei Viren alles möglich ist, gibt es auch einige mit einer *ambi-sense*-Orientierung: In ihrem Genom finden sich positiv und negativ orientierte RNAs.

UNTEN: In Baltimores Systematik gibt es sieben Klassen von Viren; für jede ist hier ein Beispiel abgebildet.

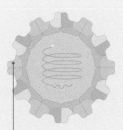

POLIOVIRUS

Viren der Klasse IV besitzen ein Genom aus einzelsträngiger (+)-RNA. Diese Viren können ihr einzelsträngiges RNA-Genom als mRNA verwenden, aber vor ihrer Replikation müssen sie einen komplementären RNA-Strang herstellen, der dann als Matrize für die (+)-RNA dient.

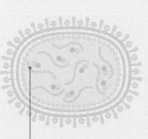

INFLUENZAVIRUS

Viren der Klasse V haben ein einzelsträngiges (–)-RNA-Genom; ihr Genom ist demnach eine Matrize für mRNA.

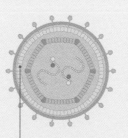

KATZENLEUKÄMIEVIRUS

Die Viren der Klasse VI sind die Retroviren. Sie haben ein RNA-Genom, kopieren aber mithilfe der Reversen Transkriptase die RNA in ein RNA/DNA-Hybrid und dann in doppelsträngige DNA um, die als Matrize für mRNA dient.

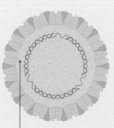

BLUMENKOHLMOSAIKVIRUS

Viren der Klasse VII haben ein DNA-Genom, das als Matrize für die mRNA dient. Wenn aber das Genom kopiert wird, entsteht auch ein RNA-„Prä-Genom", das dann durch die Reverse Transkriptase wieder in DNA umkopiert wird.

Vereinfachter lytischer Zyklus des T4-Phagen bei Enterobakterien

Wie viele Klasse-I-Viren ist dies ein sehr großes Virus, das 300 Proteine produziert. Zur Vereinfachung ist hier die Proteinsynthese nicht dargestellt. Andere Klasse-I-Viren der Bakterien können sich in das Wirtsgenom integrieren und dort in einem Ruhezustand verbleiben, den man als Lysogenie bezeichnet.

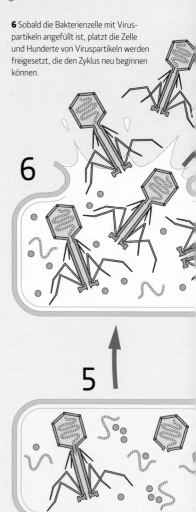

6 Sobald die Bakterienzelle mit Viruspartikeln angefüllt ist, platzt die Zelle und Hunderte von Viruspartikeln werden freigesetzt, die den Zyklus neu beginnen können.

Replikation

Viren unterscheiden sich nicht nur in der Art ihres Genoms, sondern auch in dessen Organisationsstruktur. Es kann aus mehreren Fragmenten bestehen, und diese können ringförmig oder linear sein. Beispielsweise enthalten alle bekannten Viren mit doppelsträngiger DNA ein einzelnes Genomsegment, das linear oder ringförmig sein kann. Die meisten Viren mit einzelsträngiger DNA besitzen ringförmige Genome, die zwei bis acht Fragmente umfassen. Einige Viren jedoch, etwa die Parvoviren, haben nur ein lineares Segment. Mit Ausnahme der Retroviren enthalten viele Viren der RNA-Gruppe geteilte Genome. Häufig codiert ein RNA-Fragment ein Protein. Einige Einzelsegment-RNA-Viren produzieren ein großes „Polyprotein", das nach seiner Erzeugung in die aktiven Untereinheiten gespalten wird. Einige RNA-Viren bringen aus ihrer genomischen RNA kleinere mRNAs hervor, sodass sie aus einem einzigen Genomfragment mehr als ein Protein exprimieren.

5 Die Tentakeln und die „Landevorrichtung" werden zusammengebaut.

Klasse-I-Viren

Jeder Virustyp der Baltimore-Systematik zeigt einen anderen Replikationsmechanismus. Die meisten Klasse-I-Viren – alle mit einem doppelsträngigen DNA-Genom – kopieren ihre DNA enzymatisch mithilfe einer DNA-Polymerase, die sie von ihrem Wirt „ausleihen". Allerdings produzieren sie für ihre Replikation auch eigene Proteine. Die meisten Klasse-I-Viren replizieren sich im Kern der Wirtszelle, wo die Zelle ihre eigene DNA vorhält und repliziert. Zellen kopieren ihre DNA aber nur dann, wenn sie sich teilen, und nutzen auch nur dann ihre DNA-Polymerase. Die Zellteilung ist jedoch sehr genau reguliert, da durch eine unkontrollierte Zellteilung Krebs entstehen kann. Einige Klasse-I-Viren veranlassen ihre Wirtszellen sich zu teilen, auch wenn diese es von sich aus nicht tun würden. So können die Viren die DNA-Polymerase nutzen, und das kann Krebs hervorrufen. Die Pockenviren bilden eine Ausnahme, da sie sich außerhalb des Zellkerns im Cytoplasma der Zelle vermehren. Viele Klasse-I-Viren infizieren auch Bakterien und Archaeen – die beide keinen Zellkern besitzen – aber es ist kein Klasse-I-Virus bekannt, das eine Pflanze infiziert (außer bei Algen).

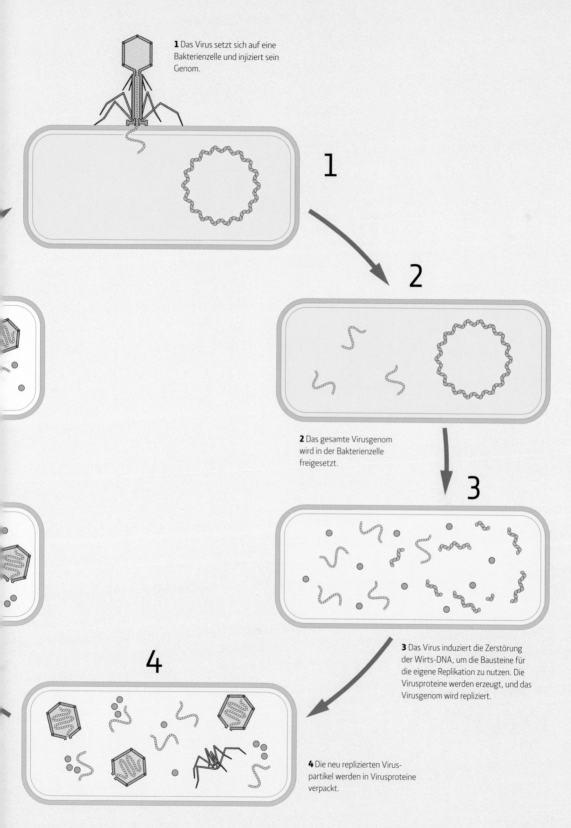

1 Das Virus setzt sich auf eine Bakterienzelle und injiziert sein Genom.

1

2

2 Das gesamte Virusgenom wird in der Bakterienzelle freigesetzt.

3

3 Das Virus induziert die Zerstörung der Wirts-DNA, um die Bausteine für die eigene Replikation zu nutzen. Die Virusproteine werden erzeugt, und das Virusgenom wird repliziert.

4

4 Die neu replizierten Virus-partikel werden in Virusproteine verpackt.

Der Lebenszyklus des Bean Golden Mosaic Virus in einer Pflanzenzelle

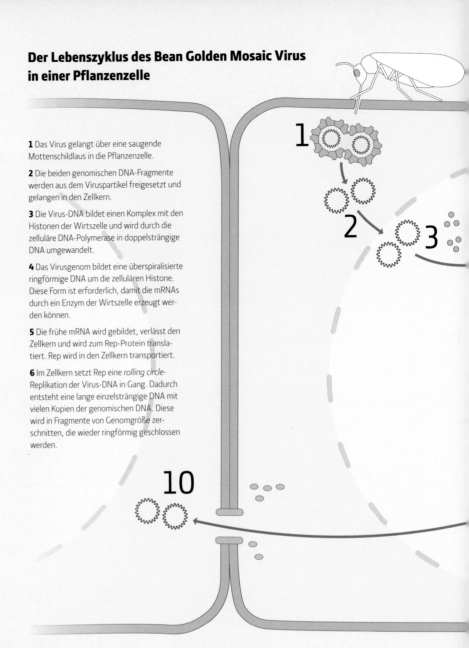

1 Das Virus gelangt über eine saugende Mottenschildlaus in die Pflanzenzelle.

2 Die beiden genomischen DNA-Fragmente werden aus dem Viruspartikel freigesetzt und gelangen in den Zellkern.

3 Die Virus-DNA bildet einen Komplex mit den Histonen der Wirtszelle und wird durch die zelluläre DNA-Polymerase in doppelsträngige DNA umgewandelt.

4 Das Virusgenom bildet eine überspiralisierte ringförmige DNA um die zellulären Histone. Diese Form ist erforderlich, damit die mRNAs durch ein Enzym der Wirtszelle erzeugt werden können.

5 Die frühe mRNA wird gebildet, verlässt den Zellkern und wird zum Rep-Protein translatiert. Rep wird in den Zellkern transportiert.

6 Im Zellkern setzt Rep eine *rolling circle*-Replikation der Virus-DNA in Gang. Dadurch entsteht eine lange einzelsträngige DNA mit vielen Kopien der genomischen DNA. Diese wird in Fragmente von Genomgröße zerschnitten, die wieder ringförmig geschlossen werden.

Replikation
Die Klasse-II-Viren

Die ringförmigen DNA-Genome der Klasse-II-Viren müssen in doppelsträngige DNA umgewandelt werden, bevor sie die zelluläre Maschinerie der Wirtszelle kopieren kann. Wie die meisten Klasse-I-Viren replizieren sich auch diese Viren im Zellkern. Andererseits enthält diese Gruppe jedoch auch Vertreter, die Pflanzen infizieren. Hierzu gehören Geminiviren, die ihre Genome vor der Replikation in ringförmige doppelsträngige DNA umwandeln. Diese wird dann durch eine sogenannte *rolling circle*-Replikation kopiert. Die DNA wird an einer spezifischen Stelle in einem der Stränge geschnitten, und der andere Strang wird immer wieder kopiert, sodass ein langes DNA-Molekül mit vielen Genomkopien entsteht, das dann später in Fragmente mit Genomlänge geschnitten wird.

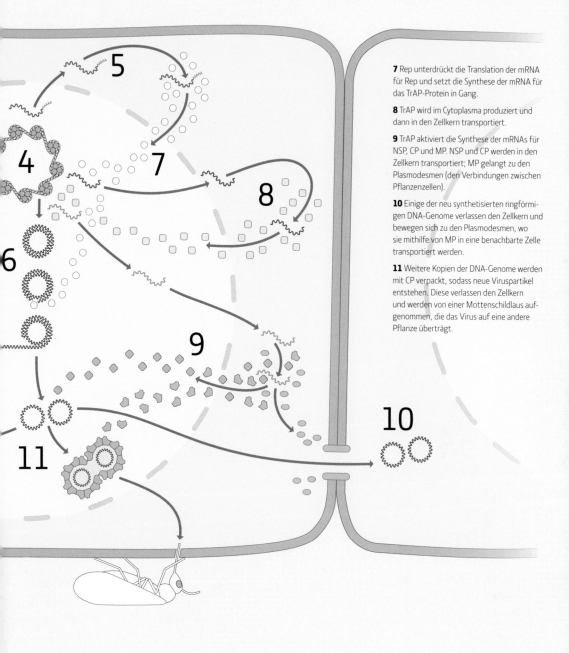

7 Rep unterdrückt die Translation der mRNA für Rep und setzt die Synthese der mRNA für das TrAP-Protein in Gang.

8 TrAP wird im Cytoplasma produziert und dann in den Zellkern transportiert.

9 TrAP aktiviert die Synthese der mRNAs für NSP, CP und MP. NSP und CP werden in den Zellkern transportiert; MP gelangt zu den Plasmodesmen (den Verbindungen zwischen Pflanzenzellen).

10 Einige der neu synthetisierten ringförmigen DNA-Genome verlassen den Zellkern und bewegen sich zu den Plasmodesmen, wo sie mithilfe von MP in eine benachbarte Zelle transportiert werden.

11 Weitere Kopien der DNA-Genome werden mit CP verpackt, sodass neue Viruspartikel entstehen. Diese verlassen den Zellkern und werden von einer Mottenschildlaus aufgenommen, die das Virus auf eine andere Pflanze überträgt.

- ● „Wirtsprotein"
- ○ REP
- ▢ TrAP
- ◆ NSP
- ● MP
- ♣ CP

mRNA1 (für REP)

mRNA2 (für TrAP)

mRNA1 (für NSP, MP und CP)

Lebenszyklus des L-A-Virus von *Saccharomyces cerevisiae* in einer Hefezelle

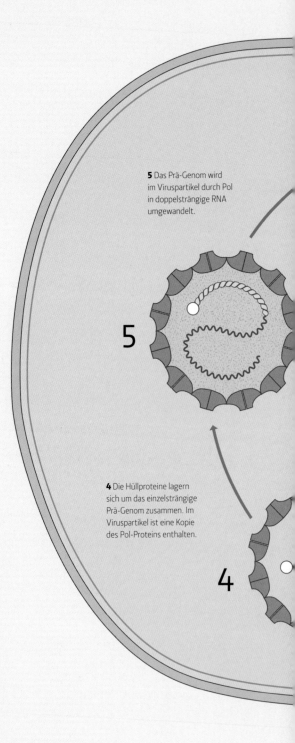

5 Das Prä-Genom wird im Viruspartikel durch Pol in doppelsträngige RNA umgewandelt.

4 Die Hüllproteine lagern sich um das einzelsträngige Prä-Genom zusammen. Im Viruspartikel ist eine Kopie des Pol-Proteins enthalten.

Replikation
Die Klasse-III-Viren

Klasse-III-Viren nutzen nicht die wirtseigene Polymerase für die Replikation. Da sie als doppelsträngige RNA in die Zelle eindringen, die nicht direkt als mRNA für die Proteinsynthese dienen kann, müssen die Viren ihre eigene Polymerase mitbringen. Die Viren bleiben normalerweise im Cytoplasma der Zelle und behalten ihre Protein- und/oder Lipidhülle. Sie erzeugen Kopien ihrer RNA, die aus den Viruspartikeln in das Cytoplasma gelangen. Diese Kopien sind die mRNAs für die Produktion der Virusproteine und dienen auch als „Prä-Genom", eine einzelsträngige RNA, die verpackt wird. Der Replikationszyklus wird dann innerhalb des neuen Virions (Viruspartikels) abgeschlossen, indem eine neue doppelsträngige RNA entsteht.

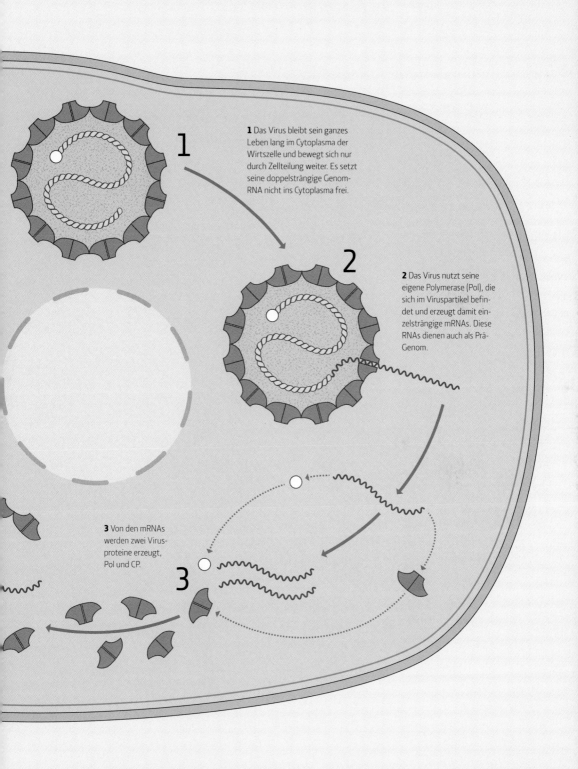

1 Das Virus bleibt sein ganzes Leben lang im Cytoplasma der Wirtszelle und bewegt sich nur durch Zellteilung weiter. Es setzt seine doppelsträngige Genom-RNA nicht ins Cytoplasma frei.

2 Das Virus nutzt seine eigene Polymerase (Pol), die sich im Viruspartikel befindet und erzeugt damit einzelsträngige mRNAs. Diese RNAs dienen auch als Prä-Genom.

3 Von den mRNAs werden zwei Virusproteine erzeugt, Pol und CP.

3 Das virale RNA-Genom gelangt in das Cytoplasma. An einem Ende des Genoms ist das Virusprotein VpG und am anderen Ende – ähnlich wie bei zellulären mRNAs – ein Poly(A)-Schwanz befestigt.

2 Das Viruspartikel wird von der Zellmembran freigesetzt.

2

1 Das Virus heftet sich an einen Rezeptor an der Außenseite der Zelle und wird durch die Zellmembran in die Zelle aufgenommen.

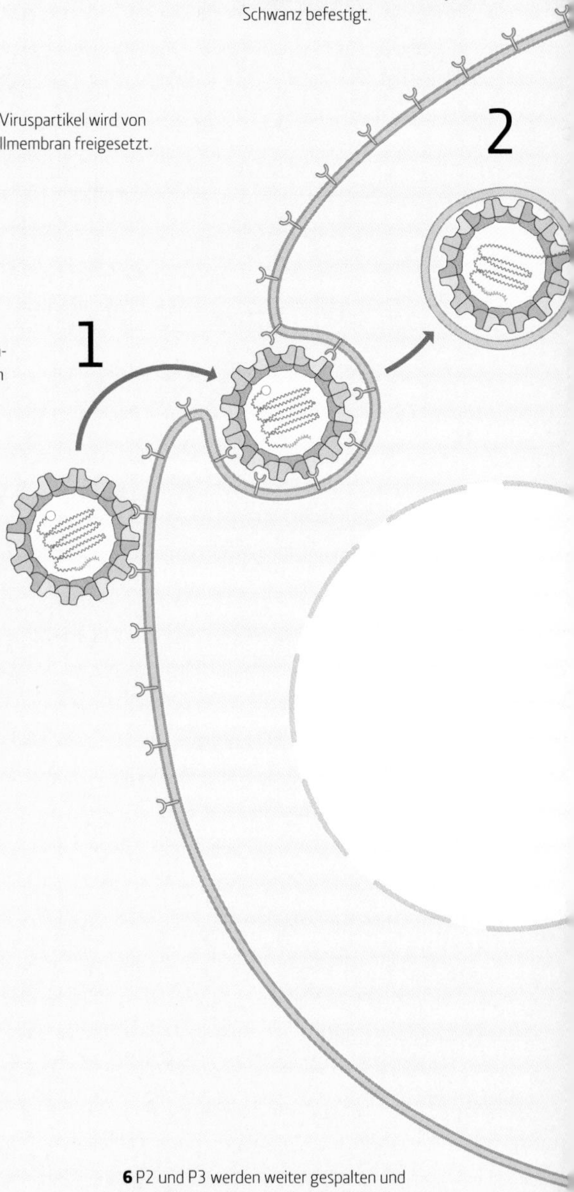

1

Replikation
Die Klasse-IV-Viren

Die Klasse-IV-Viren besitzen Genome aus einzelsträngiger (+)-RNA. Das heißt, die genomische RNA hat dieselbe Orientierung wie die mRNA. Wie Klasse-III-Viren verbringen auch diese Viren ihren gesamten Lebenszyklus im Cytoplasma der Wirtszelle. Die ersten Kopien der Enzyme, die sie für die Replikation benötigen (eine RNA-abhängige RNA-Polymerase und assoziierte Enzyme), erzeugen sie von ihrem eigenen Genom. Dann produzieren sie weitere Kopien der Genome, die als mRNAs und als Genome zum Verpacken fungieren.

6 P2 und P3 werden weiter gespalten und lagern sich zu einem Replikationskomplex zusammen.

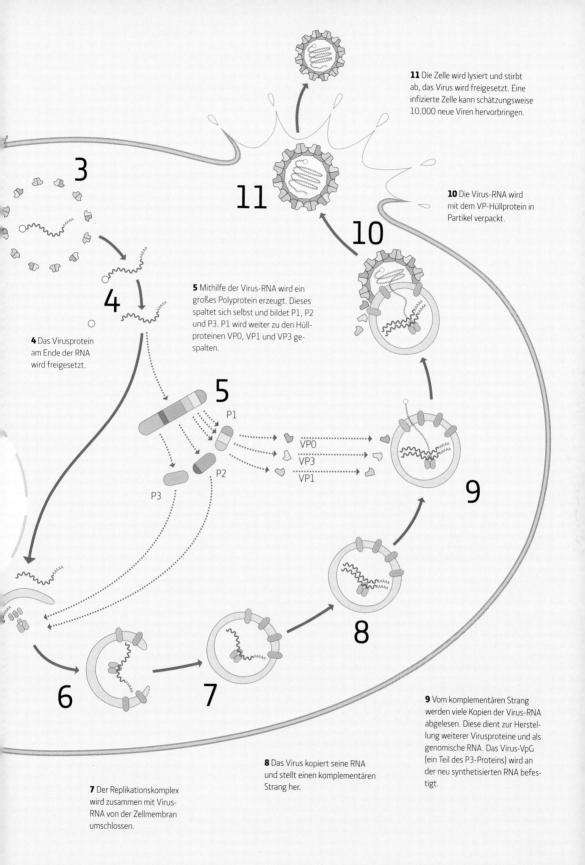

11 Die Zelle wird lysiert und stirbt ab, das Virus wird freigesetzt. Eine infizierte Zelle kann schätzungsweise 10.000 neue Viren hervorbringen.

10 Die Virus-RNA wird mit dem VP-Hüllprotein in Partikel verpackt.

5 Mithilfe der Virus-RNA wird ein großes Polyprotein erzeugt. Dieses spaltet sich selbst und bildet P1, P2 und P3. P1 wird weiter zu den Hüll-proteinen VP0, VP1 und VP3 ge-spalten.

4 Das Virusprotein am Ende der RNA wird freigesetzt.

P1

P2

P3

VP0

VP3

VP1

9 Vom komplementären Strang werden viele Kopien der Virus-RNA abgelesen. Diese dient zur Herstel-lung weiterer Virusproteine und als genomische RNA. Das Virus-VpG (ein Teil des P3-Proteins) wird an der neu synthetisierten RNA befes-tigt.

8 Das Virus kopiert seine RNA und stellt einen komplementären Strang her.

7 Der Replikationskomplex wird zusammen mit Virus-RNA von der Zellmembran umschlossen.

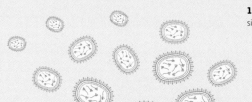

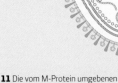

1 Das Virus nähert sich der Zelle.

Replikation
Die Klasse-V-Viren

Die Klasse-V-Viren haben auch einzelsträngige RNA-Genome, allerdings in anderer Orientierung als die mRNA, sodass sie für die Proteinsynthese in mRNA umkopiert werden müssen. Wie die Viren mit doppelsträngiger RNA bringen sie ihre eigene Polymerase mit. Die meisten dieser Viren replizieren sich im Cytoplasma des Wirtes; Ausnahmen sind die Influenza- und Rhabdoviren, die sich im Zellkern replizieren. Genaugenommen zeigen einige eine *ambisense*-Orientierung, ein Teil des Genoms ist (+)-, ein anderer (–)-orientiert. Bei Bakterien oder Archaeen finden sich keine RNA-Viren mit (–)-Orientierung.

11 Die vom M-Protein umgebenen Genome gelangen zur Zellmembran und werden davon umgeben; so erhalten sie eine neue eigene Membran mit den Proteinen HA und N an der Außenseite.

12 Das Virus wird von der Wirtszelle freigesetzt.

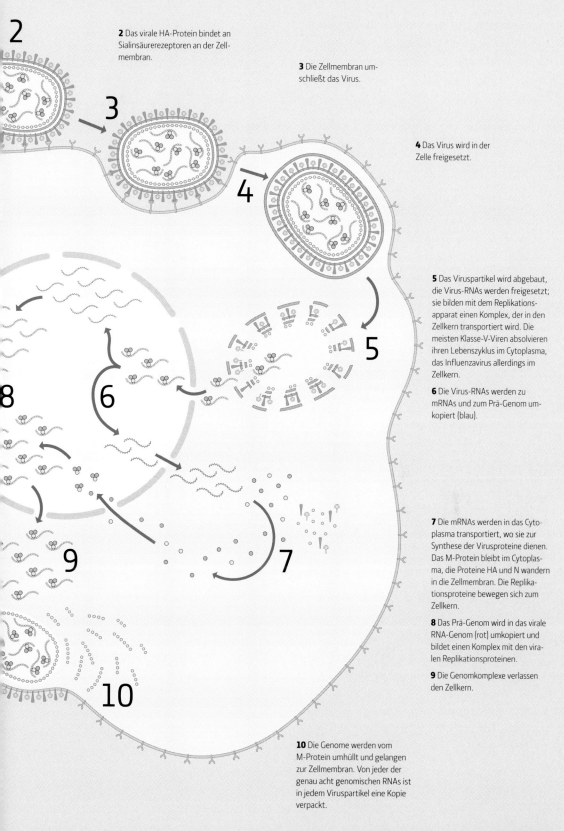

2 Das virale HA-Protein bindet an Sialinsäurerezeptoren an der Zellmembran.

3 Die Zellmembran umschließt das Virus.

4 Das Virus wird in der Zelle freigesetzt.

5 Das Viruspartikel wird abgebaut, die Virus-RNAs werden freigesetzt; sie bilden mit dem Replikationsapparat einen Komplex, der in den Zellkern transportiert wird. Die meisten Klasse-V-Viren absolvieren ihren Lebenszyklus im Cytoplasma, das Influenzavirus allerdings im Zellkern.

6 Die Virus-RNAs werden zu mRNAs und zum Prä-Genom umkopiert (blau).

7 Die mRNAs werden in das Cytoplasma transportiert, wo sie zur Synthese der Virusproteine dienen. Das M-Protein bleibt im Cytoplasma, die Proteine HA und N wandern in die Zellmembran. Die Replikationsproteine bewegen sich zum Zellkern.

8 Das Prä-Genom wird in das virale RNA-Genom (rot) umkopiert und bildet einen Komplex mit den viralen Replikationsproteinen.

9 Die Genomkomplexe verlassen den Zellkern.

10 Die Genome werden vom M-Protein umhüllt und gelangen zur Zellmembran. Von jeder der genau acht genomischen RNAs ist in jedem Viruspartikel eine Kopie verpackt.

Lebenszyklus des Felinen Leukämievirus in der Zelle einer Katze

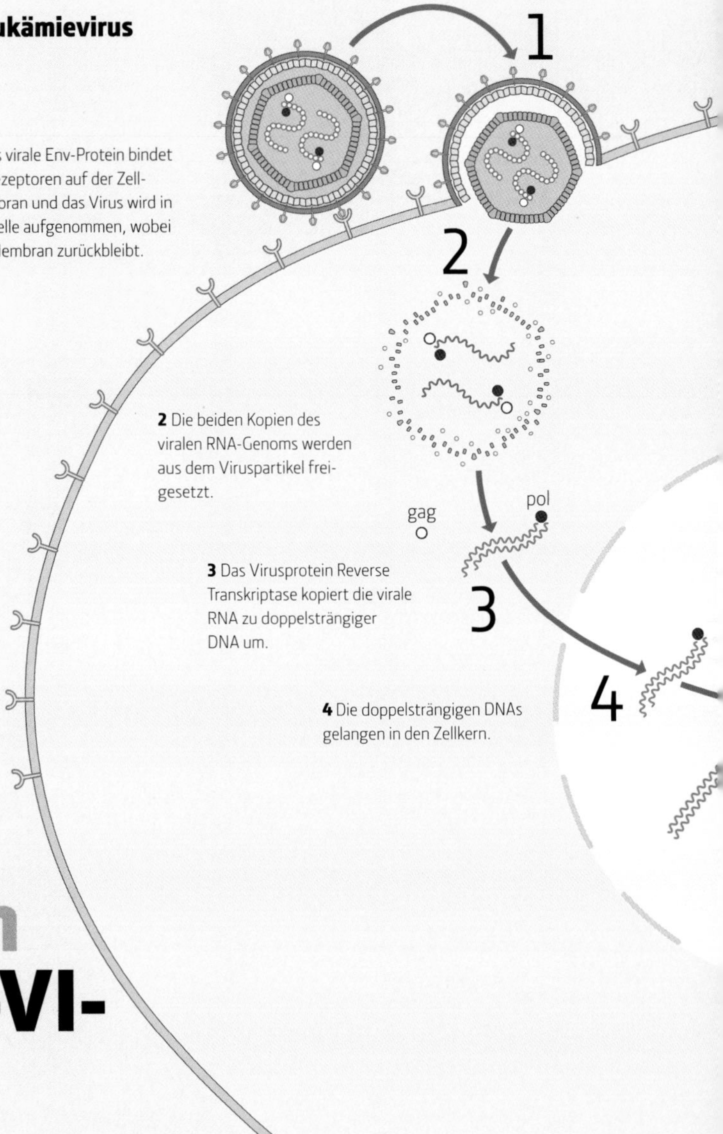

1

1 Das virale Env-Protein bindet an Rezeptoren auf der Zellmembran und das Virus wird in die Zelle aufgenommen, wobei die Membran zurückbleibt.

2

2 Die beiden Kopien des viralen RNA-Genoms werden aus dem Viruspartikel freigesetzt.

gag

pol

3 Das Virusprotein Reverse Transkriptase kopiert die virale RNA zu doppelsträngiger DNA um.

3

4 Die doppelsträngigen DNAs gelangen in den Zellkern.

4

Replikation
Die Klasse-VI-Viren

Die Viren der Klasse VI – die Retroviren – besitzen ebenfalls einzelsträngige Genome. Sie kopieren ihre RNA-Genome mithilfe der Reversen Transkriptase in DNA um. Die DNA-Kopie wird vor der Replikation in das Genom der Wirts-DNA eingefügt. Die eingefügte DNA steuert dann die Produktion der mRNA und der genomischen RNA. Die eingefügten Kopien verbleiben allgemein im Wirtsgenom, und wenn dies in der Keimbahn geschieht (also in den Reproduktionsgeweben, die Ei- oder Spermazellen hervorbringen), so wird das Virus „endogenisiert". Dieser Vorgang hat in der Evolution häufig stattgefunden. Zwischen fünf und acht Prozent unseres Genoms bestehen aus endogenisierten Retroviren; sie haben sich im Verlauf von Jahrmillionen dort angesammelt. Bis jetzt hat man diese Viren bei den Wirbeltieren nur in einer aktiven Form entdeckt, wobei Sequenzen, die mit Retroviren verwandt sind, auch als endogene Elemente in anderen Genomen vorkommen.

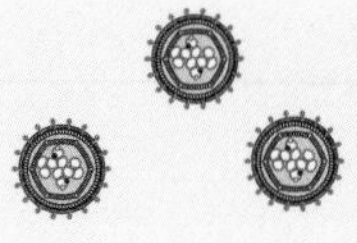

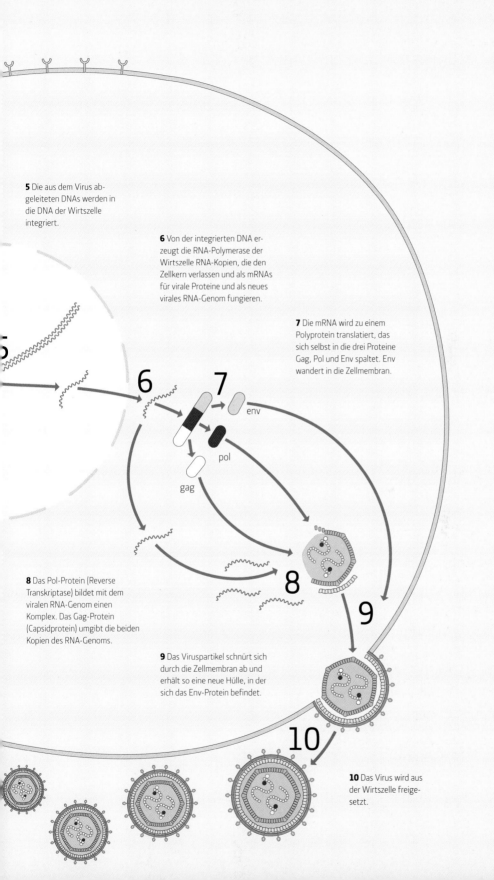

5 Die aus dem Virus abgeleiteten DNAs werden in die DNA der Wirtszelle integriert.

6 Von der integrierten DNA erzeugt die RNA-Polymerase der Wirtszelle RNA-Kopien, die den Zellkern verlassen und als mRNAs für virale Proteine und als neues virales RNA-Genom fungieren.

7 Die mRNA wird zu einem Polyprotein translatiert, das sich selbst in die drei Proteine Gag, Pol und Env spaltet. Env wandert in die Zellmembran.

env

pol

gag

8 Das Pol-Protein (Reverse Transkriptase) bildet mit dem viralen RNA-Genom einen Komplex. Das Gag-Protein (Capsidprotein) umgibt die beiden Kopien des RNA-Genoms.

9 Das Viruspartikel schnürt sich durch die Zellmembran ab und erhält so eine neue Hülle, in der sich das Env-Protein befindet.

10 Das Virus wird aus der Wirtszelle freigesetzt.

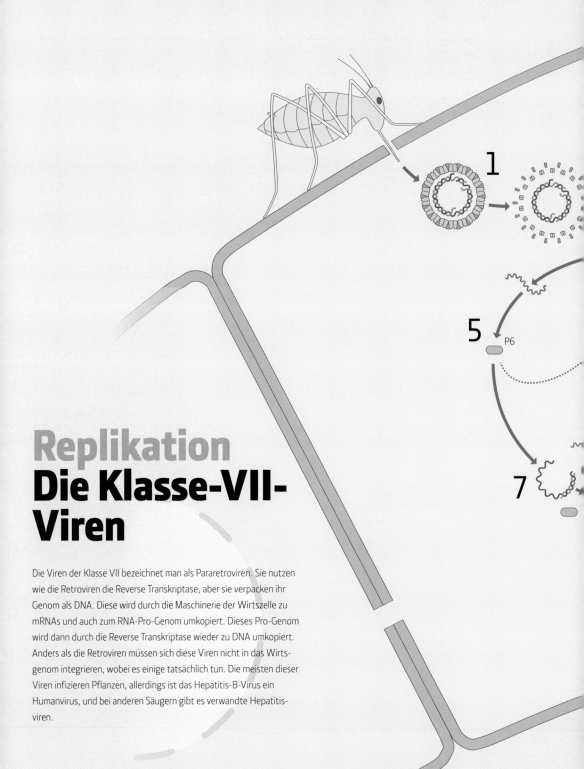

Replikation
Die Klasse-VII-Viren

Die Viren der Klasse VII bezeichnet man als Pararetroviren. Sie nutzen
wie die Retroviren die Reverse Transkriptase, aber sie verpacken ihr
Genom als DNA. Diese wird durch die Maschinerie der Wirtszelle zu
mRNAs und auch zum RNA-Pro-Genom umkopiert. Dieses Pro-Genom
wird dann durch die Reverse Transkriptase wieder zu DNA umkopiert.
Anders als die Retroviren müssen sich diese Viren nicht in das Wirtsgenom integrieren, wobei es einige tatsächlich tun. Die meisten dieser
Viren infizieren Pflanzen, allerdings ist das Hepatitis-B-Virus ein
Humanvirus, und bei anderen Säugern gibt es verwandte Hepatitis-
viren.

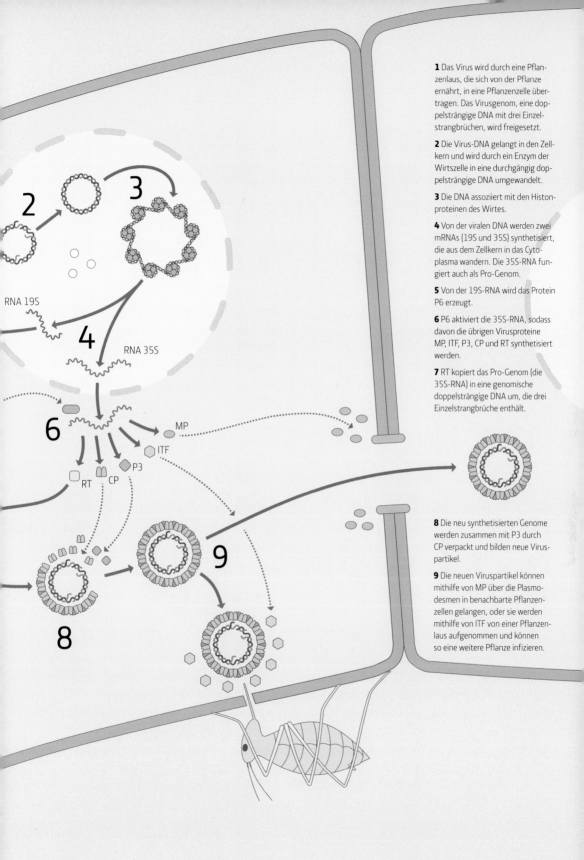

1 Das Virus wird durch eine Pflanzenlaus, die sich von der Pflanze ernährt, in eine Pflanzenzelle übertragen. Das Virusgenom, eine doppelsträngige DNA mit drei Einzelstrangbrüchen, wird freigesetzt.

2 Die Virus-DNA gelangt in den Zellkern und wird durch ein Enzym der Wirtszelle in eine durchgängig doppelsträngige DNA umgewandelt.

3 Die DNA assoziiert mit den Histonproteinen des Wirtes.

4 Von der viralen DNA werden zwei mRNAs (19S und 35S) synthetisiert, die aus dem Zellkern in das Cytoplasma wandern. Die 35S-RNA fungiert auch als Pro-Genom.

5 Von der 19S-RNA wird das Protein P6 erzeugt.

6 P6 aktiviert die 35S-RNA, sodass davon die übrigen Virusproteine MP, ITF, P3, CP und RT synthetisiert werden.

7 RT kopiert das Pro-Genom (die 35S-RNA) in eine genomische doppelsträngige DNA um, die drei Einzelstrangbrüche enthält.

8 Die neu synthetisierten Genome werden zusammen mit P3 durch CP verpackt und bilden neue Viruspartikel.

9 Die neuen Viruspartikel können mithilfe von MP über die Plasmodesmen in benachbarte Pflanzenzellen gelangen, oder sie werden mithilfe von ITF von einer Pflanzenlaus aufgenommen und können so eine weitere Pflanze infizieren.

Verpacken der Viren

Zellen vermehren sich durch Teilung. Eine Zelle kopiert ihr Genom und teilt sich in zwei Zellen, aus zwei werden vier und so weiter. Viren replizieren sich auf andere Weise und erzeugen gleichzeitig Hunderte Kopien ihres Genoms. Einige Viren können in einem einzigen Infektionszyklus Hunderte Milliarden Kopien von sich hervorbringen.

Nachdem Viren ihr Genom kopiert haben, verpacken sie es, wodurch es zu neuen Zellen oder Wirten gelangen kann. Durch das Verpacken ist das Virusgenom geschützt und kann in weitere Zellen eindringen. Viren nutzen für das Verpacken viele verschiedene Mechanismen, und nicht alle Einzelheiten davon sind geklärt. Einige Viren bilden die Proteinhülle und füllen diese mit dem Genom, andere bauen die Proteinhülle um das Genom herum. Einige Viren nehmen ein Stück der Zellmembran mit sich, wenn sie eine Zelle verlassen, und nutzen es als „Mantel". Einige wenige Viren besitzen nicht einmal eine Proteinhülle. Solche Viren bewegen sich, wenn überhaupt, nur selten von einer Zelle oder einem Wirt zum nächsten Organismus. Sie vermehren sich, wenn sich die Wirtszelle teilt, und werden über Samen oder Sporen auf die Nachkommen des Wirtes übertragen. Solche Viren hat man nur bei Pflanzen, Pilzen und Oomyceten („Wasserschimmel") entdeckt.

Kleine, einfache Viren bilden ihre Verpackung aus sich wiederholenden Einheiten eines einzigen Proteins, die sie zu schönen geometrischen Strukturen zusammenfügen, etwa in Form einer Helix oder eines Tetraeders. Bei komplexeren Viren können viele verschiedene Proteine vorkommen. Die Verpackung vieler Viren, die Tiere infizieren, trägt an ihrer Oberfläche Proteine, mit deren Hilfe die Viren in Wirtszellen eindringen. Viren, die Pflanzen infizieren, brauchen solche Proteine nicht, da Pflanzen Zellwände besitzen, die schwieriger zu durchdringen sind. Pflanzenviren müssen sich anderer Mittel bedienen, um eine Zellwand zu durchbrechen und in das Zellinnere zu gelangen. Diese Funktion erfüllen häufig herbivore Insekten, wenn sie eine Pflanze anbohren, um den Saft aufzunehmen, und dabei die Viren übertragen.

Pilze werden häufig von Viren infiziert, die zwar verpackt sind, sich aber nicht zwischen Zellen beziehungsweise zu anderen Wirten bewegen.

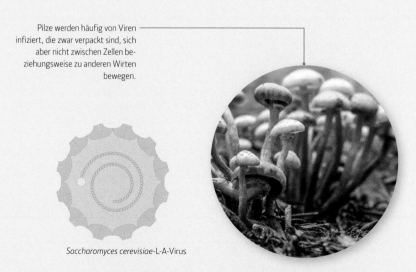

Saccharomyces cerevisiae-L-A-Virus

Die Viren der Insekten werden auf verschiedene Weise verpackt, da sie häufig auch andere Arten von Wirten infizieren, etwa eine Pflanze oder ein Säugetier.

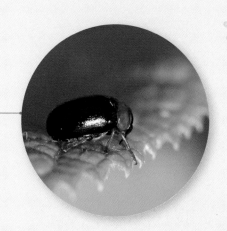

WIRBELLOSEN-IRIDOVIRUS

Pflanzen besitzen Zellwände, sodass ihre Viren häufig in eine sehr stabile Struktur verpackt sind, durch die sie beim Weg von Wirt zu Wirt überleben können.

Die Verpackung erfolgt sehr spezifisch. Mit Ausnahme einiger Viren, die sich während ihres Lebenszyklus in das Wirtsgenom integrieren, nehmen Viren normalerweise kein genetisches Material des Wirtes in die Virionen auf. Wenn ein Virus mehrere Genomsegmente umfasst, die zusammen verpackt werden, enthalten normalerweise alle Virionen den vollständigen Satz der Segmente – durchaus elf oder zwölf verschiedene RNA- oder DNA-Moleküle.

Einige Virionen sind sehr stabil. So kommen beispielsweise in Nahrungspflanzen, etwa im Pfeffer, mit dem Tabakmosaikvirus verwandte Viren vor, die eine Passage durch den menschlichen Darm ohne Schaden überstehen. Das Canine Parvovirus, ein bedeutsames Pathogen bei Hunden, kann im Boden über ein Jahr infektiös bleiben. Andere Viren sind sehr instabil, sie benötigen einen direkten Kontakt zwischen den Wirten. Viren mit einer äußeren Membran sind allgemein nicht sehr stabil, da die Membran gegen Austrocknung empfindlich ist.

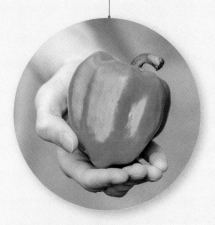

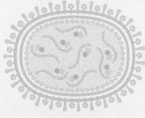

TABAKMOSAIKVIRUS

Die Viren von Säugern werden auf vielfältige Weise verpackt, häufig sind sie von einer Membran umgeben, mit deren Hilfe sie in neue Zellen eindringen können.

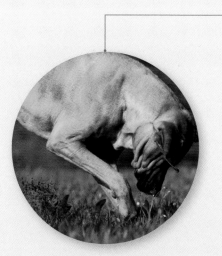

INFLUENZAVIRUS

Übertragung

Viren nutzen vielfältige Mechanismen, um von einem Wirt zum anderen zu gelangen. Dabei gibt es zwei Übertragungsarten: horizontal, also von einem Individuum zum nächsten, und vertikal, von den Eltern auf die Nachkommen. Die meisten erforschten Viren werden horizontal übertragen oder vertikal und horizontal. Das Humane Immunschwächevirus HIV-1, das AIDS hervorruft, ist ein gutes Beispiel für ein Virus, das auf beide Weisen übertragen werden kann. Die meisten Viren, die bei uns eine Krankheit hervorrufen, werden horizontal übertragen – von einer Person auf eine andere. Die meisten Viren der freilebenden Pflanzen werden hingegen vertikal übertragen, also über die Samen. Da diese Wirtspflanzen für die Landwirtschaft unwichtig sind und nur wenige oder gar keine Symptome einer Virusinfektion zeigen, wurden solche vertikal übertragenen Viren erst wenig erforscht.

Die horizontale Übertragung erfolgt, wenn ein Wirtstier Viruspartikel aus der Luft einatmet oder mit virusbehafteten Tröpfchen auf Oberflächen in Kontakt kommt. So werden Erkältungs- und Grippeviren von Wirt zu Wirt übertragen. Viren können auch durch direkten Körperkontakt verbreitet werden, etwa bei sexuellen Kontakten. Die Art der Übertragung ist im Allgemeinen für jedes Virus recht spezifisch.

Viele Viren werden durch einen Zwischenwirt oder Vektor übertragen, häufig ein Insekt wie die Stechmücke oder Spinnentiere wie Milben oder Zecken. Pflanzenviren werden fast immer von Vektoren übertragen, häufig Insekten, aber auch durch Pilze, Nematoden (winzige Fadenwürmer im Boden, nicht zu verwechseln mit Regenwürmern), parasitische Pflanzen, landwirtschaftliche Geräte und sogar den Menschen. Pflanzen können ebenfalls Vektoren sein, wenn sie Viren enthalten, die von Vektorinsekten aufgenommen werden.

UNTEN LINKS: Eine asiatische Tigermücke nach der Aufnahme von Blut. Viele Viren werden durch Stechmücken übertragen, in denen sich die Viren auch vermehren können.

MITTE: Pflanzenviren werden häufig durch Insekten übertragen, etwa durch diese Mottenschildläuse. In einigen Insekten können die Viren lange Zeit überleben oder sich sogar replizieren, während sie in anderen Insekten nur etwa eine Stunde stabil sind.

RECHTS: Ein Erkältungsvirus kann einen Niesreiz auslösen, wodurch es sich auf weitere Wirte ausbreitet.

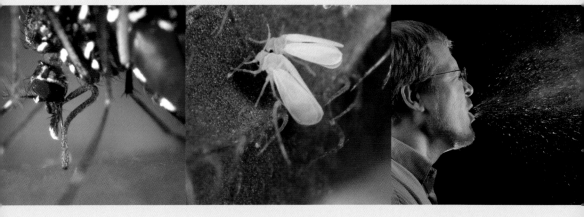

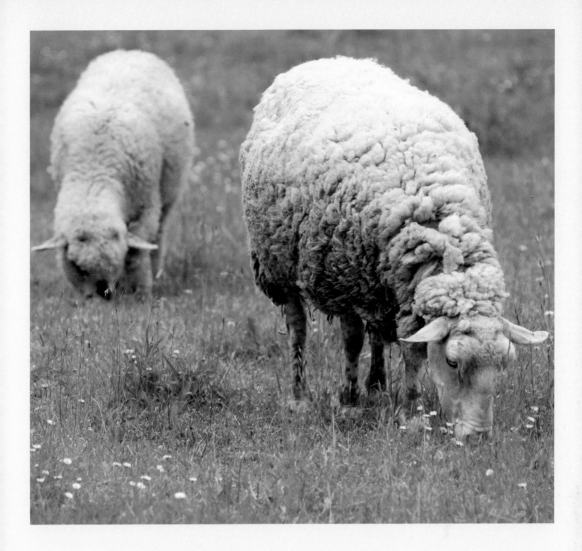

Um die Zyklen neu aufkommender Krankheiten zu bestimmen und herauszufinden, wie man sie aufhalten kann, ist die Erforschung der Vektoren von großer Bedeutung. Die Funktion der Vektoren ist ein sehr wichtiger Faktor bei solchen Krankheiten, vor allem da Viren neue Vektoren erobern können. Das Chikungunya-Virus ermöglicht hier eine gute Fallstudie. Als man es 1952 in Tansania neu entdeckt hatte, wurde es über dieselbe Stechmücke verbreitet, die auch Dengue und Gelbfieber überträgt, und das Virus stellte nur in Teilen von Afrika ein Risiko dar. Es hat sich jedoch nun so entwickelt, dass es auch durch die asiatische Tigermücke, eine eng verwandte Spezies, übertragen werden kann, die sich von Asien nach Europa und auf den amerikanischen Kontinent ausgebreitet hat und das Virus mit sich trägt.

Auch Vektoren können sich verändern. Die Gelbfiebermücke lebt natürlich in den afrikanischen Wäldern und legt ihre Eier in stehendem Wasser ab, vor allem in Baumhöhlen. Als die virusanfälligen Menschen in die wachsenden Städte der Entwicklungsländer zogen, kam die Mücke mit ihnen und brachte auch ihre Viruslast mit. In der Folge brach Dengue weltweit in den (sub-)tropischen Regionen aus und entwickelt sich nun in dieser Region schnell weiter. Auch Pflanzen haben mit veränderlichen Vektoren zu kämpfen. Durch die weltweite Ausbreitung bestimmter Mottenschildläuse (Weißfliegen) erschienen die Geminiviridae, eine Familie von Viren, die bei vielen Nutzpflanzen schwere Krankheiten hervorrufen. Durch die Klimaveränderung kann sich das Spektrum der Vektorinsekten erweitern, sodass auch das Spektrum der übertragbaren Viren zunimmt.

OBEN: Grasende Tiere wie etwa Schafe können stabile Arten von Pflanzenviren übertragen. Landwirtschaftliche Geräte oder Rasenmäher zeigen ähnliche Effekte.

Lebensweise der Viren

Viren haben eine sehr enge Beziehung zu ihren Wirten. Sie hängen in jeder Phase ihres Lebenszyklus vollständig von den Zellen ab. Wir betrachten zwar Viren häufig als pathogen – also als Krankheitserreger – aber sie sind nicht immer von Nachteil. Wahrscheinlich sind die meisten Viren kommensal, das heißt, sie bekommen von ihren Wirten, was sie benötigen, ohne dass sie schaden. Einige Viren haben eine wechselseitige Beziehung mit ihren Wirten, da sie so nutzbringend sind, dass die Wirte nicht ohne sie leben können, und die Viren haben auch etwas davon.

In einer stabilen Beziehung zwischen einem Wirt und einem Virus nutzt das Virus die Wirtszellen und verursacht dabei möglichst geringe Schäden. Das Hervorrufen einer Krankheit ist sowohl für das Virus als auch für den Wirt unerwünscht. Ein Virus kann sich möglicherweise in einem erkrankten Wirt nicht so gut replizieren wie in einem gesunden, vor allem da es weniger wahrscheinlich ist, dass ein kranker Wirt mit anderen potenziellen Wirten in Kontakt kommt. Wenn der Wirt stirbt, bevor sich das Virus ausbreiten kann, ist das für das Virus und für den Wirt sehr von Nachteil.

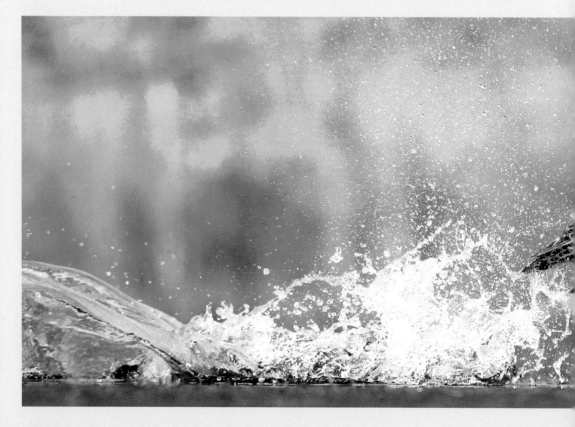

Schwere Erkrankungen oder der Tod sind Zeichen einer noch unreifen, ungestümen Beziehung zwischen Wirt und Virus, bevor sich Virus und Wirt aneinander „gewöhnt" haben. So werden beispielsweise Menschen durch HIV-1 sehr krank, da das Virus erst vor Kurzem damit begonnen hat, Menschen zu infizieren. Es ist von den Schimpansen auf den Menschen „gesprungen". Bei den Affen lebt der nächste Verwandte von HIV-1, das SIV *(Simian immunodeficiency virus)* relativ ruhig, und anders als die Menschen erkranken die Affen nicht.

Einige Viren springen ziemlich häufig zwischen den Wirten. Das Influenzavirus ist dafür ein gutes Beispiel. Sein natürlicher Wirt sind Wasservögel, bei denen es keine Krankheit hervorruft. Sobald es aber in Haustiere oder den Menschen gelangt, kann es tödlich wirken. Andererseits gibt es für das Poliovirus nur den Menschen als Wirt und es infiziert den Menschen schon seit Jahrhunderten. Man könnte annehmen, dass Menschen deshalb gegen das Poliovirus auf natürliche Weise so immun sein könnten wie Wasservögel gegenüber dem Influenzavirus. Dies war tatsächlich bis zum

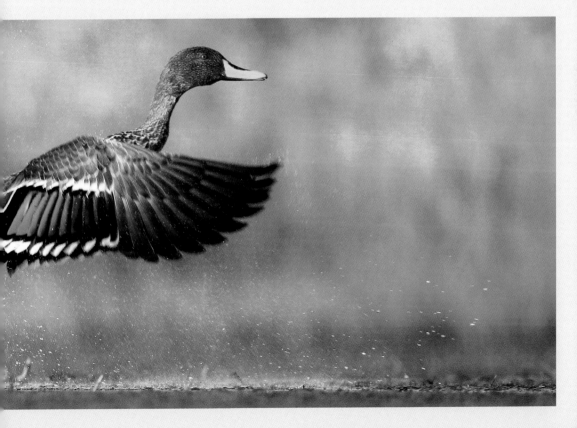

Lebensweise der Viren

20. Jahrhundert der Fall. Früher infizierten sich die meisten Menschen als Kleinkinder mit dem Poliovirus, zeigten aber selten Krankheitssymptome und waren gegen weitere Infektionen immun. Das Poliovirus wird über das Trinkwasser verbreitet, und als dieses in großem Umfang chloriert wurde, waren Kleinkinder in ihrer Umgebung dem Poliovirus nicht mehr ausgesetzt. Wenn sie später mit dem Virus in Kontakt kamen, besaßen sie keine natürliche Immunität und erlitten die Krankheit in ihrer ganzen Ausprägung mit allen schrecklichen Folgen.

In den vergangenen 20 Jahren haben Virologen begonnen, an natürlichen Orten nach Viren zu suchen, also nicht nur beim Menschen und bei seinen Nutzpflanzen und Haustieren. Zuerst suchte man im Ozean. Über zwei Drittel der Erdoberfläche sind vom Meer bedeckt, und in jedem Milliliter Seewasser befinden sich zehn Millionen Viren. Die Gesamtzahl der Viren in den Meeren ist viel größer als die Anzahl der Sterne in allen bekannten Galaxien. Die Viren im Meer sind für den Kohlenstoffkreislauf von großer Bedeutung. Die meisten infizieren Bakterien oder andere Einzeller, von denen jeden Tag mindestens ein Viertel durch Viren getötet wird. Dabei platzen sie und ihr Inhalt wird von anderen Lebensformen verwertet. Wenn solche Zellen sterben, ohne dass sie auf diese Art zerstört werden, sinken sie im Allgemeinen zum Meeresgrund, wo sich ihr Kohlenstoff ablagert und dem Leben entzogen ist.

Die Bemühungen, die gesamte DNA-Sequenz (die Abfolge der Nucleotide) des menschlichen Genoms und weiterer Organismen zu bestimmen, haben zu großen technischen Fortschritten geführt. In den 1980er-Jahren konnte ein Forscher in Vollzeitarbeit pro Tag eine Sequenz von wenigen Tausend Nucleotiden bestimmen. Heute ist es möglich, in einem Experiment Milliarden von Nucleotiden zu ermitteln. Virologen nutzen diese Technologie, um an jedem beliebigen Ort nach Viren zu suchen, bei freilebenden Tieren und Pflanzen, bei Bakterien, in Abwässern, im Boden und

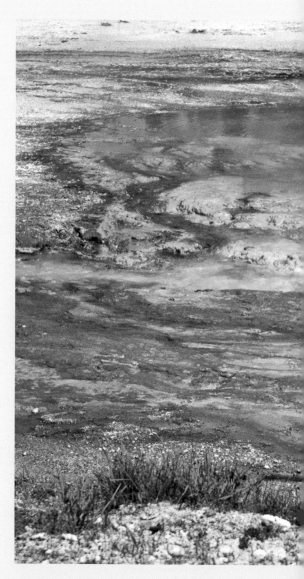

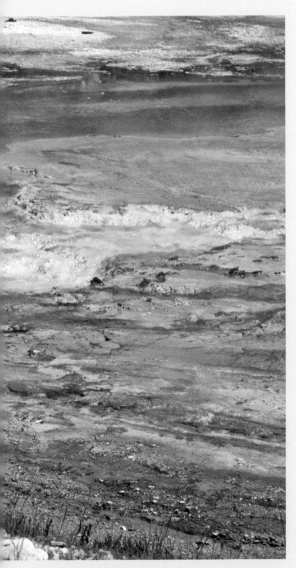

sogar im Kot. So werden überall neue Viren entdeckt, die größtenteils friedlich leben, ohne ihren Wirten zu schaden. Bei Pflanzen und Pilzen werden viele Viren anscheinend nur vertikal übertragen, also von den Eltern auf die Nachkommen. Sie bleiben über Generationen bei ihren Wirten, mit einer vertikalen Übertragung von fast 100 Prozent. Sind sie für ihre Wirte irgendwie von Vorteil? Das ist zwar wahrscheinlich und trifft bei einigen Virustypen tatsächlich zu, aber wir wissen zu wenig, um sicher zu sein, ob es sich um ein allgemeines Phänomen handelt.

Einige Viren sind echte Mutualisten, sie sind also für ihre Wirte von Vorteil. Diese Lebensweise ist wahrscheinlich weit verbreitet, aber man hat bis jetzt nur wenige davon untersucht, beispielsweise bestimmte Herpesviren der Mäuse. Diese schützen ihre Wirte vor verschiedenen bakteriellen Infektionen, etwa vor der Pest. Exotischer ist da ein Virus, das in einem Pilz lebt, der wiederum in einer Pflanze lebt, wobei ohne das Virus weder Pilz noch Pflanze auf den geothermischen Böden des Yellowstone-Nationalparks in den USA überdauern könnte. Die Eier einiger parasitischer Insekten können sich ohne das notwendige Virus nicht entwickeln; ein anderes Virus ermöglicht es pflanzensaugenden Läusen, dass sie Flügel ausbilden, sobald die Pflanze zu stark befallen ist. Bakterien und Hefen nutzen Viren, um Konkurrenten abzutöten, sodass sie in ein neues Areal eindringen können. Die Liste der bemerkenswert komplex verflochtenen Lebensweisen von Viren und Wirten wird sich noch verlängern, da wir immer mehr über Viren erfahren, vor allem jenseits der üblichen „Schlachtfelder" in Medizin und Landwirtschaft.

LINKS: Geothermische Böden wie diese im Yellowstone-Nationalpark sind für Pflanzen eine raue Umgebung. Mithilfe eines Pilzes und seinem residenten Virus können sie jedoch Bodentemperaturen ertragen, die weit höher sind als für Pflanzen üblich.

Immunität

Jede zelluläre Lebensform besitzt eine Art Immunsystem, das eine Infektion durch Viren verhindert oder nach einer Infektion die Erholung fördert. Es gibt zwei Arten von Immunität: die „angeborene" und die „erworbene".

Fast jedes Lebewesen verfügt in seinen allgemeinen Abwehrmechanismen gegen Eindringlinge über eine Form der „angeborenen" Immunität. Die erworbene Immunität ist deutlich komplexer. Der Körper „erinnert sich" an eine Infektion und kann so schneller reagieren, wenn sie wieder auftritt. Die Schutzimpfung nutzt dieses Prinzip aus. Der Mensch und viele Tiere haben eine erworbene Immunität entwickelt, ebenso Bakterien und Archaeen. Auch Pflanzen besitzen eine Art erworbener Immunität, aber sie funktioniert anders als bei Tieren.

Die Mechanismen der angeborenen Immunität können sehr einfach sein, etwa Barrieren, die Viren am Eindringen hindern – die Haut, die Schleimhäute in der Nase, die Tränenflüssigkeit, die die Augen reinigt, sowie die Säure und die Enzyme im Verdauungstrakt. Wenn die Barrieren versagen, kommt die komplexere erworbene Immunität ins Spiel. Chemische „Wächter" reagieren auf eine Infektion, indem sie eine Reaktion auslösen, die man als Entzündung bezeichnet. Blut fließt an den Infektionsherd – darum rötet

UNTEN: Rasterelektronenmikroskopische Aufnahme von roten Blutkörperchen und einer weißen Blutzelle des Menschen. Die verschiedenen Formen der weißen Blutzellen sind ein grundlegender Bestandteil des menschlichen Immunsystems.

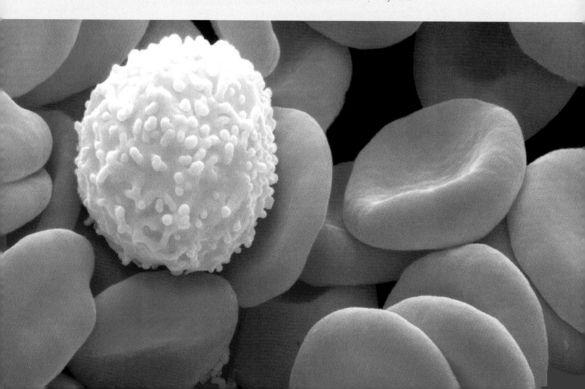

Gewebe und Zellen des menschlichen Immunsystems: Antikörper greifen fremde Eindringlinge spezifisch an, B-Zellen produzieren Antikörper, T-Zellen unterstützen die Immunantwort, Makrophagen nehmen fremde Substanzen auf und bauen sie ab.

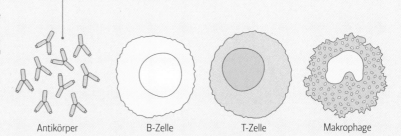

Antikörper   B-Zelle   T-Zelle   Makrophage

sich dort die Haut. Weiße Blutzellen, die sogenannten Makrophagen („große Fresser"), strömen herbei und nehmen fremdes Material auf, das sie abbauen. Die Körpertemperatur kann stark ansteigen, entweder lokal oder insgesamt bei Fieber. Eine hohe Temperatur ist ein gutes Abwehrmittel gegen Viren, von denen viele nur einen engen Temperaturbereich vertragen und sich in einer zu warmen Umgebung nicht replizieren können.

Neben der angeborenen Immunität verfügen die meisten Lebensformen über eine adaptive oder erworbene Immunität, die so zugeschnitten ist, dass eindringende Pathogene spezifisch angegriffen werden. Beim Menschen und anderen Wirbeltieren (Tiere mit einem Rückgrat) kommt es bei der Entwicklung zu einem komplexen Vorgang, durch den das adaptive Immunsystem „lernt", Körpereigenes – die normalen Bestandteile des lebenden Organismus – zu erkennen und auszuschließen, dass dieses künftig durch das adaptive Immunsystem erkannt wird. Das heißt, dass alles, was später in den Körper gelangt, als „Nicht-Selbst" erkannt wird und Antikörper gebildet werden, die solche Eindringlinge für die Zerstörung markieren. Sobald der Körper mit einer Nicht-Selbst-Struktur in Kontakt kommt, erinnert sich das adaptive Immunsystem ein Jahr oder auch das ganze Leben lang daran. Dieses System funktioniert normalerweise erstaunlich gut, jedoch haben Viren viele „intelligente" Strategien entwickelt, um sowohl der angeborenen als auch der adaptiven Immunität zu entgehen. Sie können sich in den Zellen verstecken und replizieren sich so langsam, dass der Wirt sie nicht bemerkt. Sie können Wirtszellen so tarnen, dass sie nicht als Eindringlinge erkannt werden, oder sie greifen die Zellen des Immunsystems an und schwächen dadurch genau das System, das sie eigentlich bekämpfen soll.

Pflanzen besitzen ein ganz anderes Immunsystem. Die angeborenen Reaktionen auf Viren sind manchmal für das Virus und die Wirtspflanze spezifisch. Beispielsweise lösen einige Viren eine Reaktion aus, die das Virus in der ursprünglich infizierten Zelle festhält und verhindert, dass es in ein anderes Gewebe gelangt. Diesen Vorgang bezeichnet man als „lokale Läsionsantwort". Manchmal

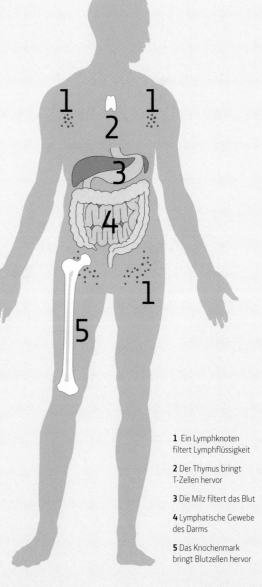

1 Ein Lymphknoten filtert Lymphflüssigkeit

2 Der Thymus bringt T-Zellen hervor

3 Die Milz filtert das Blut

4 Lymphatische Gewebe des Darms

5 Das Knochenmark bringt Blutzellen hervor

Immunität

bilden sich um den ursprünglichen Infektionsherd herum gelbe Flecke, oder die Zellen in der Umgebung des infizierenden Virus werden getötet, sodass Bereiche mit totem Gewebe entstehen. Einige Viren lösen eine angeborene Reaktion aus, die auch andere Pathogene angreift, sodass die Pflanze primär geprägt wird, auch diese Eindringlinge abzuwehren. Dabei wird Salicylsäure produziert, ein Molekül, das in Weidenrinde in großer Menge vorkommt. Die amerikanischen Ureinwohner haben die Rinde zum Fiebersenken und zur Schmerzlinderung angewendet. Im späten 19. Jahrhundert entwickelten die Chemiker von Bayer eine synthetische Form dieser Verbindung, die wir heute als Aspirin kennen.

Die adaptive antivirale Immunität der Pflanzen wurde in den frühen 1930er-Jahren entdeckt. Wenn man Pflanzen mit einer milden Form eines Virus impft (Inokulation), kann dies die Pflanze vor der Infektion mit einer gravierenderen Form desselben Virus schützen. Bevor genetische Methoden zur Verfügung standen, hat man damit Viren identifiziert: Wenn Virus A auch gegen Virus B schützt, betrachtete man beide als verschiedene Stämme desselben Virus. Erst in den 1990er-Jahren ist es gelungen, die molekularen Grundlagen dieser Art von Immunität herauszufinden. Demnach besitzen Pflanzen eine adaptive Immunantwort, die man als „RNA-Silencing" bezeichnet. Wenn ein Virus eine Pflanze infiziert, erzeugt es häufig große Mengen an doppelsträngiger RNA. Diese besondere Form von Nucleinsäure setzt in der Pflanze einen Mechanismus in Gang, der diese großen Moleküle in sehr kleine Stücke zerschneidet, die dann an die virale RNA binden und sie dem Abbau zuführen. Dies ist zwar eine adaptive Immunität, die sich gegen spezifische Viren richtet, aber Pflanzen besitzen in diesem System anscheinend kein Gedächtnis. Viren haben (erwartungsgemäß) eine Reihe von „Tricks" entwickelt, mit denen sie das System „überlisten". Einige produzieren Proteine, die verschiedene Komponenten des RNA-Silencing-Mechanismus blockieren. Andere Viren schaffen es, ihre doppelsträngige RNA zu verbergen und so einer Erkennung zu entgehen.

Es hat sich gezeigt, dass eine RNA-basierte adaptive Immunität nicht nur bei Pflanzen vorkommt. Bei Pilzen, Insekten und einigen weiteren Tieren wie Nematoden wurden verschiedene Formen entdeckt. Diese Organismen besitzen gegen Infektionen auch eine angeborene Immunität, etwa physikalische Barrieren. Bei den Insekten gibt es verschiedene Reaktionen, die der angeborenen

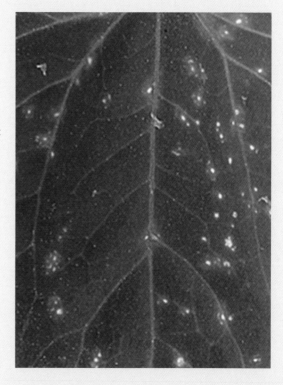

Die meisten Pflanzenviren dringen über eine Verletzung der Zellwand ein. Das geschieht am häufigsten durch herbivore Insekten. Pflanzen besitzen mehrere Immunantworten gegen RNA-Viren, die sich bei den Spezies jeweils unterscheiden. Davon sind drei hier dargestellt.

SEITE GEGENÜBER: Einige Pflanzen zeigen eine Immunantwort gegen Viren, die virusinfizierte Zellen tötet, sodass auf den Blättern kleine tote Areale entstehen, wie hier auf einem Blatt von *Chenopodium* zu sehen ist.

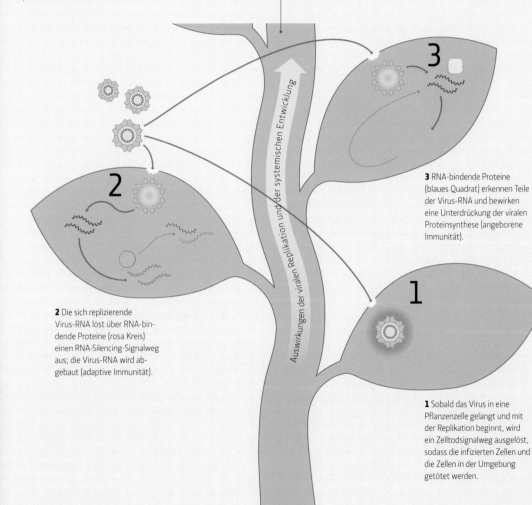

Auswirkungen der viralen Replikation und der systemischen Entwicklung

3 RNA-bindende Proteine (blaues Quadrat) erkennen Teile der Virus-RNA und bewirken eine Unterdrückung der viralen Proteinsynthese (angeborene Immunität).

2 Die sich replizierende Virus-RNA löst über RNA-bindende Proteine (rosa Kreis) einen RNA-Silencing-Signalweg aus; die Virus-RNA wird abgebaut (adaptive Immunität).

1 Sobald das Virus in eine Pflanzenzelle gelangt und mit der Replikation beginnt, wird ein Zelltodsignalweg ausgelöst, sodass die infizierten Zellen und die Zellen in der Umgebung getötet werden.

Immunität

Immunität von Tieren ähneln. Pilze werden wie Pflanzen häufig von Viren infiziert, die sehr stabil sind und von den Eltern auf die Nachkommen übertragen werden. Diese Viren werden durch das Immunsystem der Pilze angegriffen oder auch nicht. Wenn es eine Immunantwort gibt, so reicht sie nicht aus, das Virus zu beseitigen. Einige interessante Untersuchungen haben gezeigt, dass die Immunsysteme der Insekten Virusinfektionen nicht beseitigen, wenn die Viren sehr lange Replikationszyklen haben, sondern eine Infektion auf niedrigem Niveau bestehen bleibt.

Bakterien und Archaeen besitzen ein Immunsystem, bei dem Enzyme, die für jede Spezies spezifisch sind, die fremde DNA absuchen und an bestimmten palindromischen Sequenzen schneiden. Ein Palindrom lässt sich vorwärts und rückwärts lesen, etwa wie „Madam I'm Adam". Und dies ist ein DNA-Palindrom:
5'GAATTC3'
3'CTTAAG5'

Diese Sequenz ist spezifisch für das Enzym *Eco*RI aus *Escherichia coli (E. coli)*. Diese sogenannten „Restriktionsenzyme" sind seit Jahrzehnten nützliche Werkzeuge in der Molekularbiologie, da es mit ihnen möglich ist, DNA-Sequenzen zu kartieren. Eine andere Form der bakteriellen Immunität, die erst vor Kurzem entdeckt wurde, ist das CRISPR-System. Es ist ein erworbenes Immunsystem mit Gedächtnis. CRISPR steht für *clustered regularly interspaced short palindromic repeats*. Nach einer Virusinfektion werden kurze Fragmente des Virusgenoms in einen spezifischen Abschnitt des Wirtsgenoms integriert. Diese können später aktiviert werden, sodass kurze RNAs produziert werden, die eindringende verwandte Viren angreifen. Dieses System ähnelt der Immunität mit kurzen RNAs bei Pflanzen, Insekten und Pilzen, wobei im Einzelnen Unterschiede bestehen. Das CRISPR-System hat in der Wissenschaft für Aufsehen gesorgt, da es damit möglich ist, in einem Lebewesen jede gewünschte DNA-Sequenz anzusteuern und so das Genom zu verändern.

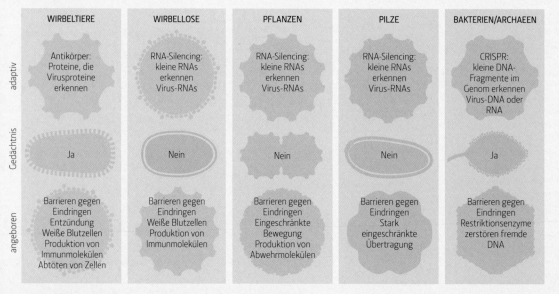

	WIRBELTIERE	WIRBELLOSE	PFLANZEN	PILZE	BAKTERIEN/ARCHAEEN
adaptiv	Antikörper: Proteine, die Virusproteine erkennen	RNA-Silencing: kleine RNAs erkennen Virus-RNAs	RNA-Silencing: kleine RNAs erkennen Virus-RNAs	RNA-Silencing: kleine RNAs erkennen Virus-RNAs	CRISPR: kleine DNA-Fragmente im Genom erkennen Virus-DNA oder RNA
Gedächtnis	Ja	Nein	Nein	Nein	Ja
angeboren	Barrieren gegen Eindringen Entzündung Weiße Blutzellen Produktion von Immunmolekülen Abtöten von Zellen	Barrieren gegen Eindringen Weiße Blutzellen Produktion von Immunmolekülen	Barrieren gegen Eindringen Eingeschränkte Bewegung Produktion von Abwehrmolekülen	Barrieren gegen Eindringen Stark eingeschränkte Übertragung	Barrieren gegen Eindringen Restriktionsenzyme zerstören fremde DNA

Virale „Fossilien" in Genomen

Die Frühgeschichte des Lebens auf der Erde wird anhand von fossilen Überresten erforscht, die bis zu 3,5 Milliarden Jahre zurückreichen. Viren sind zu klein, um erkennbare Fossilien zu hinterlassen, sodass wir über ihre Frühgeschichte nichts wissen. Viren integrieren sich jedoch schon seit sehr langer Zeit in die Genome ihrer Wirte, wahrscheinlich schon seit den Anfängen des irdischen Lebens. Ursprünglich hatte man angenommen, dass dies nur bei Retroviren geschieht, aber heute wissen wir, dass sich viele Viren in ihre Wirte integriert haben. Diese von Viren stammenden Sequenzen lassen sich auffinden, wenn man die Genome genau untersucht. Es gibt unterschiedliche Schätzungen darüber, welcher Anteil der heutigen Genome von Viren stammt. Mindestens acht Prozent des menschlichen Genoms stammen von Retroviren, und dabei sind andere Arten von Virussequenzen noch nicht berücksichtigt.

Wenn man Virussequenzen aus verwandten Genomen vergleicht, können sich Hinweise auf diese alten Viren finden, und auch darauf, wann sie in ihren Wirt gelangt sind. Wenn beispielsweise in den Genomen aller Menschenaffen eine bestimmte Virussequenz vorkommt, aber nicht bei den anderen Primaten, ist anzunehmen, dass sich dieses Virus integriert hat, als sich die Menschenaffen von den übrigen Primaten abtrennten. Bei einem breiten Spektrum verschiedener Wirte, vom Menschen bis zum Quastenflosser, finden sich übereinstimmende virusähnliche Sequenzen (der Quastenflosser ist ein primitiver Fisch, der manchmal als lebendes Fossil bezeichnet wird). Die Untersuchung dieser Virussequenzen in den Genomen hat sich zur Paläovirologie entwickelt, ein neues und sich rasch erweiterndes Forschungsgebiet.

SPUMAVIRUS-ELEMENT IM GENOM DER QUASTENFLOSSER

Die Spumaviren (Foamyviren) sind Retroviren, die viele verschiedene Säugerspezies infizieren. Manchmal werden sie in das Genom integriert (endogenisiert). Das Schaubild zeigt die Beziehungen zwischen den Spumaviren und ihren Wirten. Da der Stammbaum der Wirte (links) und der Stammbaum der Viren (rechts) zusammenpassen, wissen wir, dass sich Wirte und Viren gemeinsam entwickelt haben.

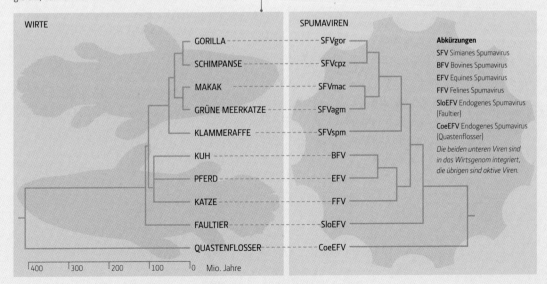

WIRTE

SPUMAVIREN

GORILLA --------- SFVgor

SCHIMPANSE --------- SFVcpz

MAKAK --------- SFVmac

GRÜNE MEERKATZE --------- SFVagm

KLAMMERAFFE --------- SFVspm

KUH --------- BFV

PFERD --------- EFV

KATZE --------- FFV

FAULTIER --------- SloEFV

QUASTENFLOSSER --------- CoeEFV

400   300   200   100   0   Mio. Jahre

Abkürzungen

SFV Simianes Spumavirus
BFV Bovines Spumavirus
EFV Equines Spumavirus
FFV Felines Spumavirus
SloEFV Endogenes Spumavirus (Faultier)
CoeEFV Endogenes Spumavirus (Quastenflosser)
Die beiden unteren Viren sind in das Wirtsgenom integriert, die übrigen sind aktive Viren.

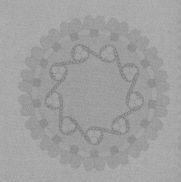

HUMANVIREN

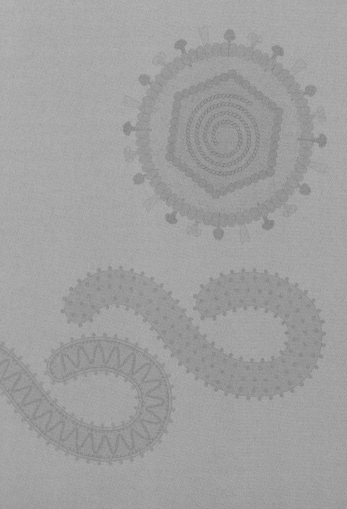

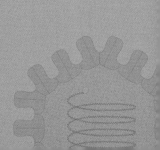

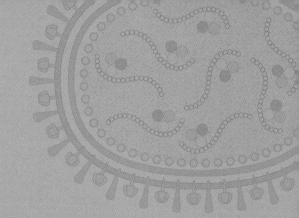

Einführung

Die Viren in diesem Abschnitt werden als Humanviren bezeichnet, da man bei ihrer Erforschung von Infektionen des Menschen ausging. Jedoch infizieren Humanviren häufig auch Tiere, und manchmal auch die zugehörigen Vektorinsekten. Bei einigen Viren sind höhere Tiere oder Insekten die primären Wirte und die Infektion von Menschen ist für sie eine „Sackgasse". Das heißt, sie können nicht von Mensch zu Mensch übertragen werden. Aber auch diese zählen wir zu den Humanviren, da man sie hier am besten kennt.

Dieser Abschnitt befasst sich mit verschiedenen Humanviren, die ausgewählt wurden, weil sie den meisten Menschen bekannt sind, weil sie für die Virologie, Immunologie und Molekularbiologie von Bedeutung sind oder weil sie besonders interessante Eigenschaften besitzen.

Die Ökologie der Humanviren hängt engt mit der Ökologie anderer Wirte und Vektoren zusammen. Dies ist manchmal ein wichtiger Bestandteil der Viruseigenschaften. Es gibt nur wenige Viren, für die der Mensch der einzige Wirt ist. Zu nennen sind hier das Pockenvirus (Variola) und das Poliovirus. Da diese Viren keine Tiere als Wirte haben, in denen sie überdauern können, sollte es möglich sein, sie auszurotten. Durch die Schutzimpfung ist es tatsächlich gelungen, die Pocken auszumerzen, Polio bis jetzt jedoch nicht. Ein Grund ist, dass die Pockenimpfung mit einem anderen Virustyp erfolgte, während für die Impfung gegen Polio häufig noch eine abgeschwächte Form des Poliovirus verwendet wird. Das heißt, dass durch die Impfung weiterhin lebensfähige Viren entstehen. Die Wildform des Poliovirus ist inzwischen sehr selten, kann aber noch in abgelegenen Regionen auftreten.

In diesem Abschnitt ist ein Virus enthalten, das keine Krankheit hervorruft: das Torque-teno-Virus. Es ist bestimmt nicht das einzige Humanvirus, das nicht pathogen ist, aber es ist am besten erforscht. Da die meisten Viren nur in Bezug auf Erkrankungen untersucht werden, weiß man über diese nichtpathogenen Viren nur wenig. In anderen Abschnitten dieses Buches finden sich weitere Beispiele von Viren, die keine Krankheiten hervorrufen.

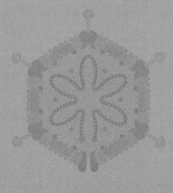

GRUPPE	IV
ORDNUNG	Nicht zugewiesen
FAMILIE	Togaviridae
GATTUNG	Alphavirus
GENOM	Lineare, nicht segmentierte, einzelsträngige RNA mit etwa 12.000 Nucleotiden; codiert neun Proteine als Polyprotein
GEOGRAFISCHE VERBREITUNG	Ursprünglich aus Afrika, Ausbreitung nach Asien sowie Nord- und Lateinamerika, gelegentlich in Europa
WIRTE	Mensch, Affen, möglicherweise Nagetiere, Vögel und Nutztiere
KRANKHEITEN	Chikungunya
ÜBERTRAGUNG	Stechmücken
IMPFSTOFFE	In der Entwicklung

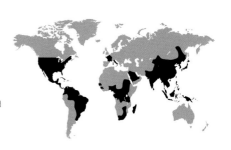

CHIKUNGUNYAVIRUS
Ein sich ausbreitendes Humanpathogen

Ein Virus reist um die Welt Das Chikungunyavirus stammt aus Afrika, wo es Primaten infiziert und gelegentlich auch den Menschen. Das Virus gelangte in den 1950er-Jahren nach Asien und trat dort mehrere Jahrzehnte lang auf. Ab 2004 ist das Virus in Teile Europas und in Länder um den Indischen Ozean gewandert, und seit 2013 kommt es auch auf dem amerikanischen Kontinent vor. Das Aufkommen des Chikungunyavirus hängt eng mit der Vektormücke zusammen. Bis vor Kurzem wurde das Virus zwischen Primaten und Menschen durch die Gelbfiebermücke (*Aedes aegyptii*) übertragen, die auf das tropische und subtropische Klima begrenzt ist. Seit Kurzem ist jedoch das Virus in der Lage, von einer anderen Stechmücke (*Aedes albopictus* oder Asiatische Tigermücke) übertragen zu werden. Eine Veränderung dieser Art ist bei Viren selten, jedoch von großer Bedeutung, wenn Viren den Wirt oder das Habitat wechseln. Die Asiatische Tigermücke ist inzwischen von Asien aus in viele Teile der Welt gelangt und vermehrt sich nun auch im gemäßigten Klima. Das bedeutet, das Virus ist nicht mehr auf die Tropen beschränkt, sondern kann sich in den gemäßigten Breiten vermehren. Das Chikungunyavirus kommt jetzt in Europa und in Nord- und Lateinamerika vor. Es hat sich größtenteils durch infizierte Reisende weltweit ausgebreitet.

Die meisten mit diesem Virus Infizierten entwickeln Symptome wie schnell einsetzendes Fieber und unangenehme Gelenkschmerzen, die auch nach Abklingen der Infektion Monate oder Jahre andauern können. Die Gelenkschmerzen gaben dem Virus den Namen: Chikungunya bedeutet in der Makondesprache „verbiegen". Weitere mögliche Symptome sind Kopfschmerzen, Hautausschlag, Augenentzündung, Übelkeit und Erbrechen. Bei einigen Ausbrüchen treten chronische Symptome auf, etwa Gelenk- und Muskelschmerzen. Bis ein Impfstoff entwickelt wird, ist Vorbeugung noch am besten, die aber eine genaue Kontrolle der Stechmücken erfordert. Die *Aedes*-Stechmücken entwickeln sich in stehendem Wasser und sie sind gut an das Leben in Städten angepasst. Um sie zu kontrollieren, müssen auch geringe Mengen an stehendem Wasser, etwa in Blumentöpfen oder alten Reifen, beseitigt werden.

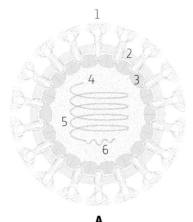

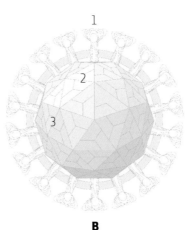

A *Querschnitt*
B *Außenansicht*

1 *Hüllprotein-Trimer*
2 *Lipidhülle*
3 *Capsidprotein*
4 *Cap-Struktur*
5 *Einzelsträngiges RNA-Genom*
6 *Poly(A)-Schwanz*

RECHTS: **Chikungunyavirus**-Partikel bilden in infizierten Zellen eine kristallartige Struktur (elektronenmikroskopische Aufnahme); der zentrale Core des Virus ist von einer Membran umgeben.

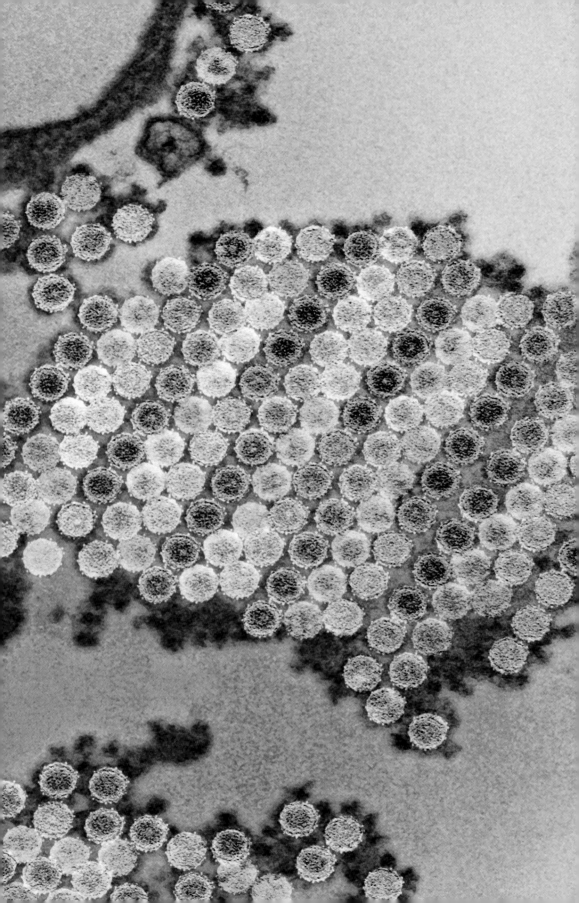

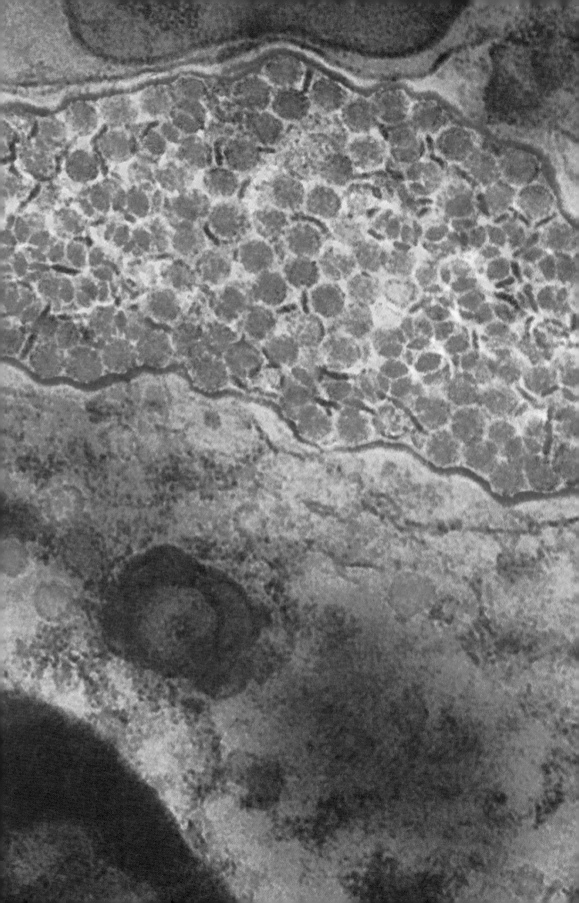

GRUPPE	IV
ORDNUNG	Nicht zugewiesen
FAMILIE	Flaviviridae
GATTUNG	Flavivirus
GENOM	Lineare, nicht segmentierte, einzelsträngige RNA mit etwa 11.000 Nucleotiden; codiert zehn Proteine als Polyprotein
GEOGRAFISCHE VERBREITUNG	Weltweit in Tropen und Subtropen
WIRTE	Mensch und andere Primaten
KRANKHEITEN	Denguefieber, „Knochenbrecherfieber"
ÜBERTRAGUNG	Stechmücken
IMPFSTOFFE	Einige in Entwicklung, noch nicht verfügbar

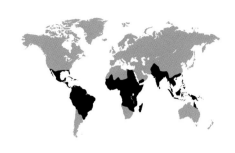

DENGUEVIRUS
Ein tropisches und subtropisches Virus

Eine sich schnell verändernde Bedrohung Ein altchinesischer Text beschreibt eine Krankheit, die dem Denguefieber ähnelt, aber die ersten dokumentierten Ausbrüche erfolgten im späten 18. Jahrhundert, alle fast gleichzeitig in Asien, Afrika und auf dem amerikanischen Kontinent. Das Virus wird durch die Gelbfiebermücke *Aedes aegypti* übertragen. In den 1950er-Jahren begann das Virus häufiger aufzutreten, und die Inzidenz des Denguefiebers hat seitdem ständig zugenommen. Das liegt wahrscheinlich an den Veränderungen nach dem Zweiten Weltkrieg, denn die Menschen wanderten nun von den ländlichen Regionen in die Städte. Die Vektormücke ist einzigartig an die städtische Umgebung angepasst, da sie sich in stehendem Wasser entwickelt, etwa Regenwasser in alten Reifen, Töpfen und anderen weggeworfenen Behältnissen. Die Stechmücke verträgt kein kaltes Klima, sodass die Krankheit auf tropische und subtropische Regionen begrenzt ist. Auch die weltweit zunehmenden Reiseaktivitäten haben zur Zunahme von Dengue beigetragen. Heute ist das Denguevirus weltweit das am häufigsten durch Mücken übertragene Virus mit etwa 390 Millionen Fällen pro Jahr. Bei lokal hohen Infektionsraten tritt das hämorrhagische Denguefieber auf.

Weltweit zirkulieren vier unterschiedliche Denguevirus-Stämme, aber in vielen Regionen ist ein Stamm vorherrschend. Beim Menschen ist eine Infektion nicht zu erkennen, manchmal kommt es zu Fieber und zu starken Gelenkschmerzen. Gelegentlich entwickelt sich die Krankheit zu einem hämorrhagischen Fieber, einer sehr schweren Erkrankungsform mit einer Sterberate von fast 25 Prozent. Das Auftreten neuer Stämme in Regionen, in denen das Virus in einem Zyklus zwischen nichtmenschlichen Primaten und der ländlichen, menschlichen Bevölkerung zirkuliert, und die Neigung des Virus, sich schnell zu verändern, erschweren die Entwicklung eines Impfstoffes. Die Kontrolle der Stechmücken ist die einzig mögliche Prävention.

A *Querschnitt*

1 *Dimer des E-Proteins*

2 *Matrixprotein*

3 *Lipidhülle*

4 *Capsidprotein*

5 *Einzelsträngiges RNA-Genom*

6 *Cap-Struktur*

LINKS: **Denguevirus**-Partikel (blau) in einer Zelle inmitten einer membrangebundenen Struktur, die man als Vakuole (violett) bezeichnet (elektronenmikroskopische Aufnahme).

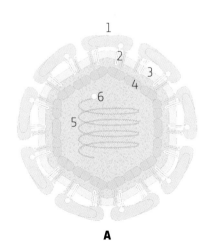

A

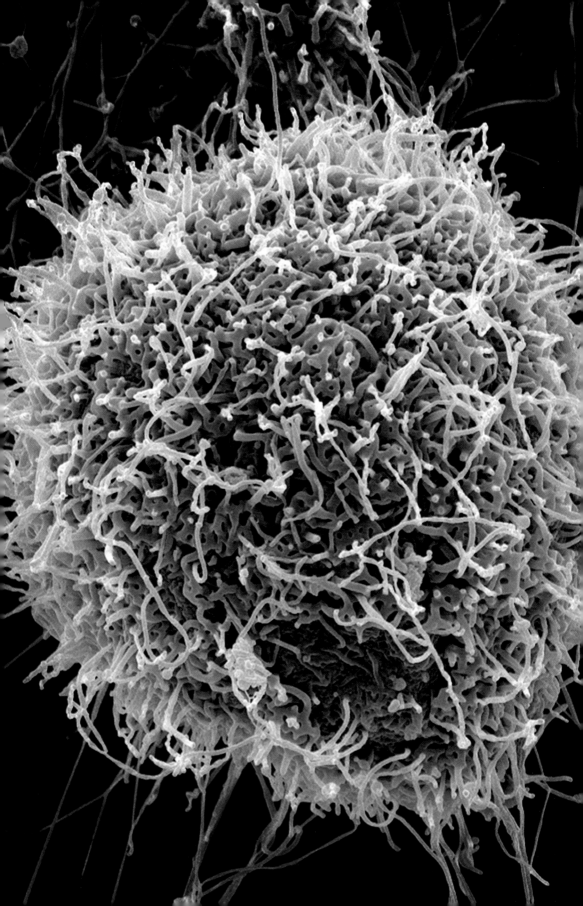

GRUPPE	V
ORDNUNG	Mononegavirales
FAMILIE	Filoviridae
GATTUNG	Ebolavirus
GENOM	Lineare, nicht segmentierte, einzelsträngige RNA mit 19.000 Nucleotiden; codiert acht Proteine
GEOGRAFISCHE VERBREITUNG	Zentral- und Westafrika
WIRTE	Mensch und andere Primaten, möglicherweise Fledermäuse
KRANKHEITEN	Hämorrhagisches Ebolafieber
ÜBERTRAGUNG	Körperflüssigkeiten
IMPFSTOFFE	Experimenteller DNA-Impfstoff; experimenteller rekombinanter Impfstoff

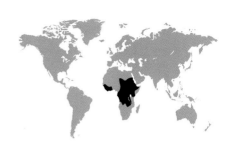

EBOLAVIRUS
Tödlich, aber zu beherrschen

Eine äußerst ansteckende Krankheit, die durch das heutige Reisen noch problematischer wird Die ersten Meldungen über das Ebolavirus erschienen Mitte der 1970er-Jahre. Die Ausbrüche waren relativ begrenzt (häufig weniger als 1000 Erkrankte), aber mit einer Sterberate von über 80 Prozent. Beim neuesten Ausbruch in Westafrika (2013–2015) infizierten sich mehr als 28.000 Menschen, von denen 11.000 starben. Die wichtigsten Faktoren für die Eindämmung dieses Ebola-Ausbruchs waren die Aufklärung der Bevölkerung und eine erhöhte Zahl von Behandlungszentren. Bei den einzelnen Ausbrüchen und in den verschiedenen Teilen von Zentral- und Westafrika hat man mehrere verwandte Ebolavirusstämme entdeckt. Das Virus kann neben dem Menschen auch andere Primaten infizieren und ruft bei ihnen ebenfalls eine Krankheit hervor. Der freilebende Wirt des Ebolavirus ist unbekannt, wobei man bei verschiedenen Ausbrüchen Fledermäuse mit dem Virus entdeckt hat, die keine Symptome zeigten. Höchstwahrscheinlich ist dies das freilebende Reservoir. Die Übertragung erfordert einen direkten Kontakt mit Körperflüssigkeiten; Vektoren sind noch nicht bekannt, und die Übertragung erfolgt nicht durch die Luft. Der Krankheitsverlauf ist sehr schwer, häufig mit einem hämorrhagischen Fieber im späten Stadium. Bei entsprechender Sorgsamkeit lässt sich die Krankheit schnell eindämmen, wobei eine gute Infrastruktur im Gesundheitswesen erforderlich ist. Das verwandte Reston-Ebolavirus trat bei Affen auf, die von den Philippinen an Laboratorien in den USA geschickt worden waren. Dieses Virus infiziert den Menschen nicht. Ebenfalls verwandt ist das Marburgvirus, es verursacht beim Menschen und bei anderen Primaten eine ähnliche Krankheit und diente schon als Vorlage für Bücher und Filme in der Science Fiction.

Das Ebolavirus bildet sehr lange, dünne Virionen. Eines der Gene kann zwei unterschiedliche Proteine hervorbringen, da die RNA nach der Transkription verändert wird. Durch diesen einzigartigen Mechanismus kann das Virus zusätzliche Proteine erzeugen. Das Äußere des Virus ist von einer Membranhülle bedeckt. Das Virus heftet sich über ein Glykoprotein in dieser Hülle an die Wirtszelle, repliziert sich dann im Cytoplasma und unterdrückt das Immunsystem des Wirtes, aber viele Einzelheiten des Lebenszyklus des Virus sind noch wenig bekannt.

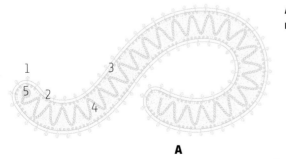

A *Querschnitt*
B *Außenansicht*

1 *Glykoprotein*
2 *Lipidmembran*
3 *Matrixprotein*
4 *Nucleoprotein, welches das einzelsträngige DNA-Genom umgibt*
5 *Polymerase*

A

LINKS: **Ebolavirus**, wie es die Wirtszelle verlässt (das Virus ist blau gefärbt). Dieses lange dünne Virus ist groß genug, um im Elektronenmikroskop dreidimensional dargestellt zu werden.

B

GRUPPE	IV
ORDNUNG	Nicht zugewiesen
FAMILIE	Flaviviridae
GATTUNG	Hepacivirus
GENOM	Lineare, nicht segmentierte, einzelsträngige RNA mit 9600 Nucleotiden; codiert zehn Proteine als Polyprotein
GEOGRAFISCHE VERBREITUNG	Weltweit
WIRTE	Mensch, verwandte Viren infizieren Hunde, Pferde, Fledermäuse und Nagetiere
KRANKHEITEN	Hepatitis; Leberzirrhose; Zusammenhang mit Leberkrebs
ÜBERTRAGUNG	Körperflüssigkeiten, vor allem durch Blutprodukte
IMPFSTOFFE	Zurzeit keine, spricht häufig auf antivirale Wirkstoffe an

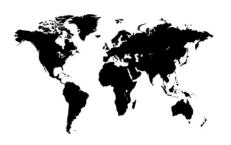

HEPATITIS-C-VIRUS
Chronische Infektion in der menschlichen Leber

Eine große Bedrohung, bevor es einen Test dafür gab Hepatitis, eine Erkrankung der Leber, wird durch verschiedene Viren verursacht. Die beiden zuerst untersuchten Viren waren Hepatitis-A und -B. Man erkannte jedoch, dass es einen weiteren viralen Erreger gibt, der bei einigen Formen von Hepatitis eine Rolle spielt, und man bezeichnete ihn als Hepatitis-non-A-non-B-Virus, bis 1989 das Hepatitis-C-Virus entdeckt wurde, dem man alle Fälle von Non-A-non-B-Hepatitis zuordnete. Vor dieser Entdeckung wurden Blutkonserven nur auf Hepatitis-A und -B getestet, sodass Hepatitis-C vor allem durch Bluttransfusionen oder Injektionsnadeln, die Drogenkonsumenten gemeinsam benutzten, übertragen wurde. Das Virus kann auch sexuell und von der Mutter auf das Kind übertragen werden, was aber selten vorkommt. Seit 1990 werden in den Industrieländern die Blutkonserven routinemäßig getestet und die Infektionsrate mit dem Hepatitis-C-Virus ging deutlich zurück.

In den späten 2000er-Jahren nahmen die Todesfälle durch Hepatitis C zu, während die Zahl der Neuinfektionen weiterhin zurückging. Ein Problem bei Infektionen mit Hepatitis C liegt darin, dass häufig jahrelang keine Symptome auftreten. Nach einer Diagnose kann das Virus in den meisten Fällen beseitigt werden, aber langzeitliche chronische Infektionen führen zu schweren Leberschäden und können Leberkrebs hervorrufen. 2012 begann in den USA eine Kampagne, alle Personen zu testen, die zwischen 1945 und 1965 geboren waren, da die Menschen dieser Altersgruppe etwa 75 Prozent aller Hepatitis-C-Infektionen ausmachten. Die Weltgesundheitsorganisation (WHO) empfiehlt Tests für alle Risikogruppen, sodass nun die Häufigkeit in den meisten Industrieländern zurückgeht.

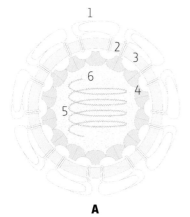

A

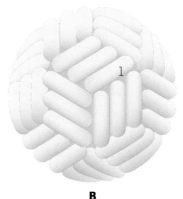

B

A Querschnitt

B Außenansicht

1 E-Protein-Dimer

2 Matrixprotein

3 Lipidhülle

4 Capsidprotein

5 Einzelsträngiges RNA-Genom

6 Cap-Struktur

RECHTS: Vier Partikel des **Hepatitis-C-Virus** im Transmissionselektronenmikroskop mit äußerer Membran (blau) und innerer Membran (gelb).

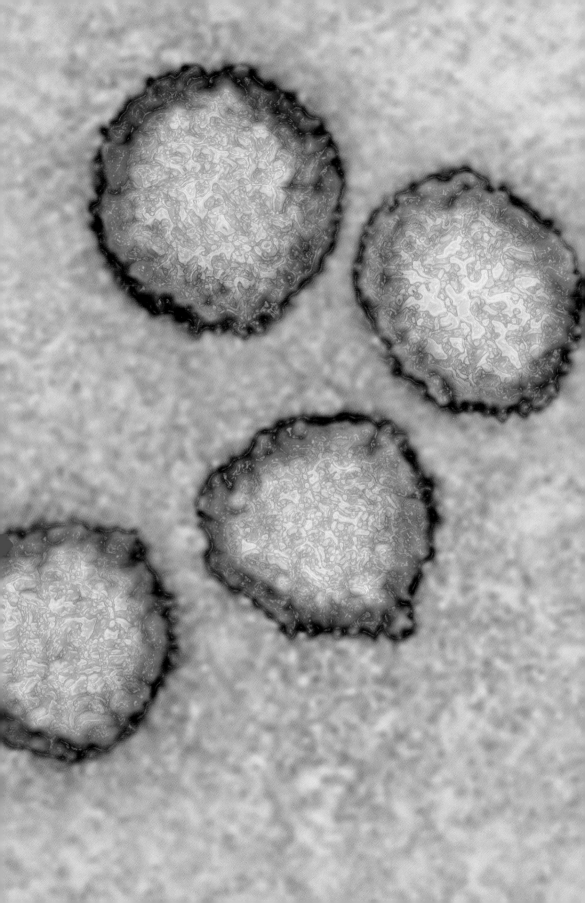

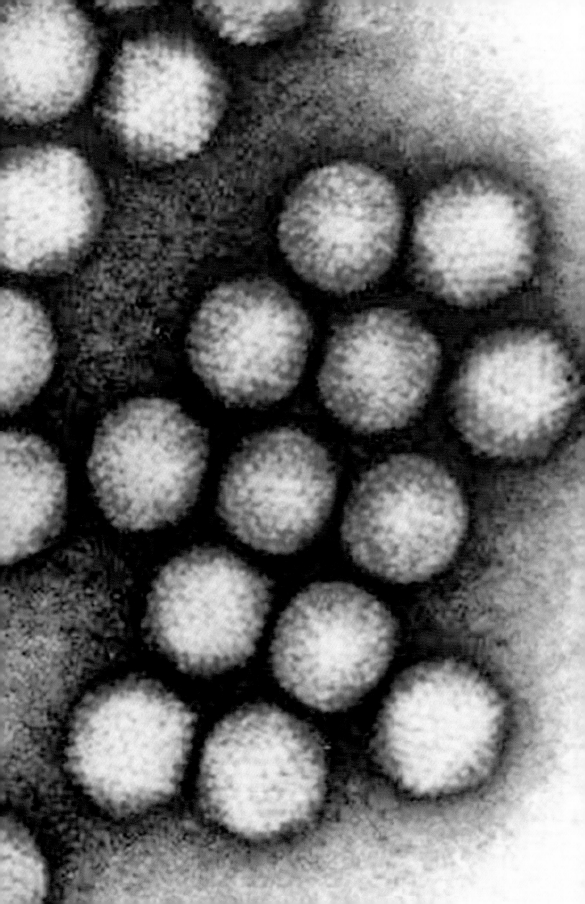

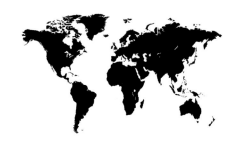

GRUPPE	I
ORDNUNG	Nicht zugewiesen
FAMILIE	Adenoviridae
GATTUNG	Mastadenovirus
GENOM	Lineare, nicht segmentierte, doppelsträngige DNA mit etwa 36.000 Nucleotiden; codiert 30–40 Proteine
GEOGRAFISCHE VERBREITUNG	Weltweit
WIRTE	Mensch, verwandte Viren infizieren viele Tiere
KRANKHEITEN	Infektionen der Atemwege mit Erkältungssymptomen
ÜBERTRAGUNG	Durch Luft, kontaminierte Oberflächen, fäkal-oraler Weg
IMPFSTOFFE	Inaktiviertes Virus, Anwendung bei Populationen mit hohem Risiko

HUMANES ADENOVIRUS 2
Ein wichtiges Werkzeug für die Molekularbiologie

Ein DNA-Virus, durch das eine zentrale Eigenschaft der RNA erkannt wurde Adenoviren wurden Mitte der 1950er-Jahre entdeckt, das erste isolierte man aus menschlichen adenoiden Zellkulturen (daher die Bezeichnung). Seitdem wurden viele unterschiedliche Spezies beschrieben. Das Humane Adenovirus 2 wurde mit am meisten untersucht und gehört zu Gruppe C. Einige Arten von Adenoviren (besonders in Gruppe A) können bei Tieren Krebs hervorrufen, nicht jedoch in Gruppe C.

Viele Grundlagen der Molekularbiologie wurden durch die Untersuchung von Viren erforscht. So führte das Adenovirus etwa dazu, den wichtigen zellulären Mechanismus des RNA-Spleißens aufzuklären. RNA-Moleküle, die die Information von der DNA im Zellkern zum Proteinsyntheseapparat im Cytoplasma tragen, werden zuerst in einer langen Form synthetisiert. Daraus werden bestimmte Abschnitte durch den Proteinkomplex des Spleißosoms hochspezifisch entfernt, bevor die RNA verwendet werden kann. Das RNA-Spleißen durch das Spleißosom kommt in allen eukaryotischen Zellen vor. Dadurch können von Genen unterschiedliche Varianten eines Proteins erzeugt werden. Dem Adenovirus ist zu verdanken, dass wir heute wissen, wie dies vor sich geht.

Adenoviren wie etwa das Humane Adenovirus 2 sind wichtige Werkzeuge für die Erforschung der Genfunktionen. Die DNA von spezifischen Genen kann im Experiment in einen Adenovirusvektor übertragen werden. Der Vektor ist ein abgeschwächtes Virus, das zur Produktion bestimmter Proteine in Tieren geeignet ist. Dies ist eine wichtige Methode, um die Aktivität verschiedener Proteine herauszufinden, und es lassen sich mithilfe des Virus Medikamente herstellen. Vektoren auf der Basis von Adenoviren werden auch für die Gentherapie entwickelt: Ein defektes oder fehlendes Gen, das eine schwere Krankheit hervorruft, kann man durch die Infektion mit einem harmlosen Virus, das eine normale Kopie dieses Gens trägt, kompensieren. Die Behandlung von Krebs beim Menschen mithilfe von Adenoviren wurde in China bereits zugelassen.

A Querschnitt
B Außenansicht

1 Faserprotein

Capsidproteine

2a Penton
2b Peripenton
2c Hexon

3 Protease

4 Genomische DNA in einem Komplex mit Proteinen

5 Endständiges Protein

LINKS: Partikel des **Humanen Adenovirus** in hoher Auflösung im Transmissionselektronenmikroskop, wodurch Einzelheiten der geometrischen Struktur deutlich zu erkennen sind.

A

B

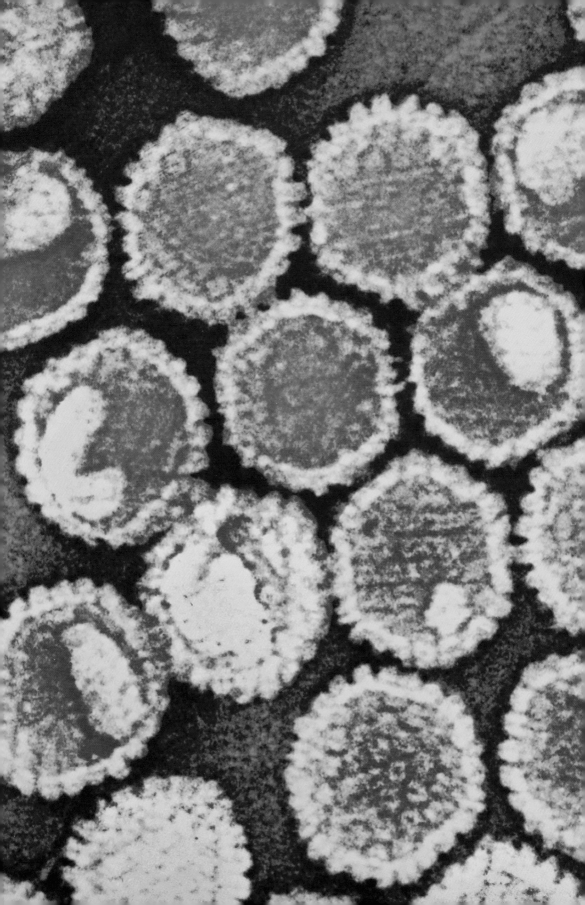

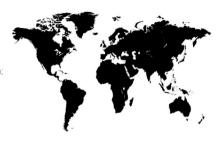

GRUPPE	I
ORDNUNG	Herpesvirales
FAMILIE	Herpesviridae, Unterfamilie Alphaherpesvirinae
GATTUNG	Simplexvirus
GENOM	Lineare doppelsträngige DNA mit 152.000 bp in zwei Segmenten; codiert etwa 75 Proteine
GEOGRAFISCHE VERBREITUNG	Weltweit verbreitet
WIRTE	Mensch; verwandte Viren infizieren viele Tiere
KRANKHEITEN	Gesichtsherpes, Genitalherpes, Encephalitis, Meningitis
ÜBERTRAGUNG	Direkter Kontakt mit einer Läsion oder mit Körperflüssigkeiten
IMPFSTOFFE	Keine; Behandlung mit Medikamenten zur Linderung der Symptome

HUMANES HERPESVIRUS 1
Die meisten Menschen sind ihr Leben lang infiziert

Gesichtsherpes und noch mehr Infektionen mit dem Herpes-simplex-Virus sind beim Menschen sehr weit verbreitet. Weltweit sind 60 bis 95 Prozent der Erwachsenen mit Typ 1 oder Typ 2 infiziert. Die beiden Formen sind sich sehr ähnlich, sodass sie sich mit einfachen Antikörpertests nicht immer unterscheiden lassen. Die häufigsten Symptome sind Läsionen am Übergang zwischen Schleimhaut und normaler Haut. Typ 1 führt oft zu Gesichtsherpes im Mundbereich, Typ 2 häufiger zu Genitalherpes, wobei Typ 1 an Bedeutung zunimmt. Häufig erfolgt in der Kindheit eine orale Infektion, die das Leben lang bestehen bleibt. Das Virus lebt in den Nervenfasern (Ganglien), wo es vor allem in einem Ruhezustand verbleibt. Wenn das Virus entlang der Nervenzellen bis zur Haut wandert, entstehen Läsionen. Diese können schmerzhaft und unansehnlich sein und können mit Medikamenten wie Aciclovir behandelt werden, wodurch sich die Dauer der Symptome verkürzt. Oftmals nimmt die Häufigkeit des Auftretens von Läsionen mit der Zeit ab. Das Herpes-simplex-Virus kann auch die Augen infizieren, was zu Blindheit führen kann. Auch kann es schließlich zu einer Encephalitis oder Meningitis kommen, allerdings nur in seltenen Fällen.

Ein mögliches Mittel gegen Krebs Aus Herpes simplex wird derzeit ein onkolytisches Virus entwickelt, also ein Virus, das Krebszellen töten kann. Das Virus wird so verändert, dass es sich nicht mehr in Nervenzellen repliziert, sondern Krebszellen angreift. Mit diesen modifizierten Viren wurden bereits mehrere klinische Studien durchgeführt.

A *Querschnitt*

1 *Äußere Hüllproteine*

2 *Lipidmembran*

3 *Tegument*

4 *Capsidproteine*

5 *Doppelsträngiges DNA-Genom*

LINKS: Der zentrale Protein-Core (rot) dieser Partikel des **Humanen Herpes-simplex-Virus** ist von einer Membranhülle (gelb) umgeben. Die Partikel erscheinen in verschiedenen Querschnitten, sodass unterschiedliche Strukturebenen erkennbar sind.

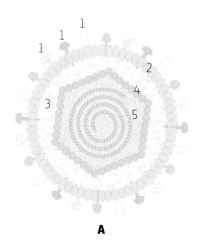

A

GRUPPE	VI
ORDNUNG	Nicht zugewiesen
FAMILIE	Retroviridae, Unterfamilie Orthoretrovirinae
GATTUNG	Lentivirus
GENOM	Lineare, nicht segmentierte, einzelsträngige RNA mit etwa 9700 Nucleotiden; codiert 15 Proteine
GEOGRAFISCHE VERBREITUNG	Ursprung in Afrika, heute weltweit
WIRTE	Mensch, eng verwandte Viren infizieren Affen und Menschenaffen
KRANKHEITEN	Syndrom der erworbenen Immunschwäche (AIDS)
ÜBERTRAGUNG	Körperflüssigkeiten
IMPFSTOFFE	Nicht verfügbar, mehrere in Entwicklung; Behandlung mit geeigneten Medikamenten möglich

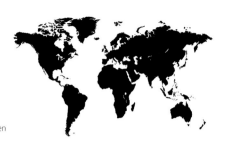

Humanes Immunschwächevirus
Die Ursache von AIDS

Ein Virus, das von freilebenden Primaten abstammt AIDS als klinisches Syndrom wurde zum ersten Mal in den frühen 1980er-Jahren in den USA festgestellt. Zuerst hat sich das Virus unter homosexuellen Männern ausgebreitet. Es wird sexuell übertragen, vor allem bei Analverkehr. Das Virus trat dann auch bei Konsumenten intravenöser Drogen in Erscheinung. Nach der anfänglichen Infektion kann es Jahre dauern, bis Symptome auftreten, was ebenfalls zur Ausbreitung des Virus beiträgt. Heute weiß man, dass es sporadische Fälle einer Humanen Immunschwäche schon früher gegeben hat, wahrscheinlich in den 1950er- oder 1960er-Jahren. Das Virus stammt von freilebenden Primaten und gelangte von bestimmten Schimpansen-Spezies zum Menschen. Es ist von Gorillas oder Schimpansen mehrere Male auf den Menschen übergesprungen. Wahrscheinlich ist der erste Übergang erfolgt, als Affen für die Fleischgewinnung gejagt und geschlachtet wurden.

HIV/AIDS ist weiterhin in vielen Teilen der Welt ein gravierendes Humanpathogen. Eine Behandlung durch Medikamente ist wirksam, verursacht aber hohe Kosten. Auch die soziale Stigmatisierung kann in einigen Regionen für Betroffene ein Hindernis sein, sich einer Diagnose und Behandlung zu stellen. Bemerkenswerterweise ruft SIV (Simianes Immunschwächevirus), der eng verwandte Vorfahr von HIV, bei Primaten keine Krankheit hervor. Das liegt wahrscheinlich daran, dass das Virus schon lange Zeit andere Primaten infiziert hat und erst vor Kurzem begonnen hat, Menschen zu infizieren. Viren entwickeln sich normalerweise so, dass sie mit der Zeit weniger virulent werden. Es ist für ein Virus nicht von Vorteil, seinen Wirt zu töten.

Retroviren (die Familie, zu der HIV gehört) kopieren RNA in DNA um. Dies ist die Umkehrung („*retro*") des normalen zellulären Vorgangs von DNA zu RNA (daher die Bezeichnung), ein Mechanismus, den man für unmöglich gehalten hatte. Diese Viren wurden im frühen 20. Jahrhundert entdeckt, aber ihre Erforschung beschleunigte sich, als man daranging, AIDS zu verstehen.

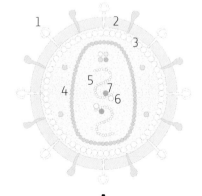

A *Querschnitt*

1 *Glykoproteine der Virushülle*

2 *Lipidhülle*

3 *Matrixprotein*

4 *Capsidprotein*

5 *Einzelsträngiges RNA-Genom (zwei Kopien)*

6 *Integrase*

7 *Reverse Transkriptase*

A

RECHTS: Diese Querschnitte des **Humanen Immunschwächevirus** zeigen den inneren dreieckigen Core-Bereich, der das RNA-Genom (rot) enthält und von einer Membranhülle und den Hüllproteinen (gelb und grün) umgeben ist.

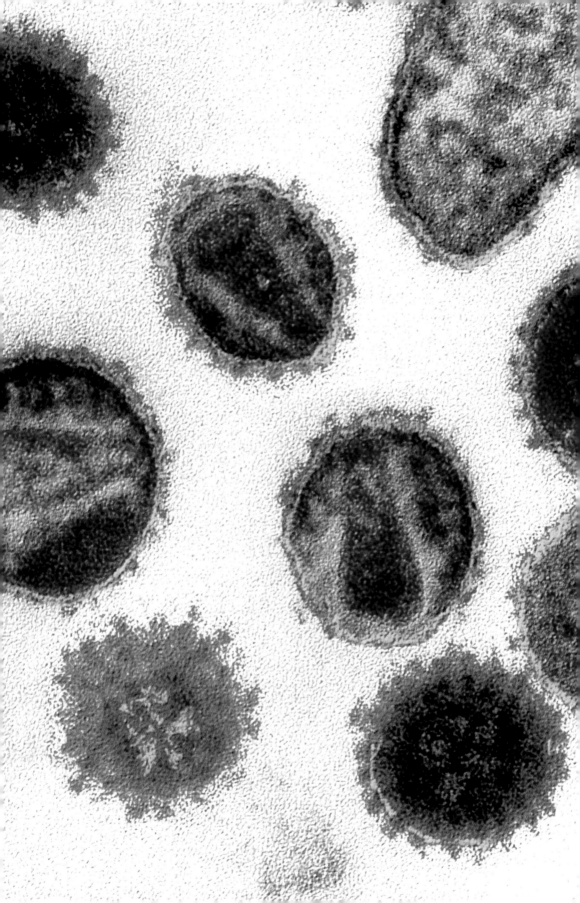

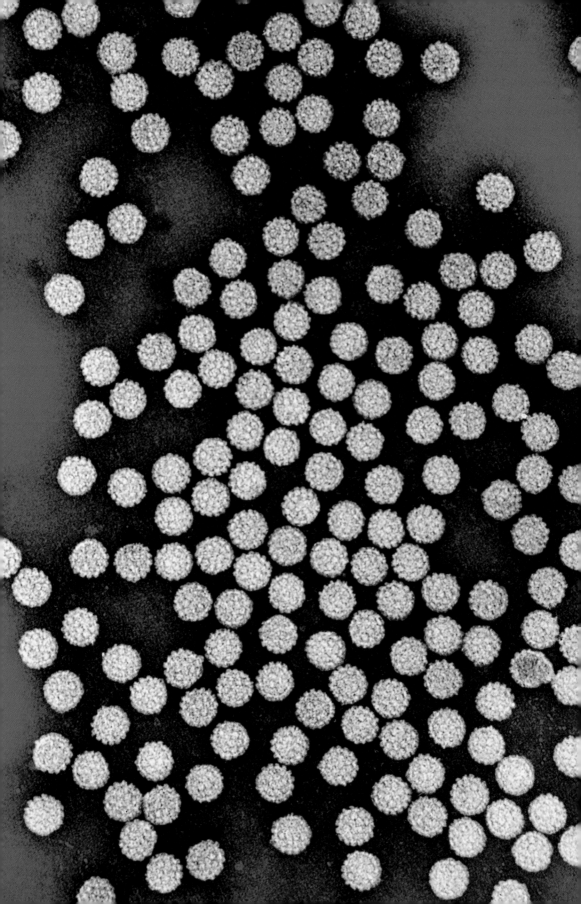

GRUPPE	I
ORDNUNG	Nicht zugewiesen
FAMILIE	Papillomaviridae
GATTUNG	Alphapapillomavirus
GENOM	Nicht segmentierte, ringförmige, doppelsträngige DNA mit etwa 8000 Nucleotiden; codiert acht Proteine
GEOGRAFISCHE VERBREITUNG	Weltweit
WIRTE	Mensch
KRANKHEITEN	Genitalwarzen, Gebärmutterhalskrebs, tonsilläre Tumoren
ÜBERTRAGUNG	Sexuell
IMPFSTOFFE	Viruskomponenten

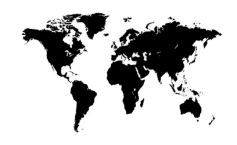

HUMANES PAPILLOMVIRUS 16
Der erste Impfstoff gegen Krebs beim Menschen

Schutz vor Gebärmutterhalskrebs Es gibt viele verschiedene Arten von Humanen Papillomviren, die die Haut oder die Schleimhäute infizieren und Warzen hervorrufen. Warzen sind gutartige Hautwucherungen, die außer ästhetischen Bedenken keine Probleme bereiten. Humane Papillomviren werden leicht durch sexuelle Kontakte übertragen, verursachen aber bei vielen Menschen keine Symptome, sodass eine Eindämmung schwierig ist. Mehrere Arten der Humanen Papillomviren können Krebs hervorrufen, die Stämme 16 und 18 sind die vorherrschende Ursache von Gebärmutterhalskrebs.

Viren können bei Tieren bestimmte Formen von Krebs hervorrufen, und man nimmt an, dass Viren beim Menschen auch dafür verantwortlich sind. Der Impfstoff gegen das Humane Papillomvirus, der 2006 eingeführt wurde, ist der erste zugelassene Impfstoff gegen Krebs. Es ist von großer Bedeutung, dass sich Heranwachsende impfen lassen, bevor sie sexuell aktiv werden, um eine Infektion vollkommen auszuschließen. Vor der Einführung des Impfstoffs gab es jedes Jahr etwa 500.000 Fälle von Gebärmutterhalskrebs. Häufig ist das eine sehr aggressive Krebsform, die ohne Früherkennung tödlich verläuft. In den USA hat die Infektionsrate für das Humane Papillomvirus von 2006 bis 2013 um fast 60 Prozent abgenommen, was der Einführung des Impfstoffs zugeschrieben wird. Der Impfstoff ist nun in 49 Ländern erhältlich und wurde bereits in Nord- und Lateinamerika, Europa und Teilen von Asien getestet.

A *Querschnitt*
B *Außenansicht*

1 *Capsidprotein L1*
2 *Capsidprotein L2*
3 *Histone der Wirtszelle*
4 *Doppelsträngiges DNA-Genom*

LINKS: Partikel des **Humanen Papillomvirus** (gelb). Die Einzelheiten der geometrischen Struktur der Partikel, die insgesamt 72 Flächen aufweisen, sind im Transmissionselektronenmikroskop deutlich zu erkennen.

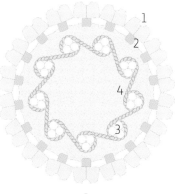

A

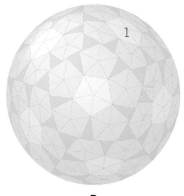

B

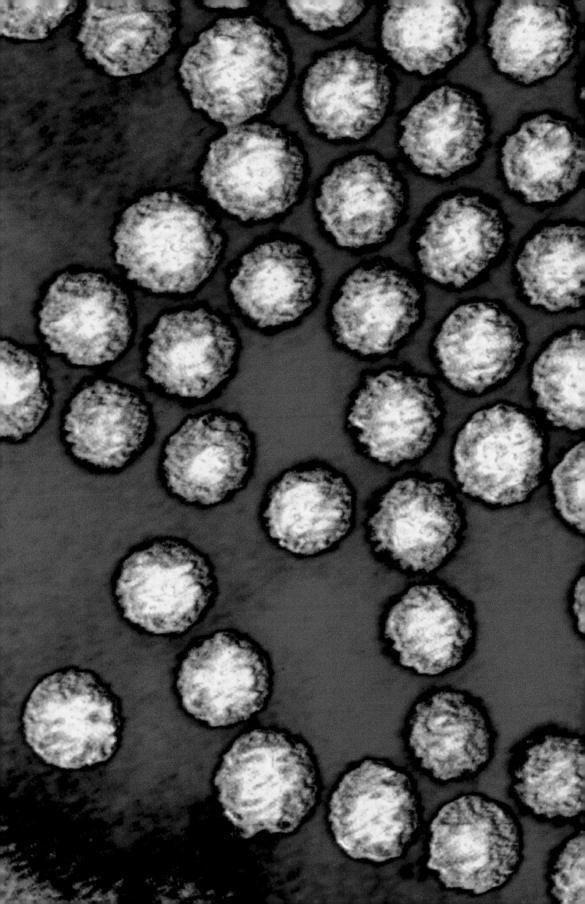

GRUPPE	IV
ORDNUNG	Picornavirales
FAMILIE	Picornaviridae
GATTUNG	Enterovirus
GENOM	Lineare, nicht segmentierte, einzelsträngige RNA mit etwa 7000 Nucleotiden; codiert elf Proteine als Polyprotein
GEOGRAFISCHE VERBREITUNG	Weltweit
WIRTE	Mensch
KRANKHEITEN	Erkältungen
ÜBERTRAGUNG	Kontaktinfektion, Übertragung durch die Luft
IMPFSTOFFE	Keine

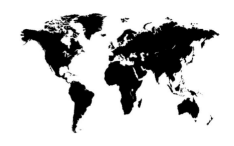

HUMANES RHINOVIRUS A
Das Erkältungsvirus

Weiterhin keine Hilfe gegen Erkältungen Es gibt etwa 100 verschiedene Stämme des Humanen Rhinovirus, die genügend unterschiedlich sind, um keine Kreuzimmunität auszulösen, außerdem eine Reihe anderer Viren, die ähnliche Symptome hervorrufen. Deshalb erwerben wir keine lang andauernde Immunität, sobald wir einmal eine Erkältung hatten, sondern erkranken immer wieder. Trotz der Bezeichnung entwickeln wir eine Erkältung nicht dann, wenn uns kalt ist. Eine starke Unterkühlung kann zwar das Immunsystem etwas hemmen, und die Erkältungsviren replizieren sich besser bei Temperaturen, die leicht unter der normalen Körpertemperatur liegen. Wenn es also kälter ist, können sie sich in unseren Nebenhöhlen besser vermehren. Wir halten uns auch mehr in geschlossenen Räumen auf und kommen in engeren Kontakt miteinander, wenn es draußen kalt ist.

Das Virus kann innerhalb von 15 Minuten nach der Infektion mit der Replikation beginnen, wobei die Symptome erst nach einigen Tagen auftreten. Allgemein gilt, dass die Übertragung der Viren am effektivsten ist, bevor die Symptome einsetzen. Dadurch ist es schwierig, eine Ausbreitung zu verhindern, indem man erkrankte Personen isoliert. Die Übertragung erfolgt zwar durch die Luft, aber viele Viren der Atemwege gelangen in den Körper durch Kontakt der Hände mit virushaltigen Tröpfchen, wenn man anschließend mit den Händen das Gesicht berührt. Durch häufiges Händewaschen und Vorsicht beim Berühren des Gesichts lässt sich das Infektionsrisiko verringern.

Meistens erleben wir Erkältungen als Ärgernis und nicht als schwere Erkrankung. Es gibt eine riesige Zahl von rezeptfreien Medikamenten, die geeignet sind, Symptome zu lindern (Amerikaner geben dafür jedes Jahr etwa drei Milliarden US-Dollar aus), aber letztendlich muss man so etwas „aussitzen" und die großmütterlichen Ratschläge befolgen: warm halten, sehr viel Ruhe, viel trinken und sich gehaltvoll ernähren, beispielsweise mit Hühnersuppe.

A *Querschnitt*
B *Außenansicht*

1 *Capsidprotein*
2 *Einzelsträngiges RNA-Genom*
3 *Cap-Struktur*
4 *Poly(A)-Schwanz*

LINKS: Querschnitte durch Partikel des **Humanen Rhinovirus A** im Transmissionselektronenmikroskop. Die Mitte des Virus ist gelb, die äußeren Capsidproteine sind blau gefärbt.

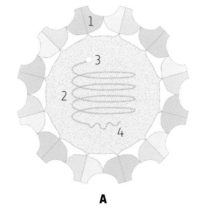

A

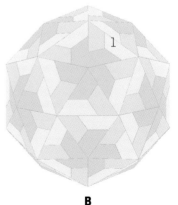

B

GRUPPE	V
ORDNUNG	Nicht zugewiesen
FAMILIE	Orthomyxoviridae
GATTUNG	Influenzavirus A
GENOM	Lineare einzelsträngige RNA in acht Segmenten mit insgesamt etwa 14.000 Nucleotiden; codiert elf Proteine
GEOGRAFISCHE VERBREITUNG	Weltweit
WIRTE	Mensch, Schweine, Wasservögel, Hühner, Pferde, Hunde
KRANKHEITEN	Influenza oder Grippe
ÜBERTRAGUNG	Kontaktinfektion, Übertragung durch die Luft
IMPFSTOFFE	Lebend attenuierte und inaktivierte Viren, Vermehrung saisonspezifischer Stämme

INFLUENZAVIRUS A
Von den Vögeln zum Menschen bis zur Pandemie

Sich ständig verändernde Virusstämme verhindern eine lebenslange Immunität Die jahreszeitlich auftretende Grippe ist als Krankheit gefürchtet, und einige Stämme haben schwere Pandemien hervorgerufen. Am bekanntesten ist die sogenannte Spanische Grippe, die Pandemie von 1918. Damals starben weltweit etwa 400.000 Menschen, viele an sekundären Infektionen durch Bakterien, da man noch keine Antibiotika kannte. Vor 1918 gab es wahrscheinlich viele schwere Pandemien, als man noch nicht wusste, dass die Krankheitsursache ein Virus ist. Das Influenzavirus kommt weltweit endemisch in Wasservögeln vor, die aber nicht daran erkranken. Dazu kommt es nur, wenn das Virus auf Säuger übergeht, etwa auf Schweine oder den Menschen – und das stellt ein großes Problem dar. Auch domestizierte Vögel wie etwa Hühner sind betroffen, und einige Virusstämme sind bemerkenswerterweise von diesen Vögeln direkt auf Menschen übergegangen. Diese Stämme führen zu schweren Erkrankungen und die Sterberate ist hoch, aber bis jetzt haben sie sich noch nicht von Mensch zu Mensch ausgebreitet.

Die Virusstämme werden häufig mit HxNx bezeichnet (etwa H1N1 und H3N2). Dies bezieht sich auf die Proteine an der Außenseite des Virus, die die hauptsächliche Immunantwort auslösen. Da die Proteine auf verschiedenen RNAs codiert werden, kann das Virus manchmal bei einer gemischten Infektion Segmente austauschen, sodass ein Stamm entsteht, der für das menschliche Immunsystem neu ist. Diese gemischten Infektionen treten häufig bei Schweinen auf, die dann die Viren auf das landwirtschaftliche Personal übertragen, sodass der menschliche Infektionszyklus beginnt. Diese neuen Stämme entstehen durch einen sogenannten Antigen-Shift und verursachen im Allgemeinen eine Pandemie. Zwischen den Pandemien mutiert das Virus in kleineren Schritten, was zu einer Antigen-Drift führt. Deshalb sind jedes Jahr neue Grippe-Impfstoffe erforderlich, die auf den gerade in Umlauf befindlichen Stämmen basieren. Da diese Impfstoffe vor der Grippesaison produziert werden müssen, untersuchen Evolutionsbiologen gewissenhaft die Tendenzen in der Evolution der Influenzaviren, um vorherzusagen, welche Antigene als Nächstes zu erwarten sind. Diese Vorhersagen sind nicht immer sehr genau, sodass die Impfstoffe jedes Jahr unterschiedlich wirksam sind. Eine Grippeinfektion kann zu einer breiteren Immunität führen, die mehrere Jahre anhält.

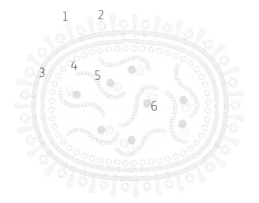

A Querschnitt

1 Hämagglutinin

2 Neuraminidase

3 Cap-Struktur

4 Matrixprotein

5 Genom mit acht einzelsträngigen RNAs

6 Poly(A)-Schwanz

RECHTS: Querschnitt eines **Influenzavirus**. Das Virus hat eine längliche Form und besitzt eine Hülle. Die Fortsätze der äußeren Membran mit den H- und N-Antigenen, die die hauptsächliche Immunantwort verursachen, sind als deutlicher Hof um die Partikel zu erkennen.

A

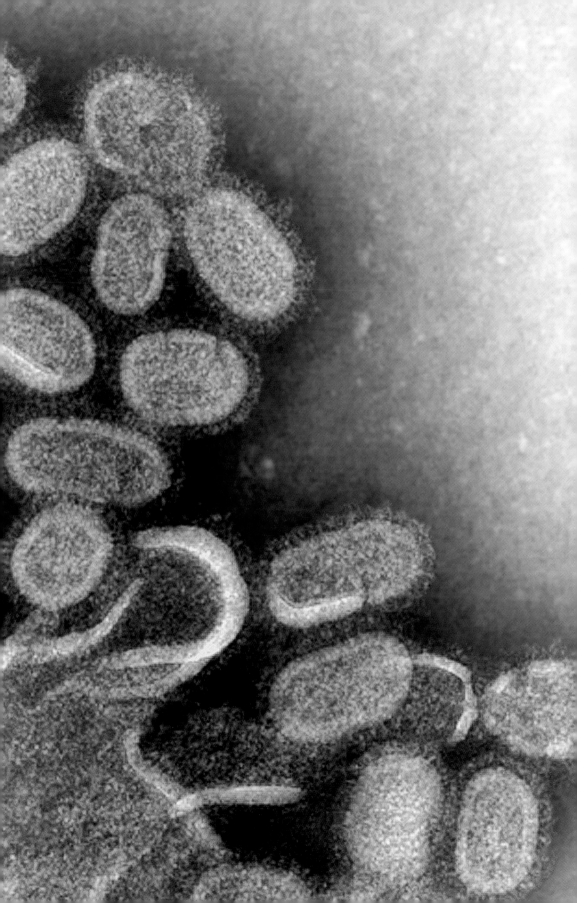

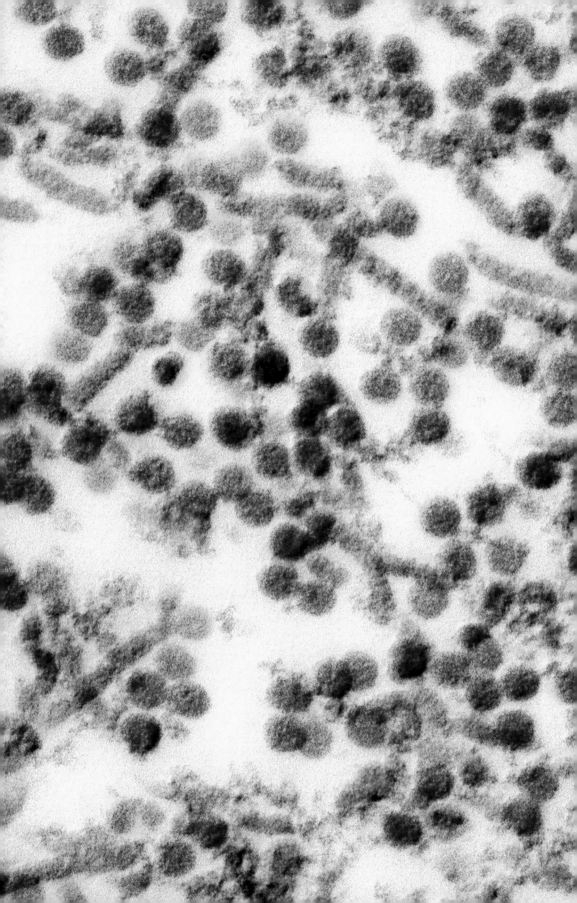

GRUPPE	I
ORDNUNG	Nicht zugewiesen
FAMILIE	Polyomaviridae
GATTUNG	Polyomavirus
GENOM	Ringförmige, nicht segmentierte, doppelsträngige DNA mit etwa 5100 Nucleotiden; codiert zehn Proteine
GEOGRAFISCHE VERBREITUNG	Weltweit
WIRTE	Mensch
KRANKHEITEN	Progressive Multifokale Leukoencephalopathie (PML)
ÜBERTRAGUNG	Unbekannt
IMPFSTOFFE	Keine

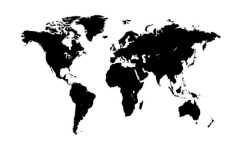

JC-VIRUS
Ein beim Menschen häufiges Virus, das tödlich sein kann

Tödliche Wirkung bei einer Immunsuppression Das JC-Virus ist weit verbreitet, 50 bis 70 Prozent der Menschen tragen es. Die Infektion erfolgt im Allgemeinen in der Kindheit, und in den meisten Fällen kommt es zu einer lebenslangen latenten Infektion, die aber keine Probleme bereitet. Die Übertragungsart ist nicht bekannt, doch es kann in hoher Konzentration im Urin vorkommen und ist immer in menschlichen Abwässern präsent. Für eine Übertragung ist wahrscheinlich zwischen den Individuen ein längerer Kontakt erforderlich. Da es keine Krankheit hervorruft, ist es schwierig, die Ausbreitung des Virus zu verfolgen und festzustellen, wo es sich im menschlichen Körper aufhält. Man hat es in den Nieren, im Knochenmark, in den Mandeln und im Gehirn nachgewiesen. Bei Personen, deren Immunsystem unterdrückt ist, etwa aufgrund einer Erkrankung wie Leukämie oder AIDS, durch verabreichte Medikamente aufgrund einer Organtransplantation oder durch neue Biopharmazeutika zur Behandlung starker Entzündungen, etwa bei Multipler Sklerose oder Morbus Crohn, kann das JC-Virus aus dem Latenzstadium freigesetzt werden und PML hervorrufen, eine schwerwiegende Infektion des Gehirns, die zwar selten auftritt, aber fast immer tödlich verläuft.

Eine neue Methode, menschliche Wanderungsbewegungen zu verfolgen Weltweit kommen in verschiedenen Populationen acht Hauptstämme dieses Virus vor. Die Viren innerhalb einer bestimmten geografischen Region sind sich sehr ähnlich, unterscheiden sich aber zwischen den einzelnen Regionen. Diese Unterschiede und die Tatsache, dass die meisten Menschen dieses Virus tragen, hat man genutzt, um historische Wanderungsbewegungen des Menschen zu kartieren. So ähneln beispielsweise die JC-Viren der Urbevölkerung in Nordostasien denen der Ureinwohner von Amerika. Dies unterstützt die Hypothese, dass über die Bering-Landbrücke eine Wanderung von Asien nach Nordamerika stattgefunden haben muss.

A Querschnitt
B Außenansicht

1 Capsidprotein VP1
2 VP2
3 VP3
4 Histone der Wirtszelle
5 Doppelsträngiges DNA-Genom

LINKS: Das kleine **JC-Virus** (rot) in infizierten Zellen, betrachtet im Transmissionselektronenmikroskop. Die zellulären Strukturen sind blau und gelb gefärbt.

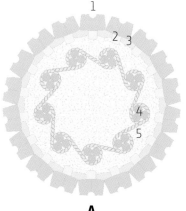

A

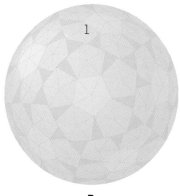

B

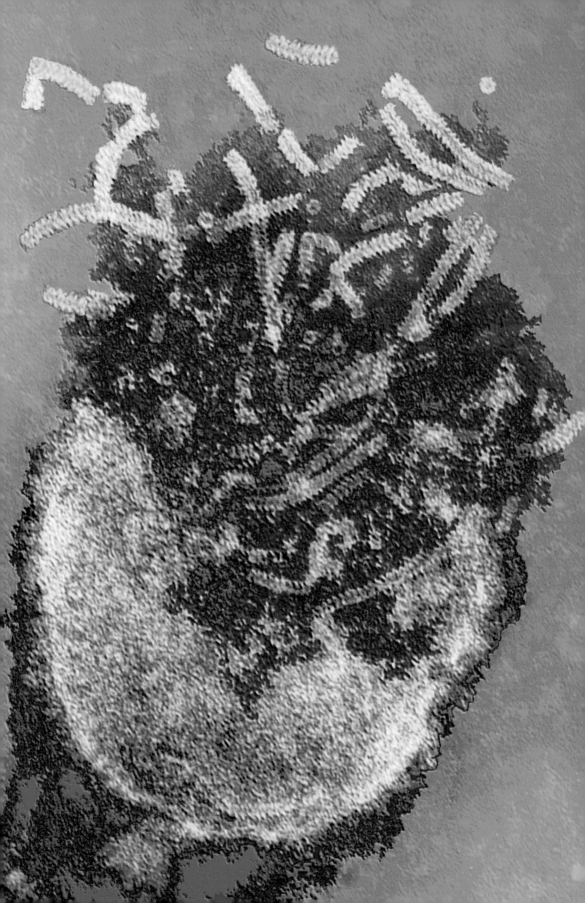

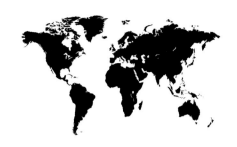

GRUPPE	V
ORDNUNG	Mononegavirales
FAMILIE	Paramyxoviridae, Unterfamilie Paramyxovirinae
GATTUNG	Morbillivirus
GENOM	Lineare, nicht segmentierte, einzelsträngige RNA mit etwa 16.000 Nucleotiden; codiert acht Proteine
GEOGRAFISCHE VERBREITUNG	Weltweit
WIRTE	Mensch
KRANKHEITEN	Masern, Masern mit Komplikationen, Scharlach
ÜBERTRAGUNG	Husten, Niesen oder direkter Kontakt mit Sekreten
IMPFSTOFFE	Lebend attenuiert, häufig zusammen mit Mumps und Röteln (MMR-Impfstoff)

MASERNVIRUS
Das Virus, das einfach nicht verschwindet

Das Problem sind die Komplikationen Die Masern sind hochgradig ansteckend und breiten sich in Populationen ohne Immunität häufig schnell aus. Die Krankheit war früher weit verbreitet, und vor 1956 Geborene sind normalerweise immun, da sie die Krankheit gehabt haben, das gehörte einfach zur Kindheit dazu. Masern beginnen allgemein mit Fieber, Husten und einer laufenden Nase, daran schließt sich ein Hautausschlag auf dem Körper an. Immer wieder treten Komplikationen auf, die aber im Allgemeinen nicht gravierend sind, darunter Durchfall, aber auch Gehirninfektionen, Blindheit und Tod bei jüngeren Kindern in 0,2 Prozent der Fälle. Unter ungünstigen Bedingungen wie Mangelernährung und zusätzlichen Infektionskrankheiten kommt es häufiger zu Komplikationen und die Sterberate kann bis zu zehn Prozent betragen. Der Impfstoff ist sehr wirksam, sodass die Masern in den Industrieländern selten geworden sind. In einigen Teilen der Bevölkerung gab es jedoch eine Kampagne gegen Impfungen, sodass es weiterhin zu Ausbrüchen der Masern kommt, wenn nicht genügend Menschen gegen die Krankheit immun sind. Das kann besonders für Kinder gefährlich sein, deren Immunsystem beeinträchtigt ist, etwa aufgrund anderer Krankheiten wie Leukämie.

Die Bezeichnung Masern ist wahrscheinlich aus dem alten englischen oder niederländischen Wort für Verunstaltung (*masel*) abgeleitet. Masern sind nicht dasselbe wie Röteln, die von einem anderen Virus verursacht werden. Röteln nehmen bei Kindern einen sehr milden Verlauf und dauern nur wenige Tage. Schwangere, die dagegen nicht immun sind, stehen jedoch unter dem Risiko, dass es zu Fehlbildungen kommt. Das Masernvirus ist aus dem Rinderpestvirus hervorgegangen. Da die Masern nur Menschen infizieren und das Rinderpestvirus ausgerottet ist, sollte es möglich sein, auch das Masernvirus auszurotten. Dafür ist es jedoch notwendig, dass empfohlene Schutzimpfungen auch durchgeführt werden.

A *Querschnitt*

1 *Hämagglutinin*

2 *Fusionsprotein*

3 *Lipidhülle*

4 *Matrixprotein*

5 *Nucleoprotein, das ein einzelsträngiges RNA-Genom umgibt*

6 *Polymerase*

LINKS: Gefärbte Aufnahme eines aufgebrochenen **Masernvirus**partikels aus einem Transmissionselektronenmikroskop. Die inneren Nucleocapside wurden freigesetzt, sie enthalten das genetische Material des Virus, das um die Proteine (grün) gewickelt ist.

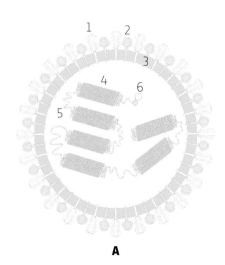

A

GRUPPE	V
ORDNUNG	Mononegavirales
FAMILIE	Paramyxoviridae
GATTUNG	Rubulavirus
GENOM	Lineare, nicht segmentierte, einzelsträngige RNA mit etwa 15.000 Nucleotiden; codiert neun Proteine
GEOGRAFISCHE VERBREITUNG	Weltweit
WIRTE	Mensch
KRANKHEITEN	Mumps, manchmal Meningitis
ÜBERTRAGUNG	Tröpfchen in der Atemluft und enger Kontakt, hoch ansteckend
IMPFSTOFFE	Lebend attenuiert, häufig zusammen mit Masern und Röteln (MMR-Impfstoff)

MUMPSVIRUS
War früher in der Kindheit normal

Eindämmung durch Immunisierung Bei Kindern beginnt Mumps mit Fieber und Unwohlsein, gefolgt von einer Schwellung der Ohrspeicheldrüsen seitlich am Hals. Mumps ist ein altes Wort für „Grimassen ziehen". Es bezieht sich auf das Aussehen des geschwollenen Halses, der bei dieser Krankheit auftritt. Mumps war früher, wie auch andere Infektionskrankheiten, eine normale Erfahrung in der Kindheit. In den späten 1960er-Jahren wurde ein Impfstoff eingeführt, durch den die Häufigkeit der Krankheit in den meisten Industrieländern deutlich zurückging. Bei Erwachsenen kann die Krankheit schwerer verlaufen, etwa mit einer schmerzhaften Schwellung der Hoden bei Männern oder einer Entzündung der Eierstöcke bei Frauen. Ein bedeutsamer Teil der Infizierten zeigt jedoch keine Symptome.

Wie bei den übrigen Bestandteilen des MMR-Impfstoffs (Masern, Mumps, Röteln), gab es auch hier Kampagnen gegen die Impfung. Ursache war vor allem ein Artikel, in dem ein Zusammenhang zwischen MMR und Autismus behauptet wurde. Das wurde jedoch später widerlegt, und die Centers for Disease Control (CDC) der USA und die Weltgesundheitsorganisation (WHO) stuften den Impfstoff als sicher ein. Beide empfehlen die Impfung aller Kinder, deren Immunität intakt ist. Mumps und andere Viruserkrankungen bei Kindern wurden mit dem Reye-Syndrom in Zusammenhang gebracht, eine potenziell tödliche Krankheit, bei der viele Organe geschädigt werden können. Einige Studien haben einen Zusammenhang zwischen dem Reye-Syndrom und der Verabreichung von Aspirin an Kinder mit einer Virusinfektion gezeigt, aber Kinder können auch ohne Einnahme von Aspirin davon betroffen sein. Namensgeber des Syndroms ist Dr. R. Douglas Reye, der es zusammen mit Kollegen in den 1960er-Jahren untersucht hat.

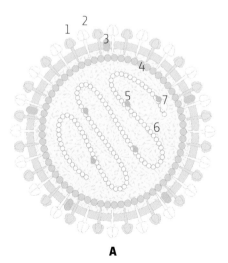

A Querschnitt

1 Hämagglutinin

2 Fusionsprotein

3 SH-Protein

4 Matrixprotein

5 Phosphoprotein

6 Nucleoprotein, das ein einzelsträngiges RNA-Genom umgibt

7 Polymerase

RECHTS: Querschnitt eines einzelnen Partikels des **Mumpsvirus** im Transmissionselektronenmikroskop. Der innere Core-Bereich ist gelb und braun, die äußere Hülle grauweiß gefärbt; erkennbar sind auch zahlreiche Spike-Proteine.

A

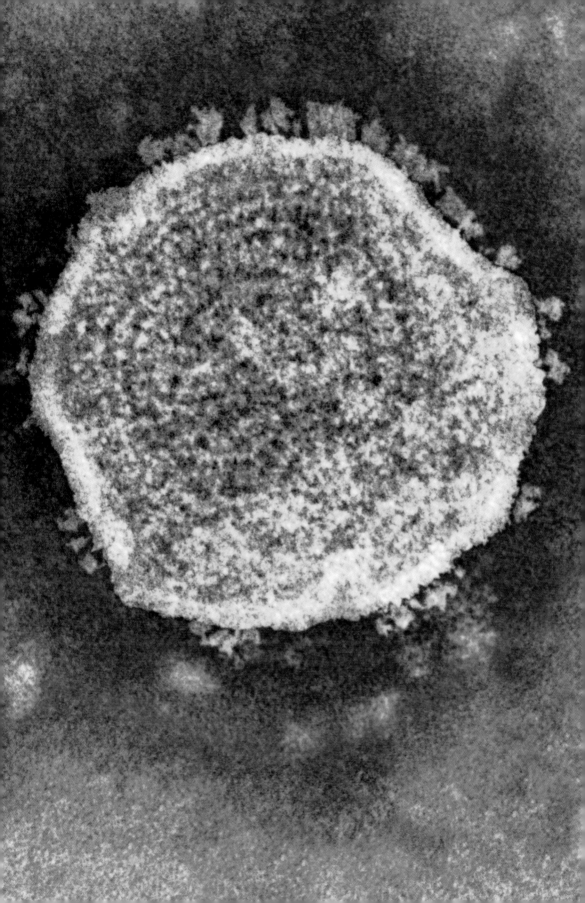

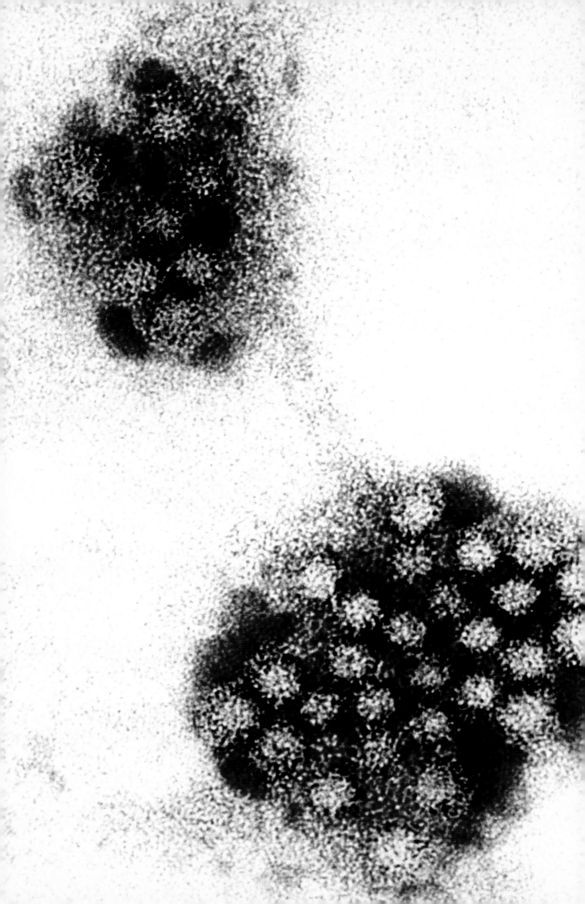

GRUPPE	IV
ORDNUNG	Nicht zugewiesen
FAMILIE	Caliciviridae
GATTUNG	Norovirus
GENOM	Lineare, nicht segmentierte, einzelsträngige RNA mit etwa 7600 Nucleotiden; codiert sechs Proteine, davon vier als Polyprotein
GEOGRAFISCHE VERBREITUNG	Weltweit
WIRTE	Mensch, verwandte Viren infizieren andere Säuger
KRANKHEITEN	Gastroenteritis oder Magengrippe
ÜBERTRAGUNG	Fäkal-oraler Weg aus kontaminiertem Wasser oder über Körperkontakt
IMPFSTOFFE	Keine

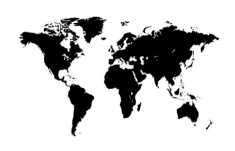

NORWALK-VIRUS
Das Virus der Kreuzfahrtschiffe

Erkrankung des Verdauungstraktes durch ein Virus Das Norwalk-Virus und verwandte Viren verursachen Erkrankungen des Verdauungstraktes oder eine sogenannte Magengrippe. Zu den Symptomen gehören starkes Erbrechen und Durchfall. Dies ist eines der wenigen Viren, die bei Erwachsenen Darmsymptome hervorrufen. Die Infektion erfolgt durch Lebensmittel, wobei bakterielle und chemische Toxine ebenfalls so aufgenommen werden (man spricht dann von einer Lebensmittelvergiftung). Das Norwalk-Virus breitet sich schnell in Bevölkerungsgruppen aus, wo die Menschen in engem Kontakt leben, etwa an Schulen, in Gefängnissen, Kliniken oder auf Kreuzfahrtschiffen. Es ist nach Norwalk (Ohio) benannt, wo es 1968 unter Schulkindern einen großen Ausbruch gab. Seitdem wurden viele weitere verwandte Viren entdeckt, die man insgesamt als Noroviren bezeichnet.

Die Infektion mit einem Norovirus dauert normalerweise nur kurz und ist für sonst gesunde Personen zwar unangenehm, aber nicht gravierend, bei älteren Menschen allerdings schon, da es zu Flüssigkeitsverlusten kommen kann. Am besten hilft die Vorbeugung, also gründliches Händewaschen, Abwaschen von Obst und Gemüse vor dem Verzehr, sorgfältiges Garen von Fisch und Meeresfrüchten und keine Zubereitung von Speisen für andere, wenn man selbst erkrankt ist. Um das Virus zu inaktivieren, sind Temperaturen von über 140 °C erforderlich, und es ist außerhalb des menschlichen Körpers überaus stabil. Man betrachtet es als einen der infektiösesten Krankheitserreger, der bis jetzt entdeckt wurde.

Vor Kurzem hat man bei Mäusen ein verwandtes Virus festgestellt, das sich vorteilhaft auswirkt. Normalerweise ist der Darm der Säuger von „guten" Bakterien abhängig, die seine Funktionen unterstützen, etwa auch den Aufbau des Darms und dessen Immunantwort. Bei Labormäusen, die vollständig ohne Bakterien gezüchtet werden, kann das Maus-Norovirus einen Teil dieser Funktionen übernehmen und Bakterien teilweise ersetzen.

A *Querschnitt*

B *Außenansicht*

1 *Capsidprotein*

2 *Einzelsträngiges RNA-Genom*

3 *Cap-Struktur*

4 *Poly(A)-Schwanz*

LINKS: Zwei Cluster aus Partikeln des **Norwalk-Virus** (violett) in einem Transmissionselektronenmikroskop. Erkennbar sind Einzelheiten der Struktur, wobei das Virus normalerweise eine eher unklare Struktur besitzt.

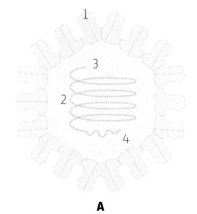

A

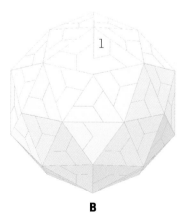

B

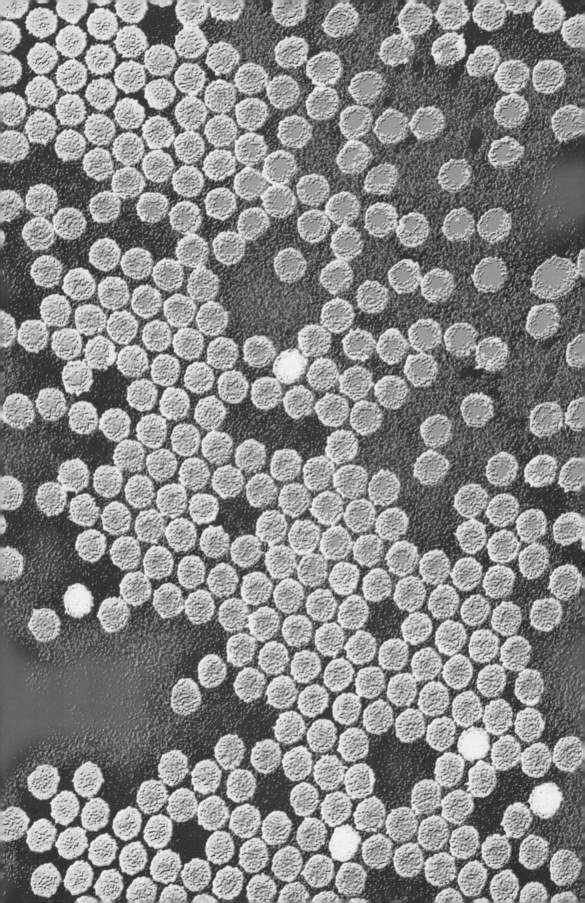

GRUPPE	IV
ORDNUNG	Picornavirales
FAMILIE	Picornaviridae
GATTUNG	Enterovirus
GENOM	Nicht segmentierte einzelsträngige RNA mit etwa 7500 Nucleotiden; codiert 11 Proteine als ein einziges Polyprotein
GEOGRAFISCHE VERBREITUNG	Früher weltweit, heute ziemlich begrenzt
WIRTE	Mensch
KRANKHEITEN	Poliomyelitis, Kinderlähmung
ÜBERTRAGUNG	Fäkal-oraler Weg, kontaminiertes Wasser
IMPFSTOFFE	Lebend attenuierte und abgetötete Viren

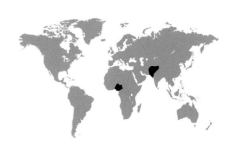

POLIOVIRUS
Durch Wasser übertragener Erreger der Kinderlähmung

Ein Pathogen, das der Ausrottung widersteht Das Poliovirus gehört zu den am besten erforschten Viren; in der molekularen Virologie wurden dabei viele bedeutende Entdeckungen gemacht. Dies war das erste RNA-Virus, von dem ein infektiöser Klon erzeugt wurde, sodass es mit neuen Methoden möglich war, jedes Virusprotein im Einzelnen zu untersuchen. Das Poliovirus wird weiterhin intensiv genutzt, um die Evolution der RNA-Viren zu untersuchen.

Das Poliovirus infiziert Menschen wahrscheinlich schon seit sehr langer Zeit, aber die Poliomyelitis oder Kinderlähmung trat vor dem 20. Jahrhundert sehr selten auf. Die Krankheit veränderte sich und wurde für ältere Kinder und Erwachsene zu einem schwerwiegenden Problem. Ursache ist wahrscheinlich die Erkenntnis, dass Krankheiten durch Wasser übertragen werden, und man nun Trinkwasser durch Filtration oder Chemikalien (etwa Chlor) dekontaminiert. Davor kamen die meisten Kinder bereits in sehr jungen Jahren mit Polio in Kontakt, und bei Kleinkindern verursacht das Virus nur selten erkennbare Symptome. Diese frühe Infektion führte zu einer lebenslangen Immunität. Trinkwasser wurde zwar nun gereinigt, aber das Abwasser wurde vor den 1960er- und 1970er-Jahren kaum behandelt. Es kam also weiter zu Kontakten mit Polio, allerdings nicht über das Trinkwasser. Als sich die Menschen erst im höheren Kindesalter mit Polio infizierten, trat die Poliomyelitis häufiger auf. Franklin D. Roosevelt erkrankte 1921 an Polio und verbrachte sein übriges Leben im Rollstuhl. Als er der 32. Präsident der USA wurde, begann er einen „Krieg gegen Polio" und gründete die Foundation for Infantile Paralysis (heute „March of Dimes"). Durch den Polio-Impfstoff veränderte sich der Charakter der Krankheit. 1954 wurde ein Impfstoff aus durch Hitze getöteten Viren eingeführt, 1962 begannen Impfungen in großem Umfang, als ein attenuierter Impfstoff verfügbar war, der auf Zuckerwürfeln verabreicht werden konnte. Diese Form ist noch heute in weiten Teilen der Welt üblich, wobei man in den Industrieländern einen Hitze-inaktivierten Impfstoff verwendet.

Die WHO und die CDC der USA hatten gehofft, Polio im Jahr 2000 vollständig auszurotten, aber das hat sich als unmöglich erwiesen. Der attenuierte Stamm im Lebendimpfstoff kann in sehr seltenen Fällen aktiviert werden und Poliomyelitis hervorrufen. Dies ist der Ursprung für die meisten heutigen Poliofälle.

A Querschnitt	**4** VP4
B Außenansicht	**5** Einzelsträngiges RNA-Genom
Capsidproteine	**6** VPg
1 VP1	**7** Poly(A)-Schwanz
2 VP2	
3 VP3	

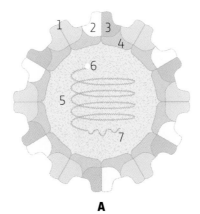

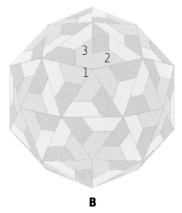

A **B**

LINKS: Gefärbte Aufnahme von Partikeln des **Poliovirus**. Die geometrische Struktur des Poliovirus ist nicht so klar umrissen wie bei einigen anderen kleinen ikosaedrischen Viren (etwa beim Humanen Adenovirus).

GRUPPE	III
ORDNUNG	Nicht zugewiesen
FAMILIE	Reoviridae, Unterfamilie Sedoreovirinae
GATTUNG	Rotavirus
GENOM	Elf Segmente aus doppelsträngiger RNA mit insgesamt etwa 18.500 Nucleotiden; codieren zwölf Proteine
GEOGRAFISCHE VERBREITUNG	Weltweit
WIRTE	Mensch, eng verwandte Viren infizieren oftmals Jungtiere
KRANKHEITEN	Durchfall bei Kindern
ÜBERTRAGUNG	Fäkal-oraler Weg, normalerweise über direkten Kontakt zwischen Kindern oder mit kontaminierten Oberflächen; Infektion über Atemwege möglich
IMPFSTOFFE	Lebend attenuierte Viren

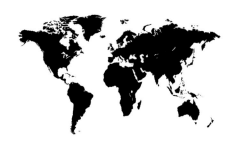

ROTAVIRUS A
Die häufigste Ursache für Durchfall bei Kindern

Die extrem starke Freisetzung bewirkt eine effektive Übertragung Infektionen mit dem Rotavirus A sind sehr häufig. Nach Schätzungen erkranken 90 Prozent der nichtgeimpften Kinder irgendwann an Durchfall, meist im Alter von fünf Jahren. Das Rotavirus wird sehr effektiv übertragen. Der Kot einer infizierten Person kann bis zu zehn Billionen Partikel pro Gramm enthalten und für eine Infektion sind nur zehn Partikel notwendig. Das Virus ist gegenüber den üblichen Verfahren der Wasseraufbereitung resistent, sodass es schwierig einzudämmen ist. Eine Infektion mit Rotaviren kann zwar in jedem Alter erfolgen, aber die Krankheit betrifft vor allem Kinder und eine Infektion in der Kindheit verleiht normalerweise eine gewisse Immunität. Wenn es zu weiteren Infektionen kommt, treten normalerweise keine Symptome mehr auf, und die Immunität wird noch gestärkt. In den Industrieländern lässt sich das Problem durch Impfungen unter Kontrolle halten, aber in anderen Teilen der Welt ist das Rotavirus weit verbreitet. Es stellt vor allem für Kinder ein Problem dar, die bereits an Unterernährung oder anderen Infektionskrankheiten leiden. In einigen Fällen sind Ausbrüche der Krankheit auf Mutationen des Virus zurückzuführen, sodass es gegenüber der Immunität der Bevölkerung resistent ist. Viren können sich sehr schnell verändern, vor allem Viren mit einem RNA-Genom, und Mutationen sind häufig. Wenn eine zufällige Mutation einem Virus ermöglicht, dem Immunsystem des Wirtes zu entkommen, hat es gegenüber anderen Viren einen individuellen Vorteil und kann schnell zum dominanten Stamm werden.

Die Rotavirus-Diarrhö ähnelt vielen anderen Kinderkrankheiten und erfordert einen Labortest, um die Ursache zu ermitteln. Bei ansonsten gesunden Kindern geht die Krankheit nach drei bis sieben Tagen zurück und die Therapie besteht darin, die Kinder mit Flüssigkeit zu versorgen. Das Rotavirus ist allerdings weltweit für eine halbe Million Todesfälle pro Jahr verantwortlich.

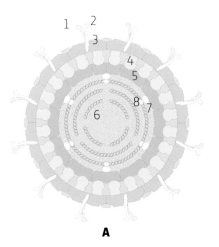

A *Querschnitt*

Äußeres Capsid

1 *VP8*

2 *VP5*

3 *VP7*

Mittleres Capsid

4 *VP6*

Inneres Capsid

5 *VP2*

6 *Doppelsträngiges RNA-Genom (11 Segmente)*

7 *Polymerase*

8 *VP1*

RECHTS: Aufnahme des **Rotavirus A** mit einem Transmissionselektronenmikroskop. Deutlich erkennbar sind die Proteinfortsätze außen am äußeren Capsid, eine der drei Proteinhüllen, die das segmentierte RNA-Genom umgeben.

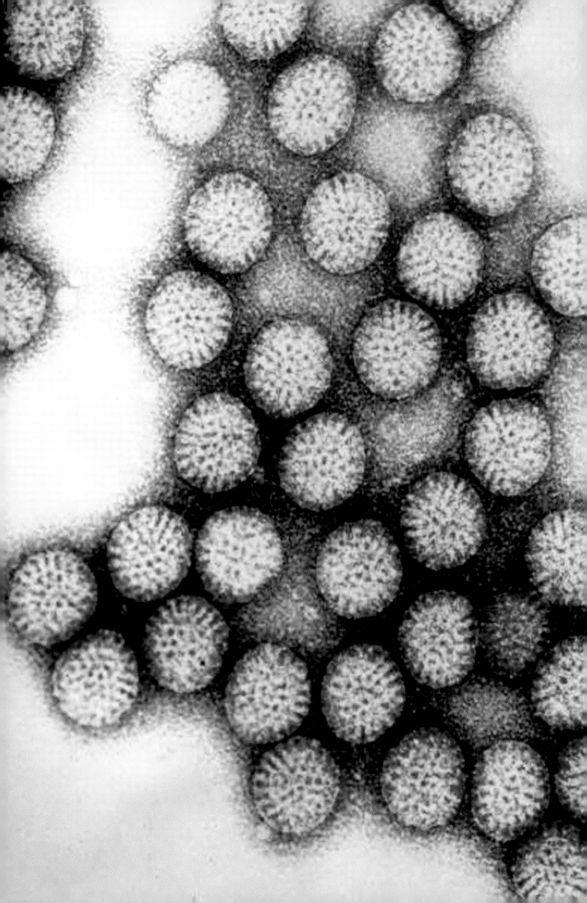

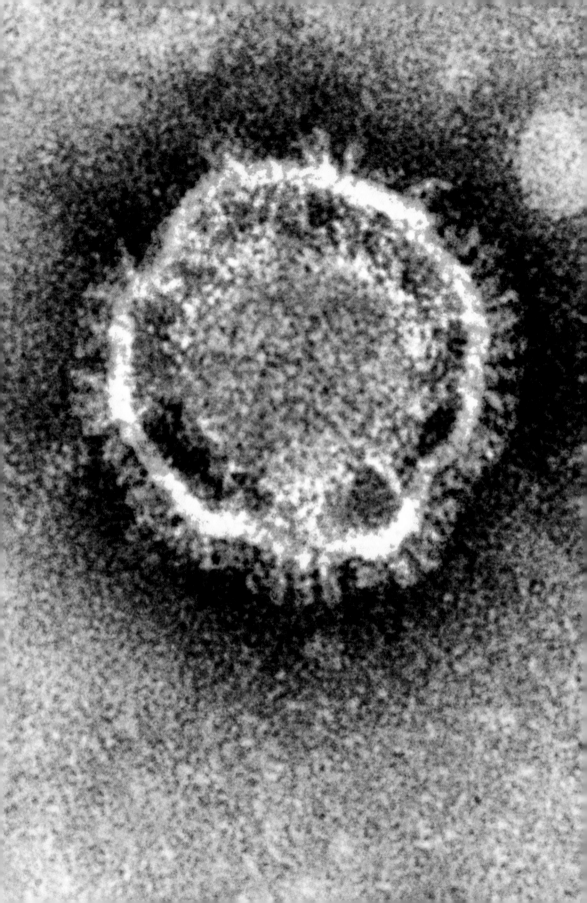

GRUPPE	IV
ORDNUNG	Nidovirales
FAMILIE	Coronaviridae
GATTUNG	Betacoronavirus
GENOM	Nicht segmentierte, einzelsträngige RNA mit etwa 30.000 Nucleotiden; codiert elf Proteine
GEOGRAFISCHE VERBREITUNG	Ursprünglich weltweit, seit 2004 keine Krankheitsfälle mehr
WIRTE	Mensch, Zibetkatzen, Fledermäuse
KRANKHEITEN	SARS, MERS, COVID-19
ÜBERTRAGUNG	Von Tieren, über Atemwege, direkte Kontakte zwischen Menschen
IMPFSTOFFE	Keine zugelassen

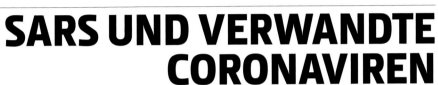

SARS UND VERWANDTE CORONAVIREN

Schnell aufkommende Viren mit Folgen für die öffentliche Gesundheit

Eine schnelle und wirksame Reaktion Die Coronaviren (benannt nach ihrem koronaförmigen Erscheinungsbild im Elektronenmikroskop) besitzen das größte und komplexeste Genom aller RNA-Viren; es kann bis zu 32.000 Nucleotide umfassen. In dieser Familie gibt es zahlreiche Viren, die Menschen und Tiere infizieren. Einige dieser Viren treten beim Menschen neu in Erscheinung. SARS (*Severe Acute Respiratory Syndrome*) trat 2002 in Südchina zum ersten Mal auf, breitete sich schnell nach Hongkong aus und danach auch in andere Teile der Welt. Es war eine schwerwiegende Erkrankung, die Sterberaten betrugen fast zehn Prozent. Molekulare Analysen zeigten, dass das Virus ursprünglich bei Fledermäusen vorkam, von wo aus es auf chinesische Zibetkatzen und schließlich auf den Menschen übergegangen ist. Durch infizierte Reisende breitete sich das Virus weltweit aus. Die virologischen Institute reagierten schnell. Innerhalb von etwa sechs Monaten hatte man die vollständige Sequenz des Virus bestimmt und wenige Monate später ein komplexes System von Methoden entwickelt, um das Virus zu untersuchen. Eine so schnelle Reaktion hatte es bis dahin nicht gegeben. Auch die Überwachung infizierter Reisender erfolgte schnell. An einigen großen Flughäfen in China und anderen Teilen der Welt spürte man Personen mit erhöhter Körpertemperatur auf. Im April 2004 wurde an Mäusen ein Impfstoff getestet, aber bereits ab Januar 2004 gab es keine natürlichen Erkrankungen bei Menschen mehr. Das Virus kam auf, Medizin und Wissenschaft reagierten rasch, aber dann verschwand das Virus wieder.

2012 trat in Saudi-Arabien, unabhängig von SARS, das verwandte MERS-Coronavirus (*Middle East Respiratory Syndrome*) auf, wobei es sich von Fledermäusen auf Kamele ausbreitete. Selten wird es von Mensch zu Mensch übertragen; die meisten Menschen infizieren sich bei infizierten Tieren.

Ende 2019 trat in Wuhan in China mit COVID-19 eine neue Erkrankung der Atemwege auf, die einem neuartigen Coronavirus zugeschrieben wurde. Zuerst hat es sich in China schnell ausgebreitet, dann rasch in der übrigen Welt. Die Weltgesundheitsorganisation rief innerhalb von drei Monaten die Pandemie aus. Mutmaßlich sind Fledermäuse der ursprüngliche Wirt, wobei der Übergang auf den Menschen wahrscheinlich auf einem Viehmarkt in Wuhan erfolgte.

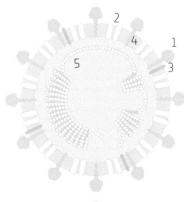

LINKS: Einzelpartikel eines **SARS-Coronavirus** im Transmissionselektronenmikroskop mit der charakteristischen „Krone" (Korona) aus Proteinen, die außen an der Membran befestigt sind. Innerhalb der Membran befindet sich das RNA-Genom, das im Nucleoprotein fest verpackt ist..

A *Querschnitt*

1 *Spike-Protein-Trimer*

2 *Membranprotein*

3 *Hämagglutinin/Esterase*

4 *Lipidmembran*

5 *Nucleoprotein, umgibt das einzelsträngige RNA-Genom*

A

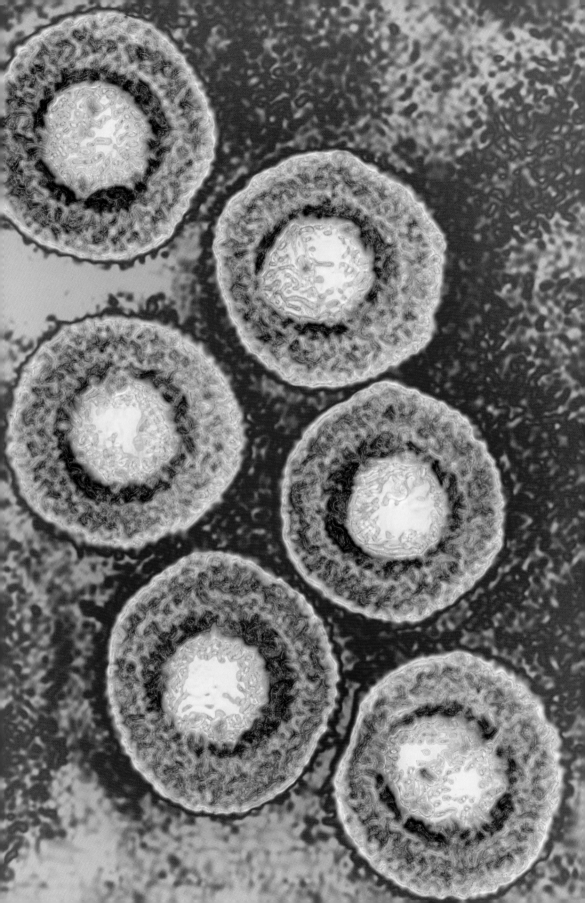

GRUPPE	I
ORDNUNG	Herpesvirales
FAMILIE	Herpesviridae, Unterfamilie Alphaherpesvirinae
GATTUNG	Varicellovirus
GENOM	Nicht segmentierte, lineare doppelsträngige DNA mit etwa 125.000 Nucleotiden
GEOGRAFISCHE VERBREITUNG	Weltweit
WIRTE	Mensch
KRANKHEITEN	Windpocken, Gürtelrose (Herpes zoster)
ÜBERTRAGUNG	Über die Luft durch Husten und Niesen von infizierten Personen
IMPFSTOFFE	Lebend attenuierte Viren

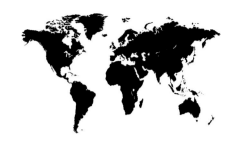

VARICELLA-ZOSTER-VIRUS
Das Virus der Windpocken und der Gürtelrose

Eine lebenslange Infektion Windpocken sind eine der Kinderkrankheiten, an der vor Einführung der Schutzimpfungen (die in einigen Ländern inzwischen weitgehend angewendet werden) fast jeder Mensch erkrankt ist. Das Virus ist hoch infektiös (daher auch der Name der Krankheit) und Windpockenepidemien breiten sich häufig an Schulen und im kommunalen Umfeld aus. Die Krankheit verläuft normalerweise mild und die meisten Kinder erholen sich problemlos, jedoch sind Komplikationen möglich. Primärinfektionen während der Schwangerschaft können zu Fehlbildungen führen. Das Virus verursacht Fieber und Kopfschmerzen, danach bildet sich ein juckender Hautausschlag mit verkrustenden Bläschen. Die Symptome der Windpocken (englisch *chickenpox*) dauern zwar nicht lange an, aber das Varicella-zoster-Virus verlässt den Körper nie wieder. Die meisten Infizierten bleiben dies ihr Leben lang. Wie viele andere Viren der Herpesviridae ruht das Virus latent in den Nervenzellen und kann im späteren Leben wieder hervortreten. Beim Varicella-zoster-Virus kommt es dadurch zur Gürtelrose – eine schmerzhafte Hauterkrankung, die meist nur wenige Wochen, bei einigen Patienten jedoch viel länger andauert, wobei die Nervenschmerzen jahrelang bestehen bleiben können. Eine Impfung gegen Gürtelrose erfolgt im Wesentlichen mit dem gleichen Impfstoff wie gegen Windpocken, nur in höherer Dosierung: mit dem attenuierten Varicella-zoster-Virus.

A *Querschnitt durch das innere Capsid*

B *Querschnitt durch das gesamte Viruspartikel*

C *Querschnitt durch die Hülle mit äußerem Capsid*

1 *Hauptcapsid- und Triplex-Proteine*

2 *Vertex-Proteine*

3 *Doppelsträngiges DNA-Genom*

4 *Membranproteine*

5 *Lipidmembran*

6 *Äußeres Tegument*

7 *Inneres Tegument*

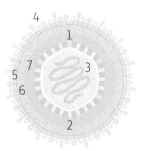

B

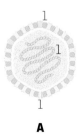

A

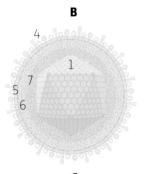

C

LINKS: Verschiedene Querschnitte eines **Varicella-zoster-Virus** im Transmissionselektronenmikroskop. Das innere Capsid (dunkelblau) umgibt das DNA-Genom (helleres Blau), das Capsid wiederum wird von einer Matrix und einer Membran (äußere blaue Schicht) umgeben.

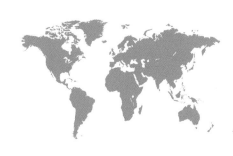

GRUPPE	I
ORDNUNG	Nicht zugewiesen
FAMILIE	Poxviridae, Unterfamilie Chordopoxvirinae
GATTUNG	Orthopoxvirus
SPEZIES	Variolavirus
GENOM	Lineare, nicht segmentierte, doppelsträngige DNA mit etwa 186 000 Nucleotiden; codiert etwa 200 Proteine
GEOGRAFISCHE VERBREITUNG	Ausgerottet, früher weltweit
WIRTE	Mensch
KRANKHEITEN	Pocken
ÜBERTRAGUNG	Direkter Kontakt oder Einatmen des Virus, wenn es von Infizierten freigesetzt wird
IMPFSTOFFE	Vacciniavirus-Lebend-Impfstoff

VARIOLAVIRUS
Ein ausgestorbener Krankheitserreger des Menschen

Weltweite Ausrottung einer Krankheit Jahrhundertelang litten die Menschen an den Pocken, die durch das Variolavirus hervorgerufen werden, mit einer durchschnittlichen Sterberate von 25 Prozent. *Variola* ist das lateinische Wort für „fleckig", die englische Bezeichnung *smallpox* diente der Unterscheidung von der Syphilis („*large pox*"). In Asien wurde schon im 10. Jahrhundert mithilfe einer „Variolation" gegen die Pocken vorgebeugt, indem man einen alternativen Infektionsweg wählte. Dafür wurden Läsionen zermahlen und den einzelnen Menschen in die Nasenlöcher geblasen, oder man übertrug Material aus einer Läsion in einen neu zugefügten Kratzer auf der Haut. Dadurch kam es zu einer milden Erkrankung und Immunisierung gegenüber weiteren Infektionen. Der englische Arzt Dr. Jenner erkannte, dass sich Melkerinnen häufig mit Kuhpocken infizierten und dadurch leichte Läsionen entwickelten, wobei sie aber nie an den Pocken erkrankten. Möglicherweise hieß es deswegen damals, dass Melkerinnen so schön seien, da sie keine Pockennarben hatten. 1796 verwendete Jenner eine Kuhpocken-Läsion, um damit einen Kratzer in der Haut eines Jungen zu impfen (Inokulation), der daraufhin an der Stelle eine einzige Läsion entwickelte. Sechs Wochen später infizierte Jenner den Jungen mit den Pocken, aber er erkrankte gar nicht. Kuhpocken werden durch das verwandte Vacciniavirus hervorgerufen (*vacca* ist das lateinische Wort für Kuh). Das war der Beginn der Schutzimpfungen, die gegen die Pocken weiträumig bis in die 1970er-Jahre durchgeführt wurden, als man die Pocken schließlich für ausgerottet erklärte.

Das Variolavirus verbringt den gesamten Lebenszyklus im Cytoplasma seiner Wirtszellen. Das meiste, was wir über den Lebenszyklus des Virus wissen, stammt aus Untersuchungen des eng verwandten Vacciniavirus, da das Variolavirus als zu gefährlich angesehen wird, um damit zu arbeiten. Die meisten Lagerbestände des Virus, die für die Forschung bestimmt waren, wurden bereits zerstört, mit Ausnahme der beiden verbliebenen Aufbewahrungsorte in den USA und in Russland. Neben allen Proteinen, die das Vacciniavirus zur Replikation braucht, erzeugt es auch noch einige Proteine, die Teile der Immunantwort des Wirtes angreifen und inaktivieren.

Das Variolavirus ist eines der größten Humanviren. Es ist groß genug, um im Lichtmikroskop sichtbar zu sein. Es war das erste sogenannte Riesenvirus, das entdeckt wurde.

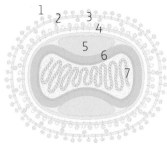

A

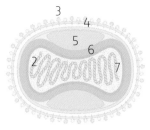

B

A Virus mit äußerer Membran
B Reifes Virion

1 Proteine der äußeren Hülle
2 Äußere Lipidhülle
3 Membranproteine des reifen Virions
4 Lipidmembran des reifen Virions

5 Lateralkörperchen
6 Palisadenschicht
7 Nucleocapsid mit doppelsträngigem DNA-Genom

RECHTS: Die innere „hantelförmige" Proteinstruktur (rot), die das virale DNA-Genom des **Variolavirus** umgibt, ist im Transmissionselektronenmikroskop deutlich zu erkennen, auch die innere (grün) und äußere (gelb) Membran des Virus sind zu sehen.

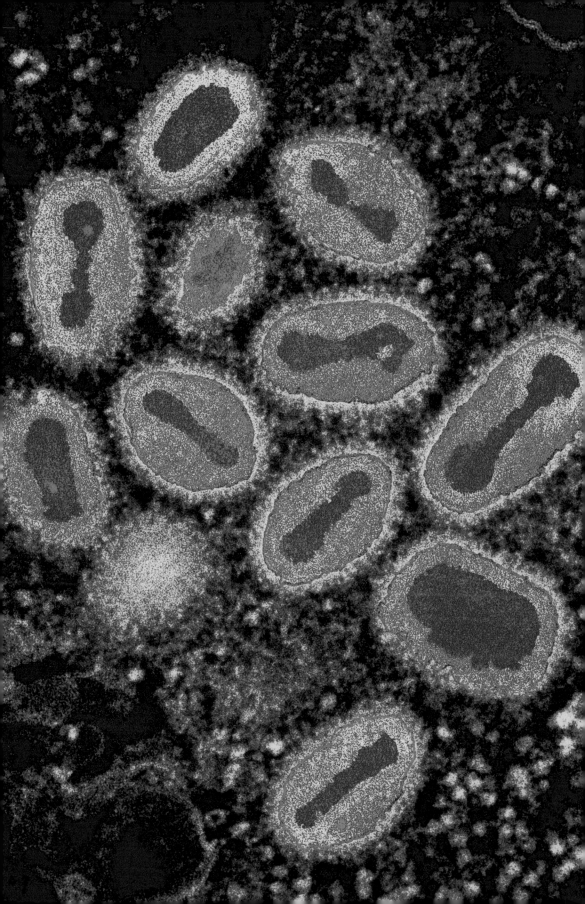

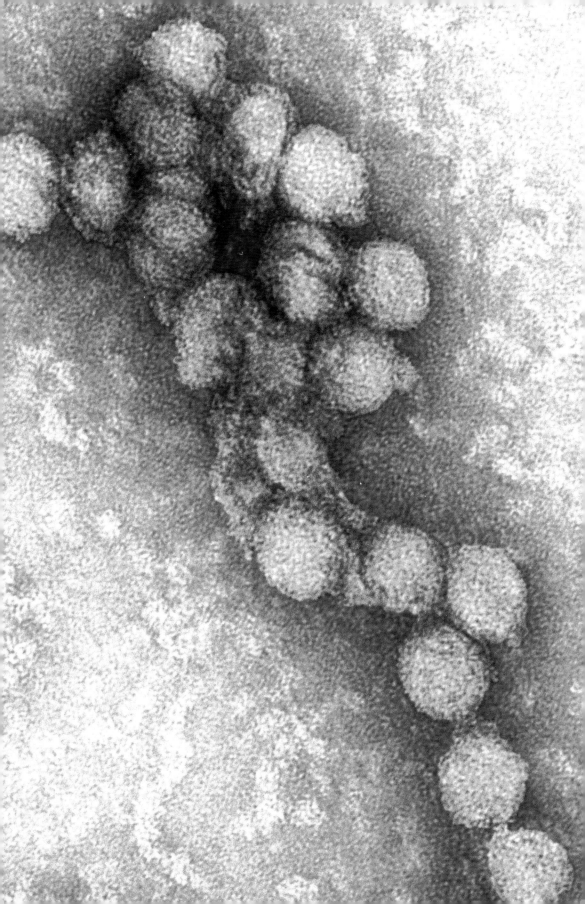

GRUPPE	IV
ORDNUNG	Nicht zugewiesen
FAMILIE	Flaviviridae
GATTUNG	Flavivirus
GENOM	Lineare, nicht segmentierte, einzelsträngige RNA mit 11.000 Nucleotiden; codiert zehn Proteine als Polyprotein
GEOGRAFISCHE VERBREITUNG	Afrika, Europa, Nordamerika, Asien, Mittlerer Osten
WIRTE	Stechmücken, Vögel, Mensch, Pferde
KRANKHEITEN	West-Nil-Fieber, neuroinvasive West-Nil-Krankheit
ÜBERTRAGUNG	Stechmücken, möglicherweise auch über Organtransplantationen und Bluttransfusionen
IMPFSTOFFE	Keine für den Menschen, aber für Pferde

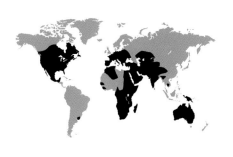

WEST-NIL-VIRUS
Ein altes Virus, das in einer neuen Umgebung zum Vorschein kommt

Normalerweise ohne Symptome, kann aber Meningitis hervorrufen Das West-Nil-Virus ist kein neues Humanpathogen. Es wurde 1937 in Uganda entdeckt, galt aber bis vor Kurzem nicht als große Bedrohung. In den 1990er-Jahren gab es Ausbrüche in Algerien und Rumänien. 1999 trat es in New York auf und hat sich seitdem in ganz Nordamerika und Europa ausgebreitet. Der Primärwirt des Virus sind Stechmücken, die das Virus auf ihre Nachkommen übertragen. Einen zweiten Zyklus gibt es bei Krähen- und Drosselvögeln; hier übertragen die Mücken das Virus zwischen den Vögeln. Bei Vögeln verläuft eine Infektion häufig tödlich, und tote Vögel sind das erste Anzeichen eines Ausbruchs. Menschen und Pferde bilden als Wirte eine Sackgasse für das Virus; es infiziert diese Wirte, aber wird durch sie im Allgemeinen nicht übertragen.

Etwa 80 Prozent der Personen, die mit dem West-Nil-Virus infiziert werden, zeigen keine Symptome. Aber bei den übrigen 20 Prozent kommt es zu grippeähnlichen Symptomen und Erbrechen. Ein geringer Teil der Betroffenen (etwa ein Prozent) entwickelt eine neurologische Erkrankung, die mit Meningitis, Encephalitis (eine Entzündung des Gehirns) oder einer Lähmung einhergehen kann. Die Eindämmung des Virus erfordert im Allgemeinen eine Bekämpfung der Stechmücken. 2012 gab es im Norden von Texas einen Ausbruch, und die Behörden vor Ort reagierten schnell mit einer Sprühaktion gegen die Stechmücken. In den USA starben 2012 insgesamt 286 Menschen an einer Infektion mit dem West-Nil-Virus, sodass 2012 bis heute das Jahr mit den meisten Todesfällen ist.

A *Querschnitt*

1 *E-Protein-Dimer*

2 *Matrixprotein*

3 *Lipidhülle*

4 *Capsidprotein*

5 *Einzelsträngiges RNA-Genom*

6 *Cap-Struktur*

LINKS: Aggregierte Partikel des **West-Nil-Virus** (braun) im Transmissionselektronenmikroskop. Die Proteine der äußeren Membran bilden eine geometrische Form, die den Strukturen ähnelt, wie sie bei kleinen ikosaedrischen Viren vorkommen.

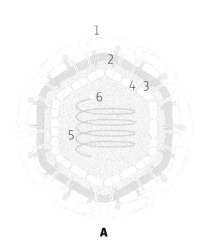

A

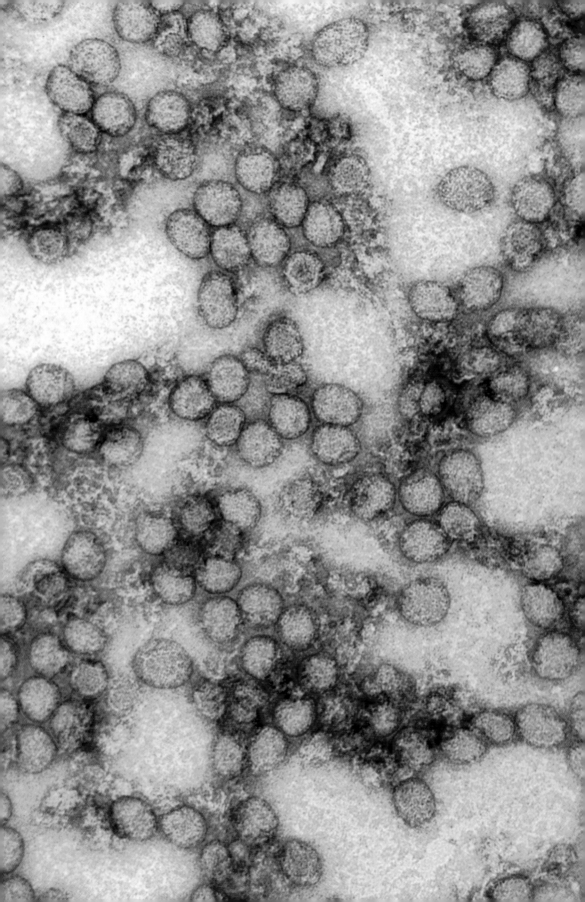

GRUPPE	IV
ORDNUNG	Nicht zugewiesen
FAMILIE	Flaviviridae
GATTUNG	Flavivirus
GENOM	Lineare, nicht segmentierte, einzelsträngige RNA mit etwa 11.000 Nucleotiden; codiert zehn Proteine in einem einzigen Polyprotein
GEOGRAFISCHE VERBREITUNG	Afrika, Zentralamerika, Südamerika
WIRTE	Mensch
KRANKHEITEN	Gelbfieber
ÜBERTRAGUNG	Stechmücken
IMPFSTOFFE	Lebend attenuierte Viren

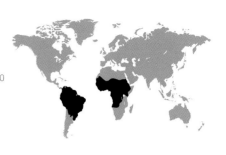

GELBFIEBERVIRUS
Das erste Virus des Menschen, das entdeckt wurde

Ein Virus wird durch die menschlichen Wanderungsbewegungen verbreitet Vor dem 16. Jahrhundert war das Gelbfieber in Teilen von Afrika endemisch, und die Menschen kamen schon in jungen Jahren mit dem Virus in Kontakt, sodass viele immun waren. Durch den Sklavenhandel breitete sich das Gelbfieber von Ost- nach Westafrika aus, dann auch nach Südamerika und später im 17. Jahrhundert nach Nordamerika. Die Krankheit hat möglicherweise den Sklavenhandel angetrieben, da in den sich entwickelnden Regionen in Nord- und Südamerika resistente Arbeiter benötigt wurden, und die fanden sich nur in Ostafrika. In Nordamerika gab es bis zum frühen 20. Jahrhundert zahlreiche Epidemien. Sir Walter Reed zeigte, dass das Virus durch Stechmücken übertragen wird – der erste Nachweis eines solchen Virus. In Nordamerika hörten die Epidemien nach 1905 auf, in anderen Teilen der Welt gibt es sie jedoch noch, wie in Afrika und Lateinamerika mit etwa 30.000 Todesfällen pro Jahr.

Die Virusinfektion verursacht normalerweise eine relativ milde grippeähnliche Erkrankung von kurzer Dauer. Bei 15 Prozent der Betroffenen setzt jedoch eine zweite Phase ein, die eine hohe Sterberate mit sich bringt. In der zweiten Phase kehrt das Fieber zurück, es kommt zu Abdominalschmerzen und zu schweren Leberschäden. Diese verursachen eine Gelbfärbung der Haut, die für das Virus charakteristisch ist und wofür es seinen Namen bekommen hat. Bei schweren Epidemien kann die Sterberate bei 50 Prozent liegen.

Das Virus wird durch Stechmücken der Gattung *Aedes*, die Gelbfiebermücke und die Asiatische Tigermücke übertragen. Das Virus zeigt in Städten und im Wald unterschiedliche Zyklen. In den Städten wird es zwischen Stechmücken und Menschen übertragen, während es im Wald auch zwischen Stechmücken und nichthumanen Primaten wechselt, sodass eine Ausrottung unmöglich ist. Der Impfstoff gegen das Gelbfiebervirus wurde als attenuierte Form 1937 entwickelt und im Zweiten Weltkrieg vielfach eingesetzt. 2006 wurde in Westafrika eine umfangreiche Impfkampagne gestartet, wobei die Ebola-Epidemie diese Bemühungen wahrscheinlich teilweise zunichte gemacht hat.

A *Querschnitt*

1 *E-Protein-Dimer*

2 *Matrixprotein*

3 *Lipidhülle*

4 *Capsidprotein*

5 *Einzelsträngiges RNA-Genom*

6 *Cap-Struktur*

LINKS: Partikel des **Gelbfiebervirus** (grün) im Transmissionselektronenmikroskop. Die Struktur ähnelt mit dem geometrischen Muster der äußeren Membranproteine stark dem West-Nil-Virus.

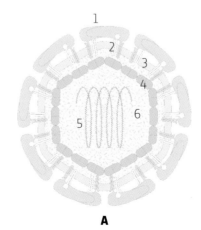

A

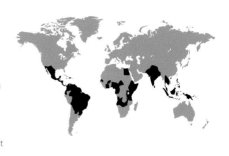

GRUPPE	IV
ORDNUNG	Nicht zugewiesen
FAMILIE	Flaviviridae
GATTUNG	Flavivirus
GENOM	Ringförmige, nicht segmentierte, einzelsträngige RNA mit etwa 11.000 Nucleotiden; codiert zehn Proteine in einem Polyprotein
GEOGRAFISCHE VERBREITUNG	Weltweit in den Tropen und Subtropen
WIRTE	Mensch, andere Primaten
KRANKHEITEN	Leichtes Fieber mit Hautausschlag, möglicherweise assoziiert mit Mikrocephalie und dem Guillain-Barré-Syndrom
ÜBERTRAGUNG	Stechmücken
IMPFSTOFFE	Keine

ZIKAVIRUS
Von Insel zu Insel durch die ganze Welt

Ein altes Virus mit neuen Tricks? Das Zikavirus wurde während einer routinemäßigen Untersuchung im Zika Forest in Uganda (1947 und 1948) bei Rhesusaffen und Stechmücken entdeckt. Der erste menschliche Krankheitsfall wurde 1952 berichtet, aber das Virus hat sich wahrscheinlich schon davor unter Menschen ausgebreitet. Innerhalb weniger weiterer Jahrzehnte kam es zu Fällen in Zentralafrika, später auch in Asien. Untersuchungen in Uganda und Nigeria zum Nachweis früherer Infektionen zeigten, dass fast die Hälfte der Bevölkerung mit dem Virus in Kontakt gekommen war. Das Virus löst bei einem von fünf Infizierten eine leichte grippeähnliche Erkrankung aus, während die meisten Betroffenen keine Symptome zeigen. Bis jetzt wurde das Zikavirus kaum erforscht, da die Erkrankung mild verläuft und es in denselben Regionen gefährlichere Viren gibt, etwa das Dengue- und das Chikungunya-Virus. Alle drei Viren werden durch die Gelbfiebermücke übertragen.

2007 gab es einen Zikavirus-Ausbruch in Mikronesien, wodurch die Welt auf das Virus aufmerksam wurde. 2013 kam es zu einem weiteren Ausbruch in Französisch-Polynesien. Das Virus gelangte 2014 nach Neu-Kaledonien, auf die Cook-Inseln und die Osterinsel und erreichte 2015 Brasilien. Wenn man die Veränderungen in einem Virusgenom untersucht, kann man abschätzen, wie sich das Virus ausbreitet. Dabei zeigt sich, dass das Zikavirus bei seinem Weg durch die Welt schon vielfach von Insel zu Insel gesprungen ist. Wie es nach Brasilien gelangt ist, weiß man allerdings nicht, aber bei einem internationalen Kanuwettbewerb im Jahr 2014 hatte sich eine Reihe von pazifischen Inselstaaten beteiligt, und möglicherweise ist dies der Ursprung des amerikanischen Zikavirus. In Brasilien kam es in Korrelation mit dem Ausbruch zu Fällen von Mikrocephalie bei Kleinkindern, und in anderen Teilen Amerikas nahm das Guillain-Barré-Syndrom, eine paralytische Erkrankung, gleichzeitig mit Zikavirus-Infektionen signifikant zu.

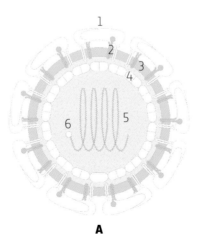

A

A *Querschnitt*

1 *E-Protein-Dimer*

2 *Matrixprotein*

3 *Lipidhülle*

4 *Capsidprotein*

5 *Einzelsträngiges RNA-Genom*

6 *Cap-Struktur*

RECHTS: Partikel des **Zikavirus** in infizierten Zellen, aufgenommen durch ein Transmissionselektronenmikroskop. Die strukturierten Viruspartikel sind blau gefärbt. Wie bei verwandten Viren bilden auch hier die Proteine eine geometrische Struktur.

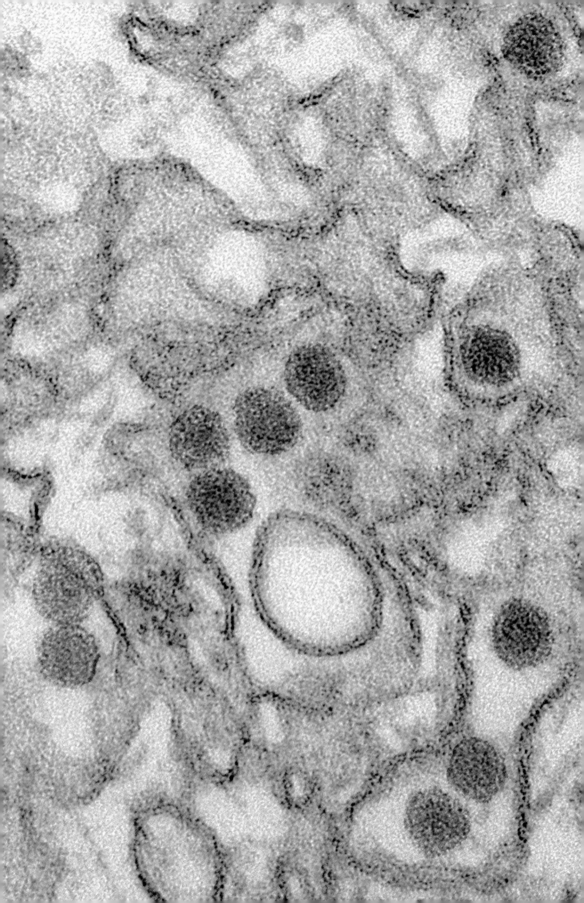

GRUPPE	V
ORDNUNG	Nicht zugewiesen
FAMILIE	Bunyaviridae
GATTUNG	Hantavirus
GENOM	Ringförmige, einzelsträngige RNA in drei Segmenten und mit etwa 12.000 Nucleotiden; codiert vier Proteine
GEOGRAFISCHE VERBREITUNG	Der größte Teil von Nordamerika
WIRTE	Mensch (Ende der Infektionskette) und Mäuse
KRANKHEITEN	Hantavirus-Lungensyndrom
ÜBERTRAGUNG	Durch Ausscheidungen von Mäusen über die Luft auf Menschen
IMPFSTOFFE	Keine

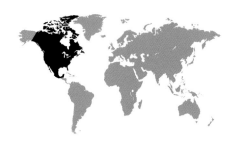

SIN-NOMBRE-VIRUS
Ein Virus, das von Mäusen auf den Menschen springt

Ende der Infektionskette beim Menschen In Korea kennt man schon lange eine Lungenkrankheit, die vom Hantavirus verursacht wird, aber das Syndrom trat 1993 zum ersten Mal im Südwesten der USA auf. Das Sin-Nombre-Virus wurde aus Mäusen isoliert, die man in der Nähe der Häuser der ersten Erkrankten gefunden hatte, und es wurde später als Erreger der Krankheit identifiziert. Betroffen waren mehrere junge Menschen bei den Navajos. Das Virus löste sehr viel Furcht aus, da die ersten beiden Opfer sehr schnell starben, nachdem sie grippeähnliche Symptome entwickelt hatten, und die Sterberaten im frühen Stadium lagen bei fast 70 Prozent. Das Sin-Nombre-Virus tritt zwar heute sehr selten auf, aber es führt immer noch bei 35 Prozent der Infizierten zum Tod. Das Virus ist am meisten im ländlichen Raum und an Orten verbreitet, wo Menschen häufig mit Ausscheidungen von Mäusen in Kontakt kommen. Das Virus wurde ursprünglich als Four-Corners-Virus bezeichnet, weil es dort entdeckt wurde, wo die vier Staaten Utah, Colorado, New Mexico und Arizona zusammentreffen. Die Bezeichnung wurde jedoch von der ansässigen Bevölkerung abgelehnt, sodass man das Virus nun Sin Nombre (Spanisch für „namenlos") nannte. Eine genauere Untersuchung historischer Aufzeichnungen ergab, dass die Krankheit bereits früher bei Menschen aufgetreten war, man das Virus als Ursache aber nicht erkannt hatte. In den Überlieferungen der Navajos heißt es, dass Mäuse Pech bedeuten und die Menschen krank machen.

Das Sin-Nombre-Virus ist eigentlich ein Virus der Hirschmäuse und wird nicht von Mensch zu Mensch übertragen, sodass die Infektionskette beendet ist (*dead end infection*). Das Virus kommt in weiten Teilen von Nordamerika in der Hirschmaus vor und überall dort treten auch sporadische Fälle des Hantavirus-Lungensyndroms auf.

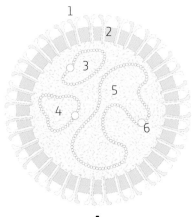

A *Querschnitt*

1 *Glykoproteine Gn und Gc*

2 *Lipidhülle*

Von einem Nucleoprotein umgebene einzelsträngige RNA

3 *Genomsegment S*

4 *Genomsegment M*

5 *Genomsegment L*

6 *Polymerase*

A

GRUPPE	II
ORDNUNG	Nicht zugewiesen
FAMILIE	Anelloviridae
GATTUNG	Alphatorquevirus
GENOM	Ringförmige, nicht segmentierte, einzelsträngige DNA mit etwa 3800 Nucleotiden; codiert zwei bis vier Proteine
GEOGRAFISCHE VERBREITUNG	Weltweit
WIRTE	Mensch, Schimpansen und afrikanische Affen
KRANKHEITEN	Keine
ÜBERTRAGUNG	Körperflüssigkeiten, auch im Speichel
IMPFSTOFFE	Keine

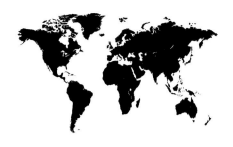

TORQUE-TENO-VIRUS
Ein Humanvirus ohne Krankheit

Ein überall dauerhaft verbreitetes Virus des Menschen Das Torque-Teno-Virus infiziert 90 Prozent aller Menschen, ohne dass sich Symptome zeigen. Es wurde 1997 in Japan bei einem Hepatitis-Patienten entdeckt, aber man hat nie einen Zusammenhang mit einer Krankheit festgestellt. Dasselbe oder ein eng verwandtes Virus kommt bei Primaten und vielen anderen Tieren vor. Bei Schweinen wird es vom Muttertier auf die Nachkommen übertragen. Das vermutet man auch beim Menschen, aber der Beweis steht noch aus.

Man hat verschiedene menschliche Populationen nach dem Torque-Teno-Virus untersucht. Es ist weltweit verbreitet und kommt bei Menschen jeglichen Alters vor. Es ist kein Zusammenhang zwischen dem Virus und Lebensalter, Geschlecht oder Auftreten von Krankheiten erkennbar. Es besteht jedoch eine Korrelation zwischen dem Virus-Titer in einem Menschen und der Unterdrückung des Immunsystems: Immunsupprimierte Personen tragen eine höhere Viruslast. Möglicherweise kann dies als Marker für die Immunsuppression dienen, wenn beispielsweise das Immunsystem durch Medikamente künstlich unterdrückt werden muss, etwa bei einer Organtransplantation. Der Titer des Torque-Teno-Virus lässt sich bestimmen, um dann die Wirksamkeit der Medikamente zu überwachen.

Wahrscheinlich gibt es viele weitere Viren, die keine Krankheiten hervorrufen, aber es bestand bis jetzt kein großes Interesse an ihnen. Vor Kurzem hat man jedoch eine Reihe von Viren entdeckt, die sich für ihren Wirt als hilfreich erweisen, und das Interesse daran, nichtpathogene Viren zu erforschen, nimmt zu. Möglicherweise erkennen wir in der Zukunft die Bedeutung des menschlichen Viroms (die Gesamtheit der Viren in unserem Körper), so wie wir jetzt die Bedeutung des Mikrobioms wahrnehmen, womit normalerweise die Bakterien gemeint sind.

A *Querschnitt*
B *Außenansicht*

1 *Capsidprotein*
2 *Einzelsträngiges DNA-Genom*

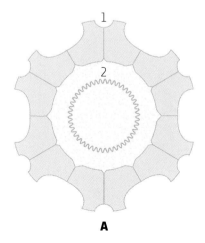

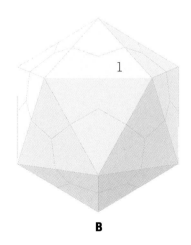

A

B

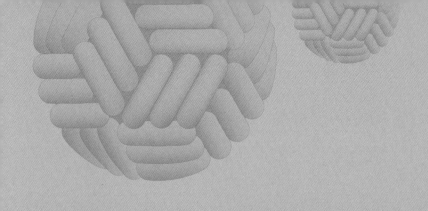

VIREN DER WIRBELTIERE

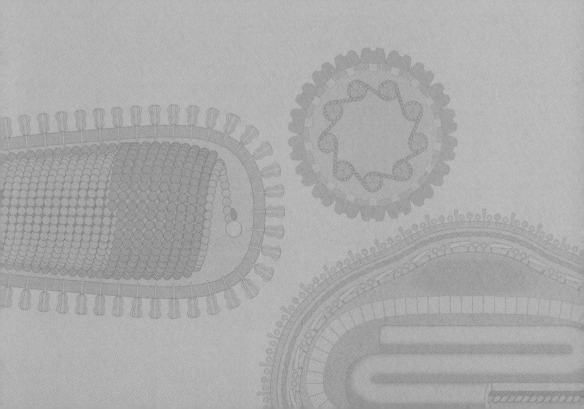

Einführung

Die Viren in diesem Abschnitt stimmen mit den Viren im vorherigen Abschnitt vielfach überein und tatsächlich können einige auch Menschen infizieren, aber man schätzt ihre Bedeutung für nichthumane Wirte als größer ein. Es gibt bei Tieren ein breites Spektrum von Viren aus allen systematischen Hauptgruppen (siehe Einführung am Buchanfang). Besitzer von Haustieren kennen vielleicht schon bestimmte Viren wie etwa das Canine Parvovirus, das Feline Leukämievirus oder das Tollwutvirus, da ihre Katzen und Hunde gegen diese folgenschweren Krankheiten geimpft sind. Einige Viren in diesem Abschnitt sind vielleicht den Besitzern exotischer Haustiere vertraut, etwa von Schlangen, wiederum andere sind Anglern bekannt. Außerdem sind hier die Viren aufgeführt, die bei der Nutztierhaltung eine Rolle spielen, etwa das Rinderpestvirus, das jahrhundertelang in der Viehzucht große Schäden verursachte. Vor Kurzem wurde es für ausgerottet erklärt, eine echte Wegmarke in der Virologie.

Es gibt viele Viren, die nur freilebende Tiere infizieren. Diese sind allgemein wenig erforscht, wenn sie nicht auch Tiere infizieren, die für den Menschen von Bedeutung sind, oder auch Haustiere befallen können. Es gibt zwar Untersuchungen zur Biodiversität von Viren bestimmter Wirte, etwa bei Pflanzen oder Bakterien, aber zur Biodiversität der Viren von Tieren gibt es nicht viele Studien. Das liegt teilweise daran, dass es ziemlich schwierig ist, solche Untersuchungen durchzuführen, aber neue Methoden zur Bestimmung des genetischen Codes oder der Sequenzen von Viren und anderen Daseinsformen verändern unser Wissen. Vor Kurzem hat man Fledermäuse unter diesem Gesichtspunkt untersucht und festgestellt, dass sie erstaunlich viele Viren besitzen. Viele Viren, die für Menschen und andere Tiere pathogen sind, kommen auch bei Fledermäusen vor, ohne dass sie eine erkennbare Krankheit hervorrufen, wobei das Tollwutvirus, vielleicht das bekannteste Virus der Fledermäuse, bei diesen und bei allen anderen Tieren eine Erkrankung auslöst. Viele Viren der Tiere verursachen keine der bekannten Krankheiten, werden jedoch zu einem Problem, wenn sie auf neue Spezies überspringen und Virus und Spezies sich noch nicht einander angepasst haben.

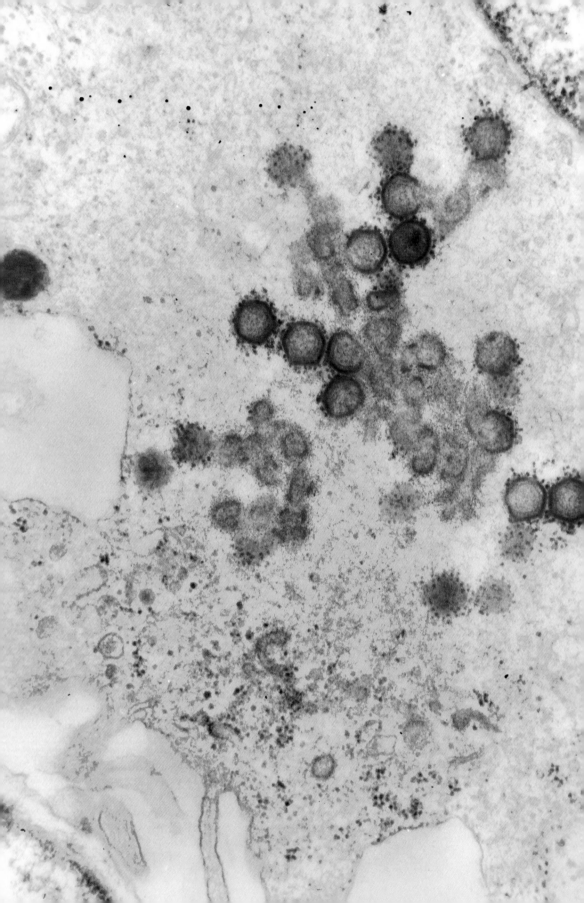

GRUPPE	I
ORDNUNG	Nicht zugewiesen
FAMILIE	Asfarviridae
GATTUNG	Asfivirus
GENOM	Lineare, nicht segmentierte, doppelsträngige DNA mit etwa 190.000 Nucleotiden; codiert mindestens 150 Proteine
GEOGRAFISCHE VERBREITUNG	Bis Ende Mitte des 20. Jahrhunderts auf Afrika beschränkt, dann Ausbreitung auf die Iberische Halbinsel. 1971 gab es auf Kuba einen Ausbruch, sporadische Ausbrüche auch in Osteuropa
WIRTE	Haus- und Wildschweine, Zecken
KRANKHEITEN	Schweinepest bei Hausschweinen; symptomfrei bei allen anderen Wirten
ÜBERTRAGUNG	Zecken
IMPFSTOFFE	Keine

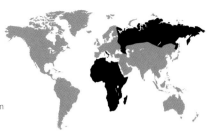

AFRIKANISCHES SCHWEINEPESTVIRUS
Ein Virus der Arthropoden, das Schweine sehr krank macht

Ein folgenschweres Pathogen für Schweinezüchter Das Afrikanische Schweinepestvirus hat seit Beginn des 20. Jahrhunderts in Afrika viele schwere Ausbrüche bei Hausschweinen verursacht. Als Schweine nach Kenia importiert wurden, weil das Rinderpestvirus viele Rinder getötet hatte, wurde das Schweinepestvirus zu einem Problem. In Kenia kommt es bei den freilebenden Vorfahren der Hausschweine vor, etwa bei Warzenschweinen und Buschschweinen, und die nach Afrika gebrachten Hausschweine ermöglichten es dem Virus, auf eine neue Spezies zu springen. Das Virus wirkt bei Hausschweinen häufig tödlich. Die Symptome beginnen mit Fieber und Unwohlsein, dann folgt Fressunlust und schließlich ein hämorrhagisches Fieber. Die Symptome stimmen mit denen bei der „klassischen Schweinepest" überein, aber die Ursache ist ein anderes, nichtverwandtes Virus. Das Afrikanische Schweinepestvirus verursacht bei freilebenden Schweinen keine Erkrankung. Das liegt wahrscheinlich daran, dass diese Tiere der natürliche Wirt des Virus sind, und das Virus ist gut an sie angepasst. Die Krankheit kann einen schweren Verlauf nehmen, wenn die Viren auf eine neue Wirtsspezies springen. Ungünstig ist, dass es gegen das Virus keine Therapie gibt, und Versuche, einen Impfstoff zu entwickeln, waren erfolglos. Die einzige wirksame Maßnahme ist, die infizierte Herde zu töten.

Eine einzigartige Evolutionsgeschichte Das Afrikanische Schweinepestvirus ist das einzige Virus mit doppelsträngiger DNA, das von Arthropoden übertragen wird. Die meisten Viren dieser Gruppe I werden durch Kontakte zwischen den Wirten übertragen. Wahrscheinlich stammt das Afrikanische Schweinepestvirus ursprünglich von einem Zeckenvirus ab. Man hat zwar viele verschiedene Stämme des Virus identifiziert, aber es ist das einzige bekannte Virus der Gattung und der Familie.

A *Querschnitt*
B *Außenansicht des inneren Capsids*

1 *Hüllproteine*
2 *Äußere Lipidhülle*
3 *Capsidprotein*
4 *Innere Lipidmembran*
5 *Matrixprotein*
6 *Doppelsträngiges DNA-Genom*

LINKS: Partikel des **Afrikanischen Schweinepestvirus** (violett) in infizierten Nierenzellen. Die Partikel zeigen Querschnitte in verschiedenen Ebenen, wobei Einzelheiten der Membran und innere Proteine deutlich erkennbar sind.

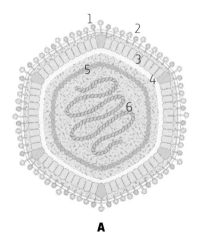

A

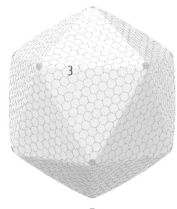

B

GRUPPE	III
ORDNUNG	Nicht zugewiesen
FAMILIE	Reoviridae, Unterfamilie Sedoreoviranae
GATTUNG	Orbivirus
GENOM	Lineare, doppelsträngige RNA in zehn Segmenten mit insgesamt etwa 19.000 Nucleotiden; codiert zwölf Proteine
GEOGRAFISCHE VERBREITUNG	Zurzeit weltweit, außer in großen Höhen
WIRTE	Schafe, Ziegen, Rinder und einige freilebende Wiederkäuer
KRANKHEITEN	Blauzungenkrankheit
ÜBERTRAGUNG	Mücken
IMPFSTOFFE	Für viele Serotypen verfügbar

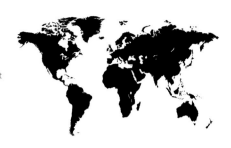

BLUETONGUEVIRUS
Eine schwere Erkrankung bei Schafen und anderen Wiederkäuern

Eine afrikanische Krankheit breitet sich aus Die Blauzungenkrankheit trat in Afrika zum ersten Mal im 18. Jahrhundert auf, sowohl bei domestizierten als auch bei freilebenden Wiederkäuern. Das Virus, das die Krankheit auslöst, wurde 1905 entdeckt. Das Bluetonguevirus verursacht bei Schafen eine schwere Erkrankung mit einer Reihe von Symptomen, am auffälligsten ist die geschwollene blaue Zunge. Das Virus führt bei Lämmern zu einer hohen Sterberate, einige Stämme wirken auch bei adulten Schafen oft tödlich. Bei Rindern und Schafen kommt es zudem zu Fehlgeburten.

Die Klimaveränderung kann die Ausbreitung beschleunigen Die Blauzungenkrankheit trat viele Jahrzehnte nicht außerhalb von Afrika auf. 1924 gab es einen Ausbruch auf Zypern, dem in den 1940er-Jahren weitere folgten. Schließlich wurde die Krankheit 1948 auch in den USA festgestellt, in Spanien und Portugal in den 1950er-Jahren. Zurzeit tritt sie in Australien, Nord- und Südamerika, Südeuropa, Israel und Südostasien auf. Ein Vergleich der Virussequenzen aus den verschiedenen Regionen zeigt, dass die Isolate aus einer bestimmten Region alle ähnlich sind, sich jedoch von Isolaten aus anderen Regionen unterscheiden. Das deutet darauf hin, dass das Virus dort schon lange Zeit vorkommt, aber erst vor Kurzem entdeckt wurde. Das Bluetonguevirus ist auf diejenigen Stechmücken beschränkt, die es verbreiten, aber mit der Klimaveränderung können diese möglicherweise auch in größere Höhen gelangen.

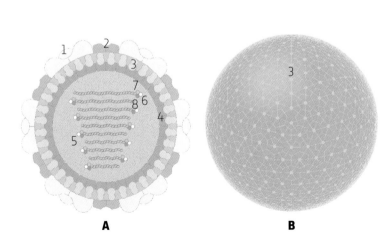

A *Querschnitt*

B *Außenansicht des mittleren Capsids*

Äußeres Capsid

1 *VP2-Trimer*

2 *VP5-Trimer*

Mittleres Capsid

3 *VP7*

Inneres Capsid

4 *VP3*

5 *Doppelsträngiges RNA-Genom (zehn Segmente)*

6 *Cap-Struktur*

7 *VP4*

8 *Polymerase*

Rechts: Gereinigte Partikel des **Bluetonguevirus** (orange) auf einem magentafarbenen Untergrund.

A **B**

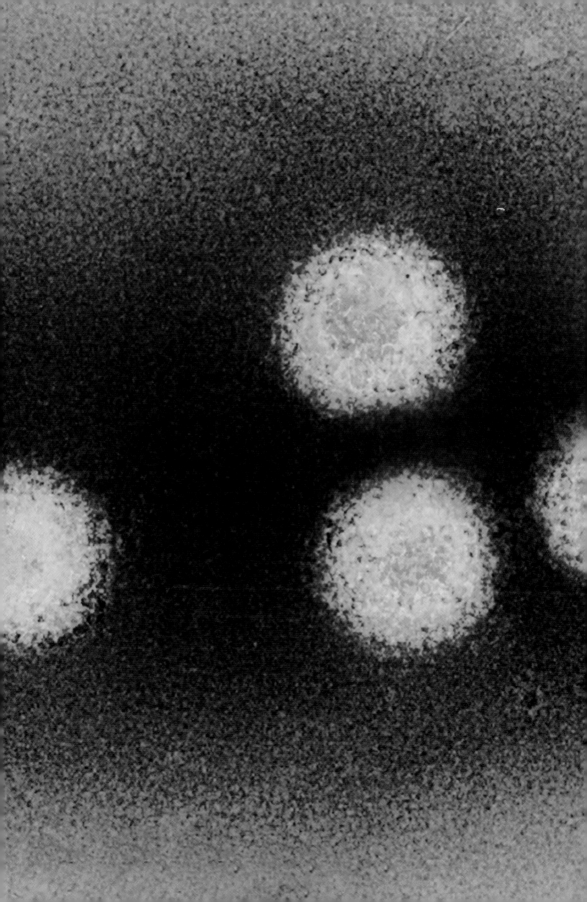

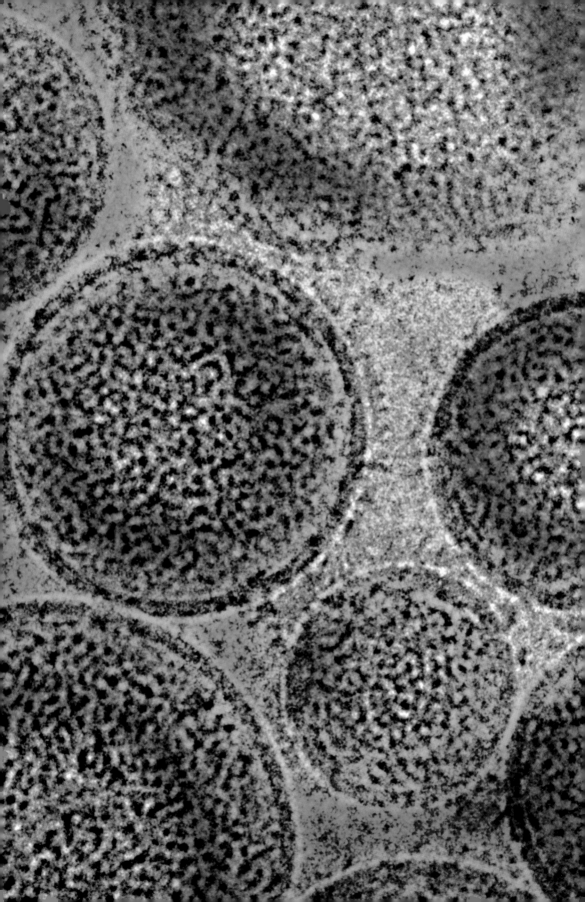

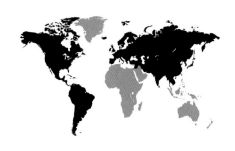

GRUPPE	V
ORDNUNG	Nicht zugewiesen
FAMILIE	Arenaviridae
GATTUNG	Arenavirus
GENOM	Lineare, einzelsträngige RNA in zwei Segmenten mit insgesamt etwa 10.300 Nucleotiden; codiert vier Proteine
GEOGRAFISCHE VERBREITUNG	Europa, Asien, Nord- und Lateinamerika
WIRTE	Riesenschlangen (Pythons und Boas in Gefangenschaft)
KRANKHEITEN	Einschlusskörperchenkrankheit der Riesenschlangen
ÜBERTRAGUNG	Unbekannt, möglicherweise Milben
IMPFSTOFFE	Keine

BOID-INCLUSION-BODY-DISEASE-VIRUS
Das Rätsel einer schweren Krankheit von Schlangen wird gelöst

Eine Krankheit bei Schlangen in Gefangenschaft In den 1970er-Jahren wurde bei Kolonien von Pythons und Boas (Riesenschlangen) in Gefangenschaft eine folgenschwere Krankheit festgestellt. Die Krankheit führte zu neurologischen Veränderungen und Fressunlust, die meisten Schlangen starben an Sekundärinfektionen. In den Zellen der infizierten Schlangen fanden sich spezifische Veränderungen, sogenannte Einschlusskörperchen, sodass man das Virus mit Boid-Inclusion-Body-Disease-Virus bezeichnete. Die Krankheit war offensichtlich ansteckend, da ganze Kolonien ausstarben, aber man wusste nicht, ob sie direkt übertragen wurde. Man nahm Milben als Vektoren an, aber der Beweis steht noch aus. Als Erreger wurde ein Virus vermutet, und aus erkrankten Schlangen hat man verschiedene Viren isoliert. Aber erst vor Kurzem gab es deutliche Hinweise, dass tatsächlich ein spezifisches Virus die Ursache der Krankheit war.

Beim Test auf die Koch'schen Postulate ließ sich nur teilweise zeigen, dass das Virus die Krankheit hervorruft Robert Koch war ein berühmter Mikrobiologe, der am Ende des 19. Jahrhunderts eine Reihe bakterieller Krankheiten untersuchte. Er entwickelte ein Standardsystem, das man als Koch'sche Postulate bezeichnet. Diese dienen auch heute dazu nachzuweisen, ob ein Mikroorganismus eine Krankheit hervorruft oder nicht: Die Mikrobe muss bei allen erkrankten Individuen vorhanden sein, nicht jedoch bei Nicht-Erkrankten; die Mikrobe muss aus einem erkrankten Individuum isoliert werden; wenn sie auf Gesunde übertragen wird, müssen diese erkranken; die Mikrobe muss sich aus den neu Infizierten isolieren lassen. Das Boid-Inclusion-Body-Disease-Virus wurde aus Zellkulturen isoliert, die aus erkrankten Schlangen stammten, und auf gesunde Schlangen übertragen, die dann die Krankheit entwickelten. Es ließ sich jedoch nicht wieder aus den Schlangen isolieren, sondern der gesamte Zyklus wurde mit Zellkulturen durchgeführt. Solange das Virus nicht aus im Experiment infizierten Schlangen isoliert wird, sind die Koch›schen Postulate nicht vollständig erfüllt. Dies ist ein sehr strenger Maßstab, der aber in der modernen Mikrobiologie nicht immer anwendbar ist.

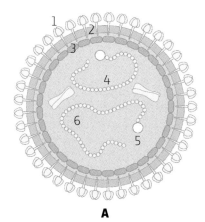

Links: Partikel des **Boid-Inclusion-Body-Disease-Virus** (blau), dargestellt in verschiedenen Querschnittsebenen. Das Bild entstand in einem Kryo-Elektronenmikroskop, wobei das Virus in Wasser eingefroren wurde. Durch diese Methode bleiben bei instabilen Viren die Strukturen besser erhalten.

A *Querschnitt*

1 *Glykoprotein*

2 *Lipidhülle*

3 *Capsidprotein*

4 *Einzelsträngiges RNA-Segment S, umgeben von Nucleoproteinen*

5 *Polymerase*

6 *Einzelsträngiges RNA-Segment L, umgeben von Nucleoproteinen*

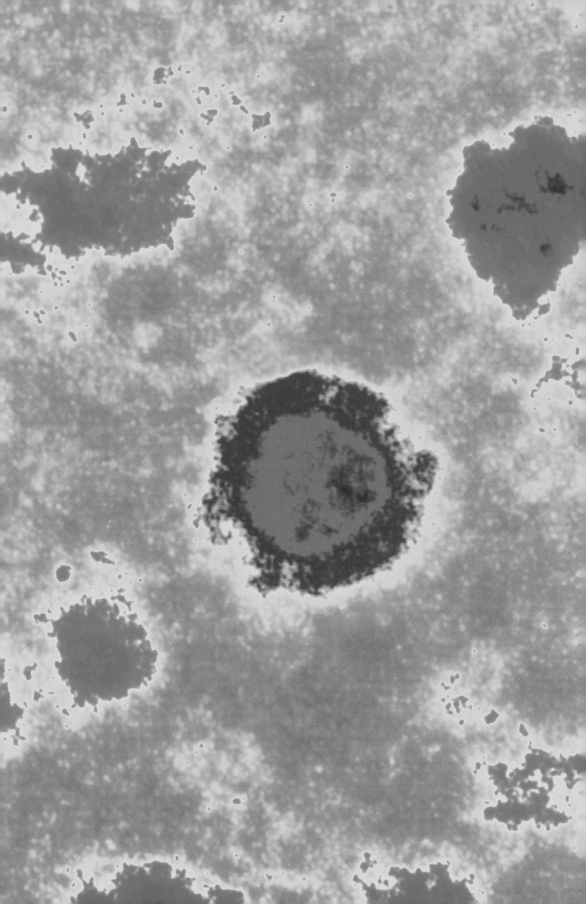

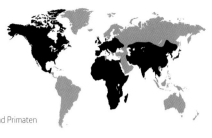

GRUPPE	V
ORDNUNG	Mononegavirales
FAMILIE	Bornaviridae
GATTUNG	Bornavirus
GENOM	Lineare, nicht segmentierte, einzelsträngige RNA mit etwa 8900 Nucleotiden; codiert sechs Proteine
GEOGRAFISCHE VERBREITUNG	Europa, Asien, Afrika, Nordamerika
WIRTE	Pferde, Rinder, Schafe, Hunde, Füchse, Katzen, Vögel, Nagetiere und Primaten
KRANKHEITEN	Borna-Krankheit
ÜBERTRAGUNG	Nasensekrete und Speichel
IMPFSTOFFE	Nur für experimentelle Zwecke

BORNADISEASE-VIRUS
Ein Virus, das das Verhalten seines Wirtes veränder

Eine schwere neurologische Erkrankung Die Borna-Krankheit wurde zum ersten Mal im 18. Jahrhundert in deutschen veterinärmedizinischen Lehrbüchern als Pferdekrankheit beschrieben. Das verursachende Virus wurde zwar um 1900 bestimmt und die Krankheit wurde im 19. und 20. Jahrhundert erforscht, aber Einzelheiten über das Virus wurden erst im späten 20. Jahrhundert bekannt. Das Virus kann bei Pferden und Schafen eine schwere Erkrankung hervorrufen, die schnell zum Tod führt. In den vergangenen Jahrzehnten trat die Krankheit jedoch nur noch selten auf. Die Ursache für diesen Rückgang ist unbekannt. Wahrscheinlich sind aber Spitzmäuse ein freilebendes Reservoir des Virus, und Veränderungen in deren Populationen oder bei den Kontakten zwischen Haustieren und Spitzmäusen sind möglicherweise für solche Schwankungen verantwortlich. Infektionsexperimente mit Ratten haben gezeigt, dass das Virus Nagetiere aggressiver macht; sie werden „bissiger", sodass sich das Virus verstärkt ausbreiten kann. Bemerkenswert ist bei dieser Virusinfektion, dass die Krankheit nicht bei Tieren mit einem geschwächten Immunsystem ausbricht. Es gab Spekulationen, dass das Virus bei einigen neurologischen Erkrankungen des Menschen von Bedeutung sein könnte, aber das ließ sich nicht beweisen und neuere Befunde widersprechen dem größtenteils.

Das erste Nicht-Retro-RNA-Virus, das in unserer DNA entdeckt wurde Zu Beginn des 21. Jahrhunderts wurde die DNA-Sequenzierung durch neue Methoden deutlich kostengünstiger. Die erste Sequenz eines menschlichen Genoms war 2003 vollständig ermittelt und seitdem sind viele weitere Genome hinzugekommen. In den Genomen finden sich zahlreiche Sequenzen von Retroviren, da diese Viren ihre RNA in DNA umkopieren und diese sich bei der Replikation in das Wirtsgenom integriert. Allerdings kommen Sequenzen des Bornadisease-Virus im menschlichen Genom und in den Genomen anderer Primaten vor, außerdem bei Fledermäusen, Elefanten, Fischen, Lemuren und Nagetieren. Wie sind sie dorthin gelangt? Eine (unbewiesene) Hypothese besagt, dass hier ein Retrovirus beteiligt war und das RNA-Genom des Bornadisease-Virus in DNA umkopiert hat.

A *Querschnitt*

1 *Glykoprotein*

2 *Lipidhülle*

3 *Capsidprotein*

4 *Einzelsträngiges RNA-Genom, umgeben von Nucleoproteinen*

5 *Polymerase*

6 *Phosphoprotein*

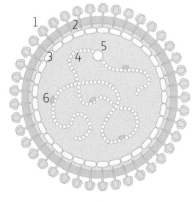

A

LINKS: Partikel des **Bornadisease-Virus** in einer Zelle. Die Membran ist blau gefärbt, magenta ist das Innere des Partikels.

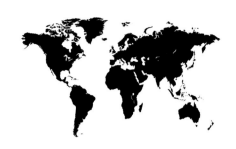

GRUPPE	IV
ORDNUNG	Nicht zugewiesen
FAMILIE	Flaviviridae
GATTUNG	Pestivirus
GENOM	Lineare, nicht segmentierte, einzelsträngige RNA mit etwa 12.000 Nucleotiden; codiert zwölf Proteine als Polyprotein
GEOGRAFISCHE VERBREITUNG	Weltweit
WIRTE	Rinder
KRANKHEITEN	Durchfall, Erkrankung der Schleimhäute, Fehlgeburten
ÜBERTRAGUNG	Direkte Übertragung, sexuelle Übertragung, vertikal vom Muttertier auf das Kalb
IMPFSTOFFE	Lebend-attenuierte und Hitze-inaktivierte Viren

BOVINES VIRUSDIARRHÖ-VIRUS 1
Ein Virus des Hausrinds

Eine Krankheit mit unterschiedlichen Auswirkungen Ausgewachsene nichtträchtige Kühe, die mit dem Virus der bovinen Virusdiarrhö infiziert sind, zeigen normalerweise nur leichte Symptome, etwa eine Erkrankung der Atemwege, verringerte Milchleistung, Lethargie und Husten. Die Krankheit kann abhängig vom Virusstamm sowie vom Alter und vom Infektionsweg sehr unterschiedliche Formen annehmen. Bei Jungtieren unter zwei Jahren ist die Erkrankung im Allgemeinen schwer.

Durch die Übertragung vom Muttertier auf das Kalb bleibt das Virus in den Herden erhalten Wenn Kühe in bestimmten Phasen der Tragzeit infiziert werden, kann es zu einer Fehlgeburt kommen. Wenn es nicht dazu kommt, ist das Kalb bei der Geburt infiziert, aber symptomfrei. Das Kalb wird dann während seines Lebens das Virus freisetzen und andere Tiere in der Herde infizieren, ist aber gegenüber dem Virus sozusagen tolerant. Deshalb werden Kälber routinemäßig auf das Virus getestet, wobei viele Tests zur Verfügung stehen. Infizierte Kälber zeigen im Allgemeinen ein geringeres Wachstum und sind anfälliger gegenüber anderen Krankheiten. Manchmal entwickelt ein Kalb die mucosale Form der Krankheit, die sehr schwer und zumeist tödlich verläuft. Sie geht einher mit starkem Durchfall, Geschwüren und Läsionen in den Schleimhautgeweben. Es ist nicht bekannt, wie es dazu kommt, im Virus treten jedoch Mutationen auf, durch die es möglicherweise pathogener wird. Das Kalb kann auch mit einem zweiten, eng verwandten Virus infiziert werden.

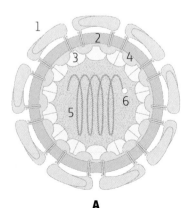

A

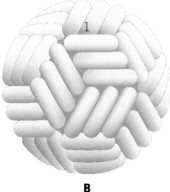

B

A *Querschnitt*

B *Außenansicht*

1 *E-Protein-Dimer*
2 *Lipidhülle*
3 *Capsidprotein*
4 *Matrixprotein*
5 *Einzelsträngiges RNA-Genom*
6 *Cap-Struktur*

RECHTS: Das **Bovine Virusdiarrhö-Virus** ist hier innerhalb einer infizierten Zelle dargestellt. Die Viruspartikel sind die kleinen kugelförmigen Strukturen in einer zellulären Struktur, die man als endoplasmatisches Reticulum (blau und rot) bezeichnet.

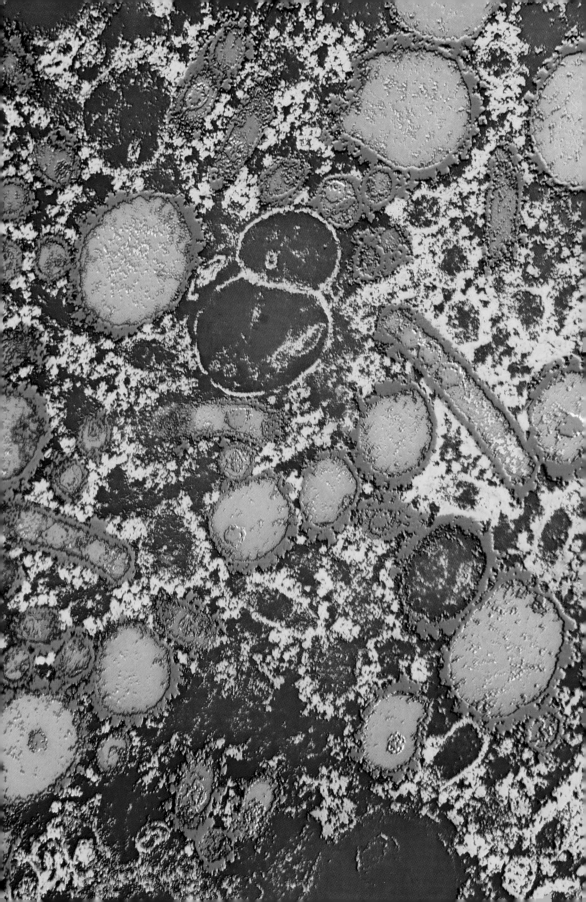

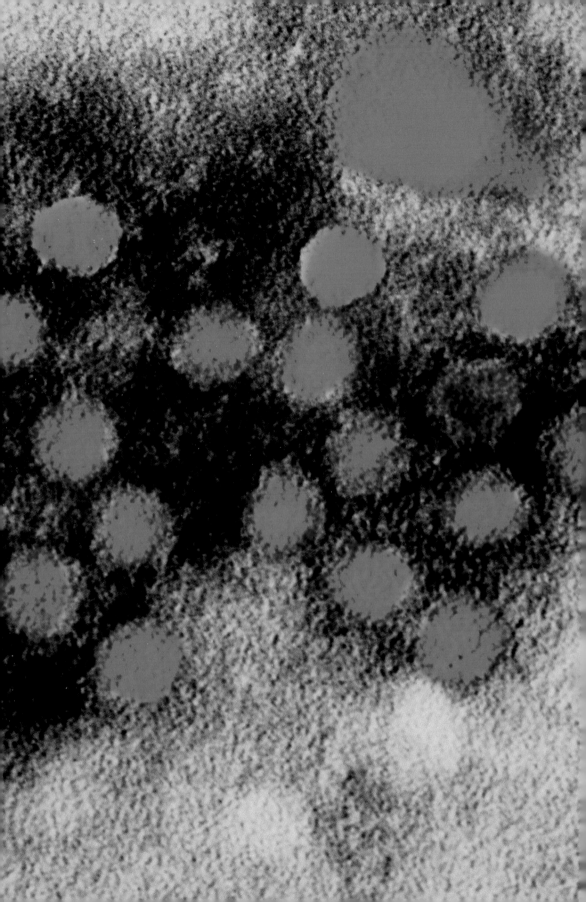

GRUPPE	II
ORDNUNG	Nicht zugewiesen
FAMILIE	Parvoviridae, Unterfamile Parvovirinae
GATTUNG	Parvovirus
GENOM	Nicht segmentierte, ringförmige, einzelsträngige DNA mit etwa 5000 Nucleotiden; codiert drei Hauptproteine
GEOGRAFISCHE VERBREITUNG	Weltweit
WIRTE	Haus- und Wildhunde
KRANKHEITEN	Erkrankung des Verdauungstrakts
ÜBERTRAGUNG	Oraler Kontakt mit verseuchtem Boden, Kot oder Auswurf
IMPFSTOFFE	Modifizierte Lebendviren

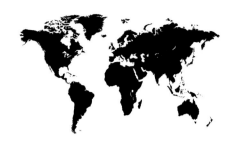

CANINES PARVOVIRUS
Es springt von Katzen auf Hunde

Ein großes Problem für Welpen Bei ausgewachsenen Hunden verläuft eine Infektion mit dem Caninen Parvovirus sehr mild und ohne Symptome, bei Welpen ist der Verlauf jedoch schwer und endet oft tödlich. Im Allgemeinen überleben die Tiere nur bei massiven tiermedizinischen Maßnahmen. Es gibt einen wirksamen Impfstoff, dieser ist jedoch nicht anwendbar, solange die Welpen gesäugt werden oder sogar noch einige Wochen nach der Entwöhnung, da die mütterlichen Antikörper den Impfstoff inaktivieren würden. Das heißt, es gibt ein Zeitfenster, in dem die Welpen für die Krankheit besonders anfällig sind. Das Virus ist sehr stabil und kann im Boden ein Jahr oder länger aktiv bleiben. Es lässt sich auch nur schwer von Oberflächen entfernen. Sobald ein Hund infiziert ist, wird das Virus schon vor dem Auftreten der Symptome freigesetzt, was auch noch einige Tage nach der Gesundung anhält. Tests sind von großer Bedeutung, und Hundezüchter müssen sorgfältig darauf achten, das Virus von ihren Einrichtungen fernzuhalten, und strenge Isolierungsmaßnahmen durchführen, wenn ein Hund für das Virus positiv ist.

Ein Virus der Katzen Das Canine Parvovirus ist fast identisch mit dem Felinen Panleukopenievirus, das seit den 1920er-Jahren bekannt ist. Eng verwandte Parvoviren kommen auch bei anderen Carnivoren vor. Das Virus trat in den 1970er-Jahren zum ersten Mal bei Hunden auf. Das geschah mit ziemlicher Sicherheit durch einen „Sprung" von Katzen auf Hunde, da es im Genom des ursprünglichen caninen Virus im Vergleich zum felinen Virus nur zwei geringe Veränderungen gibt. Als sich das Virus an Hunde angepasst hatte, breitete es sich weltweit schnell in den Hundepopulationen aus. Das Canine Parvovirus ist ein wichtiges Beispiel dafür, wie schnell sich ein Virus verändern kann, wenn es den Wirt wechselt, und wie schnell es sich dann ausbreitet.

A *Querschnitt*
B *Außenansicht*

1 *Capsidprotein*
2 *Einzelsträngiges DNA-Genom*

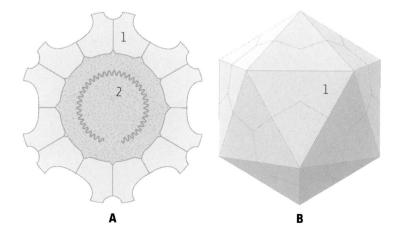

LINKS: Gereinigte Partikel des **Caninen Parvovirus** (grün). Bei einigen Partikeln dieses sehr kleinen Virus sind einzelne Oberflächenfacetten zu erkennen.

A   **B**

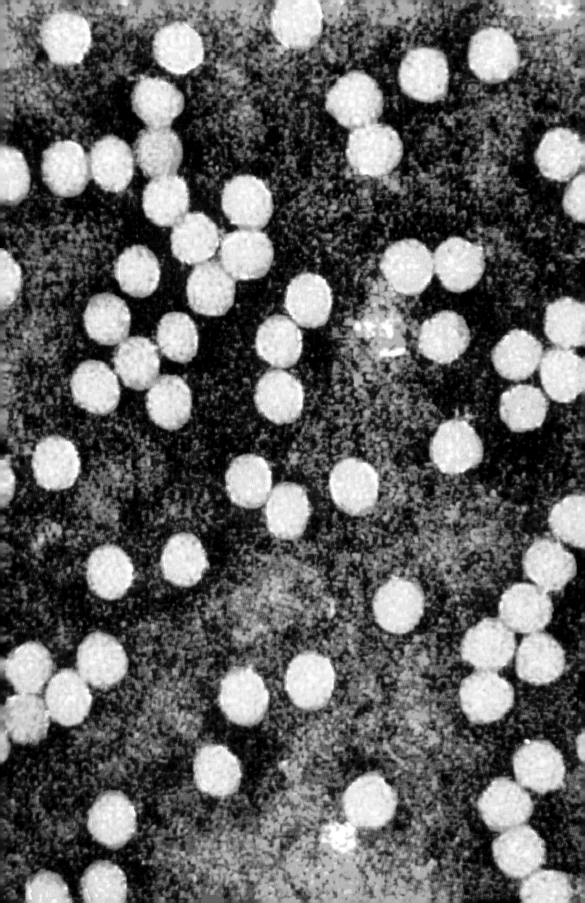

GRUPPE	IV
ORDNUNG	Picornavirales
FAMILIE	Picornaviridae
GATTUNG	Aphthovirus
GENOM	Lineare, nicht segmentierte, einzelsträngige RNA mit etwa 8100 Nucleotiden; codiert neun Proteine als Polyprotein
GEOGRAFISCHE VERBREITUNG	Endemisch im Mittleren Osten, Südosteuropa, Teilen von Asien und in der Subsahara; gelegentliche Ausbrüche in weiteren Regionen
WIRTE	Die meisten Paarhufer, sowohl Haustiere als auch freilebend
KRANKHEITEN	Maul-und-Klauen-Seuche (Fieber und Vesikel im Maul und an den Hufen)
ÜBERTRAGUNG	Hoch infektiös, durch die Luft und in allen Körperflüssigkeiten
IMPFSTOFFE	Abgetötete Viren

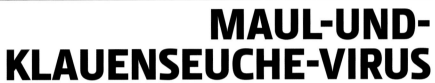

MAUL-UND-KLAUENSEUCHE-VIRUS
Das erste Virus, das bei Tieren entdeckt wurde

Eine alte Krankheit, die weiterhin Nutztiere befällt Die Maul-und-Klauen-Seuche ist eine sehr alte Krankheit. Es gibt Aufzeichnungen aus dem 16. Jahrhundert über Ausbrüche bei Rindern in Italien. Die Ursache der Krankheit wurde erst Ende des 19. Jahrhunderts erkannt. Die Forscher zeigten, dass der infektiöse Faktor der Maul-und-Klauen-Seuche sehr feine Filter, die Bakterien zurückhalten, passieren kann, wie beim Tabakmosaikvirus, dem zweiten Virus, das entdeckt wurde.

Ausbrüche der Maul-und-Klauen-Seuche sind tendenziell schwerwiegend, da das Virus sehr ansteckend ist und sich schnell ausbreitet. Die Krankheit lässt sich nur eindämmen, wenn man alle infizierten Tiere tötet. Einige Ausbrüche wurden früh erkannt und schnell eingedämmt, aber 2001 führte ein Ausbruch in den USA dazu, dass mehr als vier Millionen Tiere geschlachtet werden mussten. In Afrika, wo das Virus endemisch vorkommt, sind freilebende Tiere und Haustiere häufig von Ausbrüchen betroffen. In den USA wurde das Virus im frühen 19. Jahrhundert ausgerottet, wird aber weiterhin auf Plum Island untersucht, einer kleinen Insel vor der Nordostküste von Long Island. Hier befindet sich eine Forschungseinrichtung für Tierkrankheiten, die die biologische Sicherheitsstufe 3 besitzt (die höchste Stufe ist 4). Eine Schutzimpfung gegen die Krankheit ist nicht immer wirksam, da es mehrere verschiedene Stämme gibt, die auch ziemlich variabel sind. In Südamerika sind die Impfungen jedoch für die Eindämmung der Krankheit von großer Bedeutung.

A *Querschnitt*

B *Außenansicht*

Capsidproteine

1 *VP1*

2 *VP2*

3 *VP3*

4 *VP4*

5 *Einzelsträngiges RNA-Genom*

6 *VPg*

7 *Poly(A)-Schwanz*

LINKS: Gereinigte Partikel des **Maul-und-Klauen-Seuche-Virus** (gelb) im Elektronenmikroskop.

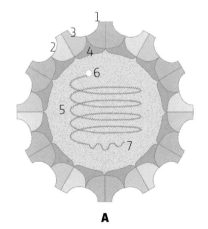

A

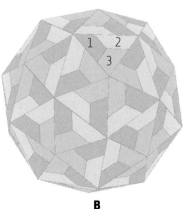

B

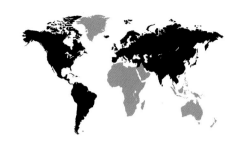

GRUPPE	I
ORDNUNG	Nicht zugewiesen
FAMILIE	Iridoviridae
GATTUNG	Ranavirus
GENOM	Lineare, nicht segmentierte, doppelsträngige DNA mit etwa 106.000 Nucleotiden; codiert 97 Proteine
GEOGRAFISCHE VERBREITUNG	Nord- und Südamerika, Europa, Asien
WIRTE	Frösche, Kröten, Salamander, Molche, Schlangen, Eidechsen, Schildkröten und Fische
KRANKHEITEN	Rückgang und Aussterben von Amphibien
ÜBERTRAGUNG	Wasser, Aufnahme in den Körper, direkter Kontakt
IMPFSTOFFE	Keine

FROSCHVIRUS 3
Der letzte Strohhalm für die Frösche?

Potenzielles Pathogen für eine Gattung, die auszusterben droht Bei vielen Froschspezies kam es in den vergangenen Jahrzehnten zu einem massiven Niedergang. Ursache ist häufig ein infektiöser Pilz, der zu den Chytridpilzen gehört. Der Pilz hat sich schnell über die ganze Welt ausgebreitet, wahrscheinlich durch direkte oder indirekte menschliche Einwirkung. Das Froschvirus 3 wurde in den frühen 1960er-Jahren bei einem Leopardfrosch entdeckt, der an einem bestimmten Tumor litt. Das Virus war ursprünglich als Modell für Krebs bei Menschen untersucht worden, wobei sich zeigte, dass das Virus nicht die Ursache des Tumors war. Ranaviren schienen bis Ende der 1980er-Jahre bei Amphibien nicht im Zusammenhang mit Krankheiten zu stehen. Seit den 1990er-Jahren hat man in vielen Regionen der Welt beobachtet, dass Froschpopulationen aufgrund des Froschvirus 3 aussterben. Zudem sind nicht nur Frösche betroffen, sondern auch Kröten, Molche und Salamander. Heute weiß man, dass Ranaviren weltweit vorkommen und bei vielen Spezies der Amphibien Krankheiten verursachen. Sie werden bei mehreren Froschspezies für den Niedergang von Populationen verantwortlich gemacht. Ranaviren werden auch durch den weltweiten Handel mit Amphibien verbreitet, wobei über 100 Spezies aus dieser Gruppe davon betroffen sind. Das Froschvirus 3 ist für die Aquakulturen in Japan und in den USA ein gravierendes Problem. Die Eindämmung dieses Pathogens bei einer bereits stark bedrohten Spezies ist ein Anliegen vieler Naturschützer.

Die Ranaviren gehören zur Familie der Iridoviridae. Viele dieser Viren zeigen in aufgereinigter Form ein violettes, blaues oder türkisfarbenes Schillern (daher die Bezeichnung). Die Farbe entsteht nicht durch ein Pigment, sondern durch die Lichtbrechung an diesen sehr komplexen Viruspartikeln.

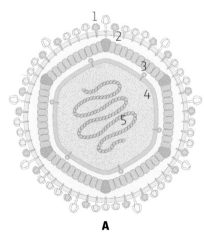

A

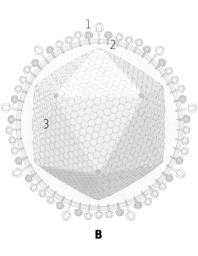

B

A *Querschnitt*

B *Querschnitt, der das äußere Capsid zeigt*

1 *Hüllproteine*

2 *Äußere Lipidhülle*

3 *Capsidprotein*

4 *Innere Lipidmembran*

5 *Doppelsträngiges DNA-Genom*

RECHTS: Das **Froschvirus 3** (dunkelblau) verlässt eine infizierte Zelle. Ein Partikel ist gerade dabei, sich aus der Membran zu stülpen.

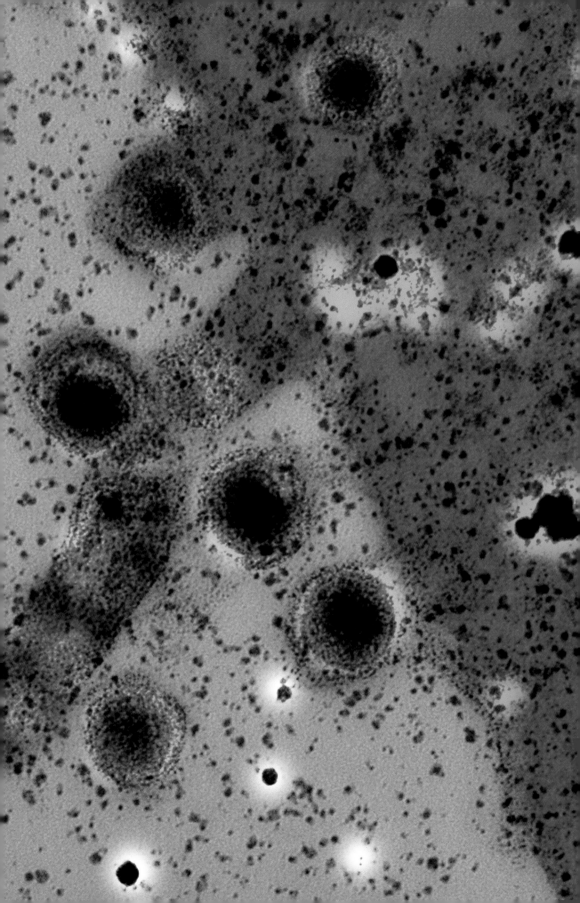

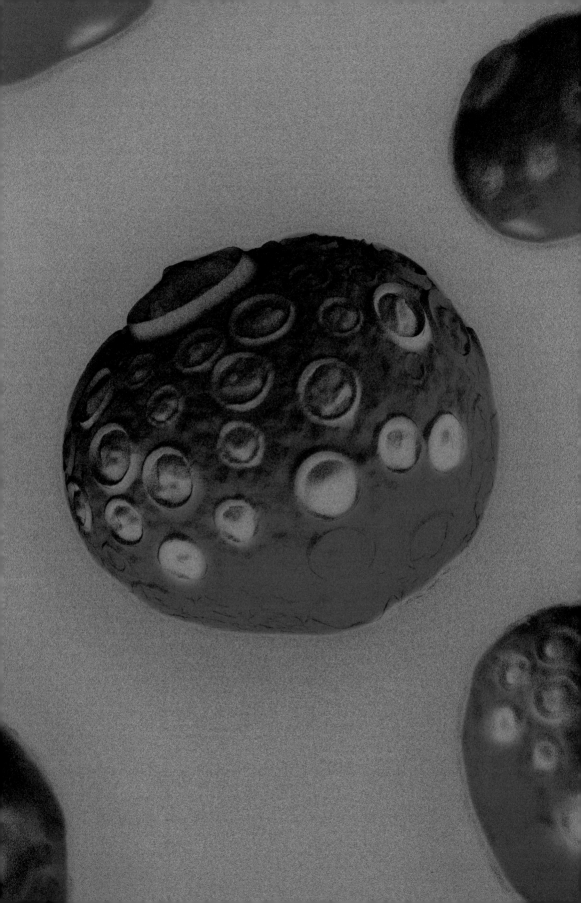

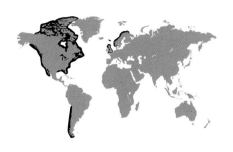

GRUPPE	V
ORDNUNG	Nicht zugewiesen
FAMILIE	Orthomyxoviridae
GATTUNG	Isavirus
GENOM	Lineare, einzelsträngige RNA in acht Segmenten mit insgesamt etwa 13.500 Nucleotiden; codiert acht Proteine
GEOGRAFISCHE VERBREITUNG	Norwegen, Schottland, Großbritannien, Faröer-Inseln, USA, Kanada und Chile
WIRTE	Atlantischer Lachs, weitere Salmoniden, weitere Seefische
KRANKHEITEN	Anämie, eine Erkrankung der roten Blutkörperchen
ÜBERTRAGUNG	Kontakt mit Sekreten; Verbreitung durch das Meerwasser
IMPFSTOFFE	Inaktivierte Viren und genetisch veränderte Viren

VIRUS DER INFEKTIÖSEN ANÄMIE DER LACHSE
Eindämmung einer Krankheit, ohne das Virus zu vernichten

Eine Bedrohung für die Lachszuchtindustrie Die Fischzucht mit atlantischem Lachs wird intensiv betrieben, und das Virus der infektiösen Anämie der Lachse ist eine große Bedrohung für diesen Industriezweig. Das Virus infiziert die roten Blutkörperchen der Fische. Bei den Säugern enthalten die roten Blutkörperchen keine DNA und werden deshalb nicht von Viren infiziert. Bei den Fischen behalten diese Zellen hingegen ihren Zellkern und die DNA. Einige infizierte Fische zeigen keine Symptome, sterben aber dann plötzlich. Bei anderen Fischen verblassen die Kiemen, sie schwimmen an der Oberfläche und schnappen nach Luft.

Pazifische Lachse können im Experiment mit dem Virus infiziert werden, entwickeln aber keine Krankheit. Auch bestimmte Forellen werden infiziert, ohne dass sie Symptome zeigen. Diese Fische können als Träger des Virus fungieren. Das Virus wurde zum ersten Mal Mitte der 1990er-Jahre in Fischfarmen an der Atlantikküste von Kanada und den USA nachgewiesen. In den späten 1990er-Jahren trat die Krankheit auch in Schottland auf, und Ausbrüche in Kanada führten zur Vernichtung von Millionen von Fischen. In Chile verwüstete ein Ausbruch 2007–2009 die Lachszuchtindustrie. Virusstämme der freilebenden Fische mit leichterem Krankheitsverlauf entwickeln sich zu Stämmen, die einen schweren Verlauf verursachen, aber sowohl in Schottland als auch auf den Faröer-Inseln führten sehr strenge Kontrollmaßnahmen zu einer Ausrottung der Krankheit, wobei das Virus weiterhin dort vorkommt.

A *Querschnitt*

1 *Hämagglutinin*

2 *Neuraminidase*

3 *Lipidmembran*

4 *Matrixprotein*

5 *Einzelsträngiges RNA-Genom, umgeben von Nucleoproteinen (acht Segmente)*

6 *Polymerasekomplex*

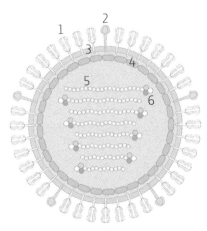

A

LINKS: Modell des **Virus der infektiösen Anämie der Lachse** (blau), erzeugt nach elektronenmikroskopischen Aufnahmen und Röntgenstrukturanalysen.

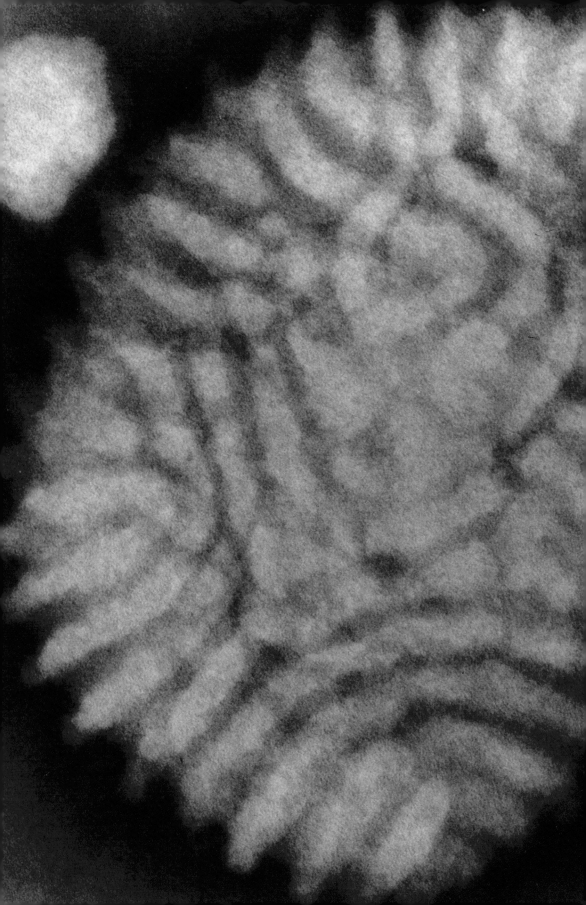

GRUPPE	I
ORDNUNG	Nicht zugewiesen
FAMILIE	Poxviridae, Unterfamilie Cordopoxvirinae
GATTUNG	Leporipoxvirus
GENOM	Lineare, nicht segmentierte, doppelsträngige DNA mit etwa 160.000 Nucleotiden; codiert etwa158 Proteine
GEOGRAFISCHE VERBREITUNG	Mittel-, Nord- und Südamerika, Australien, Europa
WIRTE	Kaninchen
KRANKHEITEN	Myxomatose bei Hauskaninchen; gutartig bei Wildkaninchen
ÜBERTRAGUNG	Stechmücken und Flöhe, direkter Kontakt im Experiment
IMPFSTOFF	Attenuierte Viren, verwandte Viren, künstlich veränderte Viren

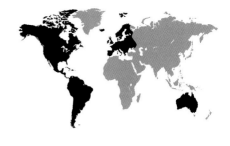

MYXOMAVIRUS
Biologische Bekämpfung der australischen Kaninchen?

Klassisches Beispiel für ein Experiment mit einer neuen Krankheit Britische Siedler brachten im 18. Jahrhundert europäische Hauskaninchen nach Australien, aber in der Mitte des 19. Jahrhunderts wurden 24 Wildkaninchen für die Jagd ausgesetzt. Innerhalb von 60 Jahren haben sich diese Kaninchen über den größten Teil von Australien ausgebreitet, sodass man sie gelegentlich als „grey blanket" („graue Flut") bezeichnet. 1950 gab es in Australien Hunderte Millionen Kaninchen. Die invasiven Tiere waren eine ökologische Katastrophe für das Land, sie zerstörten den natürlichen Lebensraum und verursachten Ernteausfälle.

Das Myxomavirus trat zuerst in Laborkaninchen in Südamerika auf (die ursprünglich von europäischen Kaninchen abstammen). Das Virus war von natürlich vorkommenden Wildkaninchen übertragen worden, bei denen das Virus keine Symptome hervorruft. Bei Hauskaninchen verläuft die Myxomatose im Allgemeinen tödlich. Der Vorschlag, das Myxomavirus in Australien einzuführen, um die invasiven Kaninchen einzudämmen, kam etwa um 1910 auf. Eine Reihe erster Versuche blieb aber erfolglos, wahrscheinlich weil Vektoren fehlten, um das Virus zu übertragen. In den 1950er-Jahren kam es in einem feuchten Sommer, als das Virus freigesetzt wurde, zu einer Vermehrung der Stechmücken, und Kaninchen gingen in großer Zahl zugrunde, in einigen Regionen zu über 99 Prozent. Einige Kaninchen überlebten jedoch und wurden von einer milderen Variante des Virus infiziert. Durch natürliche Selektion von abgeschwächten Virusstämmen konnten die Kaninchen überleben. Aufgrund der starken Selektion auf tolerantere Kaninchen war dieses Experiment zur Biokontrolle nicht ganz erfolgreich, wobei die Kaninchenpopulation geringer ist als vor Einführung des Virus. Zumindest zeigte sich bei diesem gigantischen Experiment, wie Viren neu auftreten und sich dann an ihre Wirte anpassen. Allgemein gilt, dass das Überleben eines Virus vollständig von seinem Wirt abhängt, sodass es für das Virus keinen Vorteil bedeutet, wenn der Wirt zu stark erkrankt, besonders wenn dadurch die Übertragung des Virus verhindert wird.

A *Querschnitt*

1 *Proteine der äußeren Hülle*

2 *Äußere Lipidhülle*

3 *Membran mit Proteinen des reifen Virions*

4 *Lateralkörperchen*

5 *Palisadenschicht*

6 *Nucleocapsid*

7 *Doppelsträngiges DNA-Genom*

LINKS: Einzelnes Partikel des **Myxomavirus**. Erkennbar ist die unregelmäßige Anordnung der tubulären Strukturen im Viruspartikel.

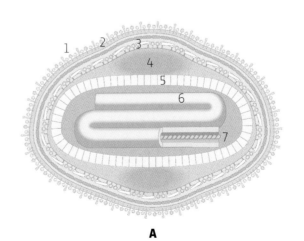

A

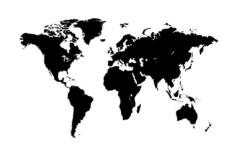

GRUPPE	II
ORDNUNG	Nicht zugewiesen
FAMILIE	Circoviridae
GATTUNG	Circovirus
GENOM	Ringförmige, nicht segmentierte, einzelsträngige DNA mit etwa 1770 Nucelotiden; codiert drei Proteine
GEOGRAFISCHE VERBREITUNG	Weltweit
WIRTE	Haus- und Wildschweine
KRANKHEITEN	Mit dem Porcinen Circovirus assoziierte Erkrankungen
ÜBERTRAGUNG	Direkter Kontakt
IMPFSTOFF	Inaktivierte oder künstlich veränderte partielle Viren

PORCINES CIRCOVIRUS
Das kleinste bekannte Virus bei Tieren

Ein gutartiges Virus mit pathogener Veranlagung Dieses sehr kleine, einfache Virus infiziert Schweine überall in der Welt. Es wurde in den Kulturen bestimmter Zelllinien entdeckt, und als man weltweit Schweine auf das Virus testete, konnte man es überall nachweisen, wobei es mit keiner Krankheit in Zusammenhang stand. Später entdeckte man jedoch eine zweite Form des Virus, die man heute als Porcines Circovirus 2 bezeichnet, um es vom ersten Typ zu unterscheiden. Dieses Virus verursacht Krankheiten bei Schweinen, vor allem bei Ferkeln. Sie leiden dann an Auszehrung, Atembeschwerden und Durchfall. Dieses Virus kommt in den meisten Regionen der Welt vor, in denen Schweine gezüchtet werden, und hat dort schwerwiegende Verluste hervorgerufen. Die meisten Schweine, die durch Porcine Circoviren erkranken, sind auch mit anderen porcinen Viren infiziert, sodass unklar ist, ob das Porcine Circovirus 2 allein ausreicht, um eine Krankheit auszulösen.

Ein Virus im Impfstoff gegen das Rotavirus 2010 wurde bei zwei häufig verwendeten Impfstoffen gegen das Rotavirus entdeckt, dass sie mit dem Porcinen Circovirus kontaminiert waren. Man weiß zwar nicht, wie das Virus in den Impfstoff gelangt ist, aber es ist beim Menschen keine Krankheit bekannt, die durch das Virus verursacht wird. Wahrscheinlich kommen Menschen häufig mit dem Virus in Kontakt, wenn sie Schweinefleisch essen.

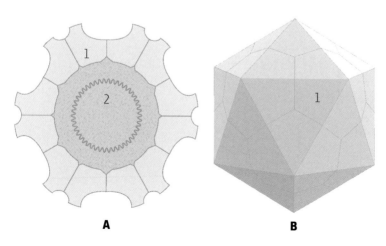

A *Querschnitt*
B *Außenansicht*

1 *Capsidprotein*
2 *Einzelsträngiges RNA-Genom*

A

B

RECHTS: Partikel des **Porcinen Circovirus** haben sich in einer infizierten Zelle in einem Inklusionskörperchen (blau) angeordnet.

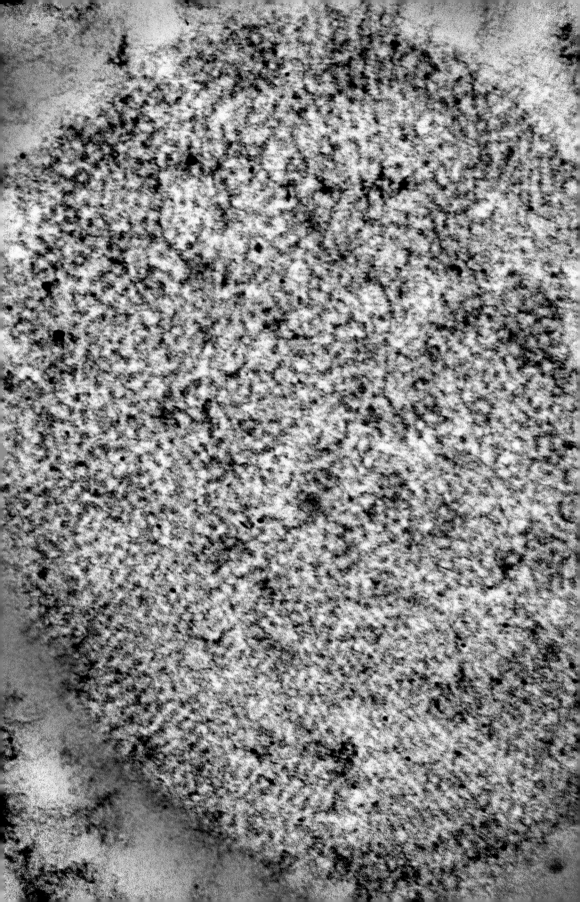

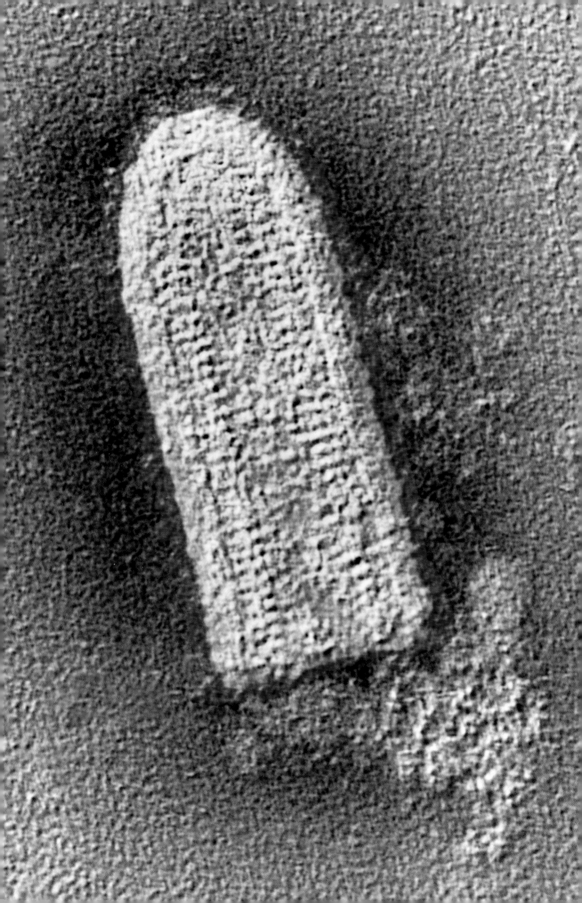

GRUPPE	V
ORDNUNG	Mononegavirales
FAMILIE	Rabdoviridae
GATTUNG	Lyssavirus
GENOM	Lineare, nicht segmentierte, einzelsträngige RNA mit etwa 12.000 Nucleotiden; codiert fünf Proteine
GEOGRAFISCHE VERBREITUNG	Weltweit
WIRTE	Viele Säugetiere
KRANKHEITEN	Tollwut
ÜBERTRAGUNG	Bisswunden
IMPFSTOFF	Attenuierte oder inaktivierte Viren

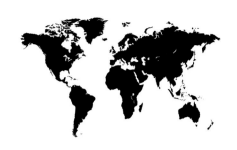

TOLLWUTVIRUS
Eine schreckliche Krankheit bei Tieren, die auch manchmal Menschen befällt

Heilung ist nicht möglich, aber es gibt eine wirksame Impfung, auch nach einem Kontakt Das Tollwutvirus verursacht eine entsetzliche Krankheit, die fast immer tödlich verläuft. Früher nannte man sie auch Hydrophobie, da eines der Symptome in einer offensichtlichen Furcht vor Wasser besteht. Die Krankheit tritt bei diversen frei lebenden Tieren auf, an denen sich dann Haustiere anstecken können. Das jeweilige Reservoir an Wildtieren unterscheidet sich in den einzelnen Regionen, etwa Waschbären, Stinktiere, Füchse, Schakale oder Mungos. Auch Fledermäuse sind als Träger des Tollwutvirus bekannt. In Europa, Australien sowie Nord- und Lateinamerika tritt das Virus bei Menschen außerordentlich selten auf, da Haustiere allgemein geimpft werden. In den ländlichen Regionen in Teilen von Afrika und Asien werden jedoch Menschen häufiger infiziert. Die meisten Infektionen bei Menschen gehen von Hunden aus, vor allem in Regionen, wo Haustiere nicht gegen Tollwut geimpft werden. Die seltenen Fälle von Tollwutinfektionen bei Menschen auf dem amerikanischen Kontinent werden im Allgemeinen von Fledermäusen verursacht, wahrscheinlich weil Bisse von Fledermäusen häufig nicht bemerkt werden.

Das Virus führt bei den meisten infizierten Individuen zu einem aggressiven Verhalten, sodass sie beißen und dadurch das Virus übertragen, das in hohen Konzentrationen im Speichel vorkommt. Nach einem Kontakt mit dem Virus setzt die Infektion nur langsam ein, und eine Impfung unmittelbar nach dem Kontakt kann sehr wirksam sein, vor allem wenn der Kontakt als begrenzt einzustufen ist. Häufig wird aber zusätzlich ein neutralisierendes Serum gegen das Virus gegeben. Jedes Jahr werden weltweit etwa 15 Millionen Impfungen nach Tollwutkontakt durchgeführt, und die Weltgesundheitsorganisation schätzt, dass dadurch bei Menschen Hunderttausende von Krankheitsfällen verhindert werden können.

A *Querschnitt*

1 *Glykoprotein*

2 *Lipidhülle*

3 *Matrixprotein*

4 *Ribonucleocapsid (einzelsträngiges RNA-Genom, umgeben von Nucleoproteinen)*

5 *Polymerase*

6 *Phosphoprotein*

LINKS: Partikel des **Tollwutvirus** mit der Form eines Geschosses; zu erkennen ist die Membran (rot) und die innere Struktur des Virus (gelb).

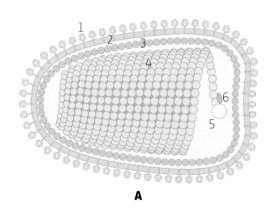

A

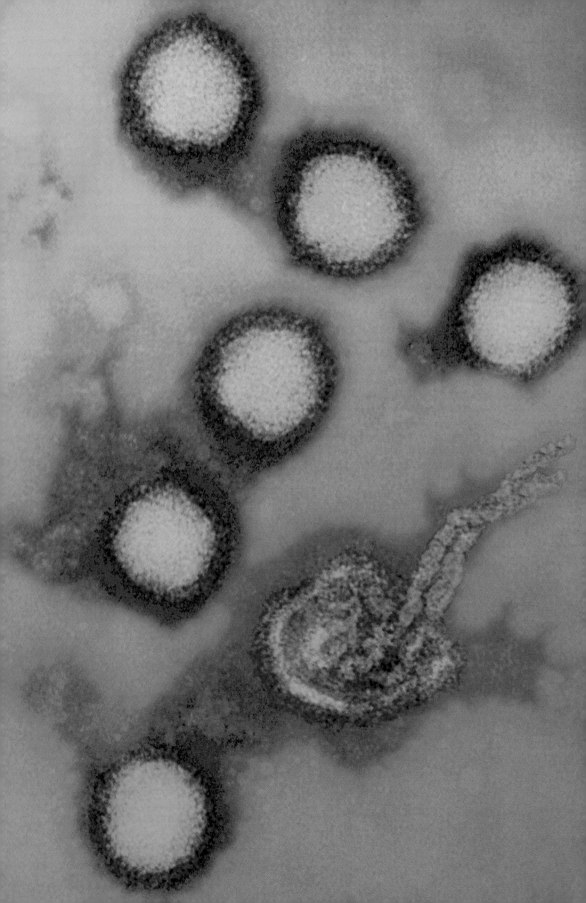

GRUPPE	V
ORDNUNG	Nicht zugewiesen
FAMILIE	Bunyaviridae
GATTUNG	Phlebovirus
GENOM	Ringförmige, einzelsträngige RNA in drei Segmenten mit insgesamt 11.500 Nucleotiden; codiert sechs Proteine
GEOGRAFISCHE VERBREITUNG	Afrika und Madagaskar, Mittlerer Osten
WIRTE	Nutztiere und freilebende Wiederkäuer
KRANKHEITEN	Rift-Valley-Fieber
ÜBERTRAGUNG	Stechmücken, direkter Kontakt
IMPFSTOFF	Hitze-inaktivierte oder attenuierte Viren (nur Nutztiere, für Menschen gibt es keinen Impfstoff)

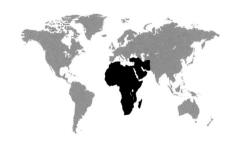

RIFT-VALLEY-FIEBER-VIRUS
Eine Krankheit bei Nutztieren, die auch manchmal den Menschen befällt

Eine verheerende Krankheit bei Nutztieren in Afrika Das Rift-Valley-Fieber-Virus hat in Afrika schon zu zahlreichen Krankheitsausbrüchen geführt und dadurch schwere ökonomische Schäden verursacht. Ausbrüche treten häufig bei ungewöhnlich starken Regenfällen auf, bei denen sich Stechmücken vermehren und das Virus durch die Vektoren besser übertragen wird. Der größte Ausbruch erfolgte in den frühen 1950er-Jahren in Kenia, als schätzungsweise 100.000 Schafe zu Tode kamen. Das Reservoir des Virus zwischen den Ausbrüchen ist unbekannt, aber es kann bei Stechmücken vertikal (vom Weibchen auf die Nachkommen) übertragen werden. Möglicherweise kommen auch frei lebende Wiederkäuer infrage. Das Virus zeigt im Allgemeinen in der frühen Infektionsphase keine spezifischen Symptome, sodass es häufig übersehen wird. Das Virus wirkt auf Jungtiere oftmals tödlich und kann bei ausgewachsenen Tieren zu Fehlgeburten führen. Der Impfstoff ist wirksam, sollte aber bei trächtigen Tieren nicht angewendet werden.

Am Rift-Valley-Fieber können sich auch Menschen anstecken, die das Virus von ihren infizierten Nutztieren aufnehmen, entweder durch infizierte Mücken oder direkt beim Schlachten. Die Krankheit zeigt beim Menschen (wenn überhaupt) nur leichte Symptome, das heißt Fieber, körperliche Schwäche und Rückenschmerzen, und geht schnell wieder vorbei. Es kann sich aber auch eine schwerere Form entwickeln, mit Erkrankung der Augen, Encephalitis oder hämorrhagischem Fieber mit tödlichem Ausgang. Ausbrüche unter Menschen sind zwar selten, aber bei einem schweren Ausbruch in den 1970er-Jahren starben in Ägypten 600 Personen. Die Ausbrüche bei Nutztieren und bei Menschen treten häufig bei Regenfällen auf, da sich dann die Populationen der Stechmücken vergrößern.

A *Querschnitt*

1 *Glykoproteine Gn und Gc*

2 *Lipidhülle*

Einzelsträngige RNA, umgeben von Nucleoproteinen

3 *Genomsegment S*

4 *Genomsegment M*

5 *Genomsegment L*

6 *Polymerase*

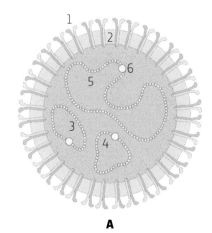

A

Links: Partikel des **Rift-Valley-Virus** (grün). Eines der Partikel ist aufgeplatzt und die genomische RNA dringt heraus, erkennbar als lange dicke Stränge.

GRUPPE	IV
ORDNUNG	Mononegavirales
FAMILIE	Paramyxoviridae
GATTUNG	Morbillivirus
GENOM	Lineare, nicht segmentierte, einzelsträngige RNA mit etwa 16.000 Nucleotiden, codiert acht Proteine
GEOGRAFISCHE VERBREITUNG	Früher in Afrika, Asien und Europa, heute ausgerottet
WIRTE	Paarhufer, vor allem Rinder
KRANKHEITEN	Rinderpest
ÜBERTRAGUNG	Direkter Kontakt, verseuchtes Wasser
IMPFSTOFF	Attenuierte Viren

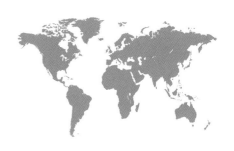

RINDERPESTVIRUS
Das erste ausgerottete Virus von Tieren

Die schwerste Krankheit von Rindern wurde 2011 für ausgerottet erklärt Über Ausbrüche der Rinderpest wurde jahrhundertelang berichtet und man nimmt an, dass sie größtenteils auf das Rinderpestvirus zurückzuführen sind. Die Rinderpest stammt wahrscheinlich ursprünglich aus Asien und ist durch Viehwanderungen nach Afrika und Europa gelangt. Im 18. und 19. Jahrhundert gab es in Europa zahlreiche Ausbrüche, und im späten 19. Jahrhundert hat anscheinend ein großer Ausbruch im südlichen Afrika 80 bis 90 Prozent der Rinder getötet. Versuche, durch Impfungen eine Immunität hervorzurufen, begannen im 18. Jahrhundert und wurden mit Unterbrechungen fortgeführt. 1762 wurde in Frankreich die erste Veterinärschule eröffnet, an der Maßnahmen zur Eindämmung der Rinderpest gelehrt wurden. 1918 wurde ein erster Impfstoff entwickelt, für den man inaktivierte Gewebe aus infizierten Tieren verwendete. Im frühen 20. Jahrhundert war die Rinderpest ein so schwerwiegendes Problem, dass die Weltorganisation für Tiergesundheit gegründet wurde. Zur Eindämmung mussten häufig zahlreiche Tiere getötet werden. 1957 wurde ein zuverlässiger Impfstoff entwickelt, und die Eindämmung der Krankheit war nun tatsächlich möglich. Allerdings begann erst in der Mitte der 1990er-Jahre ein weltweites Ausrottungsprogramm. Dieses war außerordentlich erfolgreich: Der letzte Fall von Rinderpest wurde 2001 registriert, und 2011 wurde das Rinderpestvirus als zweites Virus für ausgerottet erklärt (das erste war das Variolavirus, der Erreger der Pocken).

Das Rinderpestvirus ist mit dem Masernvirus, das Menschen infiziert, eng verwandt und war wahrscheinlich der Vorläufer des Masernvirus. Die Ausrottung des Rinderpestvirus lässt hoffen, dass man das Masernvirus durch die Impfungen auch letztendlich ausrotten kann.

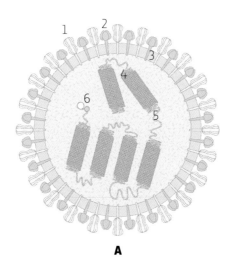

A *Querschnitt*

1 *Hämagglutinin*

2 *Fusionsprotein*

3 *Lipidhülle*

4 *Matrixprotein*

5 *Einzelsträngiges RNA-Genom, umgeben von Nucleoproteinen*

6 *Polymerase*

Rechts: Eine mit dem **Rinderpestvirus** infizierte Zelle. Zu erkennen sind Viruskomponenten in verschiedenen Phasen des Zusammenbaus; besonders charakteristisch sind die länglichen Nucleocapsidstrukturen, die schließlich in eine Membran der Wirtszelle verpackt werden, die außen mit Virusproteinen besetzt ist.

A

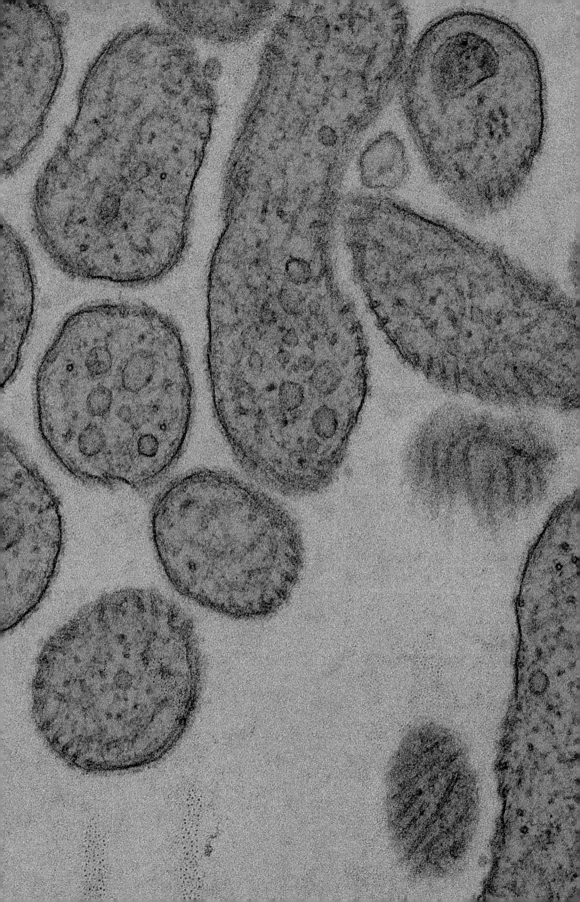

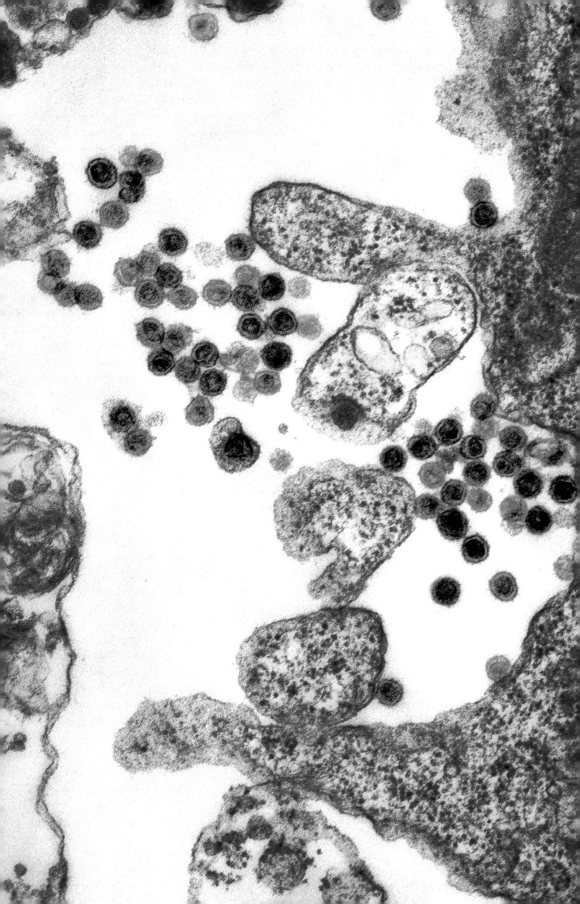

GRUPPE	VI
ORDNUNG	Nicht zugewiesen
FAMILIE	Retroviridae, Unterfamilie Orthoretrovirinae
GATTUNG	Alpharetrovirus
GENOM	Lineare, nicht segmentierte, einzelsträngige RNA mit etwa 10.000 Nucleotiden; codiert zehn Proteine, davon einige als Polyprotein
GEOGRAFISCHE VERBREITUNG	Weltweit
WIRTE	Hühner
KRANKHEITEN	Sarkom, ein Tumor des Bindegewebes
ÜBERTRAGUNG	Von der Henne auf das Ei; Kontakt mit Kot von infizierten Vögeln
IMPFSTOFF	Für experimentelle Zwecke

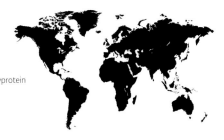

ROUS-SARKOM-VIRUS
Das erste Virus, von dem man weiß, dass es Krebs verursacht

Ein Virus hat zu drei Nobelpreisen geführt Als Reyton Rous entdeckte, dass ein Virus bei Hühnern Krebs übertragen kann, war man in der Wissenschaft daran nicht interessiert. Krebs galt als nichtinfektiös. Rous setzte in weiteren Jahren die Versuche fort, das Virus mit seinen krebsauslösenden Eigenschaften zu isolieren, und wendete sich schließlich anderen Vorhaben zu. Die Bedeutung seiner Arbeit wurde erst viel später anerkannt, aber 1966 erhielt er den Nobelpreis für seine Entdeckung, die er 55 Jahre früher gemacht hatte. 1970 entdeckten Howard Temin und David Baltimore gleichzeitig das Enzym des Rous-Sarkom-Virus, das das Genom des Virus kopiert, die Reverse Transkriptase. Dieses Enzym kopiert RNA zu DNA um, widerlegt also das damalige zentrale Dogma, das besagte, dass DNA nur zu RNA umkopiert werden kann und nicht umgekehrt. Temin und Baltimore teilten sich 1975 den Nobelpreis für die Entdeckung der Reversen Transkriptase. Das Rous-Sarkom-Virus trägt ein Gen aus seinem Wirtstier, dem Huhn, das für die krebsauslösenden Eigenschaften verantwortlich ist. Dieses potenziell Krebs auslösende Gen, ein sogenanntes Onkogen, kommt bei allen höheren Organismen vor, so auch beim Menschen. 1989 erhielten Harold Varmus und Michael Bishop den dritten Nobelpreis für die Entdeckung des Onkogens.

Hühner werden häufig mit dem Rous-Sarkom-Virus oder verwandten Viren infiziert. Die meiste Zeit verursachen die Viren bei den Hühnern keine Krankheit, aber sie können karzinomatöse Tumoren hervorrufen. Hühner, die durch die Mutterhenne mit dem Virus infiziert wurden, entwickeln häufiger Tumoren, ebenso bestimmte Varietäten von Hühnern. Die Tumoren können jedoch nicht auf den Menschen übertragen werden. Die Umwandlung einer normalen Zelle in eine karzinomatöse Zelle kann auf verschiedene Weisen erfolgen, und Viren sind nur ein Teil davon. Eine solche Umwandlung findet in der Natur jedenfalls nur selten statt.

A *Querschnitt*

1 *Glykoproteine der Hülle*

2 *Lipidhülle*

3 *Matrixprotein*

4 *Capsidprotein*

5 *Einzelsträngiges RNA-Genom (zwei Kopien)*

6 *Integrase*

7 *Reverse Transkriptase*

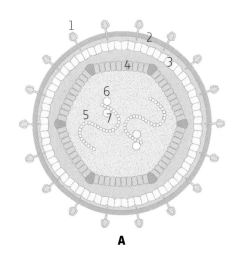

LINKS: Partikel des **Rous-Sarkom-Virus** (grün) werden von infizierten Hühner-Fibroblastenzellen freigesetzt.

GRUPPE	I
ORDNUNG	Nicht zugewiesen
FAMILIE	Polyomaviridae
GATTUNG	Polyomavirus
GENOM	Ringförmige, nicht segmentierte, doppelsträngige DNA mit etwa 5000 Nucleotiden; codiert sieben Proteine
GEOGRAFISCHE VERBREITUNG	Weltweit
WIRTE	Primaten
KRANKHEITEN	Tumoren
ÜBERTRAGUNG	Unbekannt, wahrscheinlich durch Kontakt
IMPFSTOFF	Keine

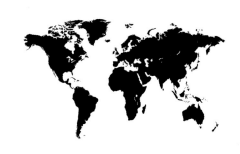

SIMIAN-VIRUS 40
Ein Affenvirus, das bei der Entwicklung von Zellkulturen entdeckt wurde

Ein Virus, das in vielen Polio-Impfstoffen vorkommt Das Simian-Virus 40 ist ein kleines DNA-Virus, das unter spezifischen Bedingungen Tumoren hervorrufen kann. Das Virus befindet sich in infizierten Tieren normalerweise im Ruhezustand und wird nur dann aktiv, wenn es zu einer Immunsuppression kommt. Das Virus wurde 1960 in einigen Chargen eines lebend-attenuierten Polio-Impfstoffs entdeckt. Der Impfstoff war in Affenzellkulturen erzeugt worden, und später stellte man fest, dass sich das Poliovirus in Affenzellen ohne Helfervirus nicht replizieren kann. Die meisten Menschen, die den Salk-Impfstoff gegen Polio vor 1961 erhalten haben, wurden wahrscheinlich auch mit dem Simian-Virus 40 geimpft, und möglicherweise befand sich das Virus auch im Sabin-Impfstoff. Das Simian-Virus 40 kommt heute in der menschlichen Bevölkerung häufig vor, befindet sich jedoch anscheinend in einem Latenzzustand. Es gibt allerdings Vermutungen, dass es bei einigen Krebsarten des Menschen eine Rolle spielen könnte.

Während der 1950er- und 1960er-Jahre wurde die Idee entwickelt, für Experimente Zellen in Kultur zu vermehren. Affenzellen wurden damals bevorzugt für die Etablierung von Zelllinien verwendet, da sie menschlichen Zellen ähnlich sind. Dabei traten häufig latente Viren in Erscheinung, die dann nach der Reihenfolge ihrer Entdeckung nummeriert wurden. Insgesamt gab es etwa 80 dieser Simian-Viren, aber nur wenige wurden genauer untersucht, wobei das Simian-Virus 40 am besten erforscht wurde. Das liegt wahrscheinlich daran, dass das Virus Tumoren hervorrief, als man es auf Hamsterzellen übertragen hatte. Die meisten der übrigen Simian-Viren zeigen keine erkennbaren pathologischen Effekte. Dies veranschaulicht auch die Unausgewogenheit in der Virusforschung, in der pathogene Viren untersucht, nichtpathogene jedoch ignoriert werden. Letztere sind aber wahrscheinlich in der Natur am häufigsten. Das Simian-Virus 40 war ein wichtiges Hilfsmittel, um die grundlegenden Prinzipien der Molekularbiologie zu erforschen, und es wurde für die Untersuchung zahlreicher Gene in Säugerzellen als System genutzt.

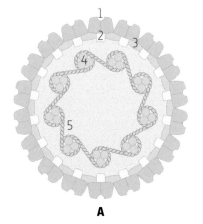

A

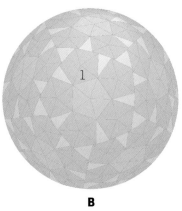

B

A *Querschnitt*
B *Außenansicht*

1 *Capsidprotein VP1*
2 *Capsidprotein VP2*
3 *Capsidprotein VP3*
4 *Histone der Wirtszelle*
5 *Doppelsträngiges DNA-Genom*

Rechts: Aufgereinigte Partikel des **Simian-Virus 40** (magenta). Erkennbar sind viele Einzelheiten der äußeren Struktur.

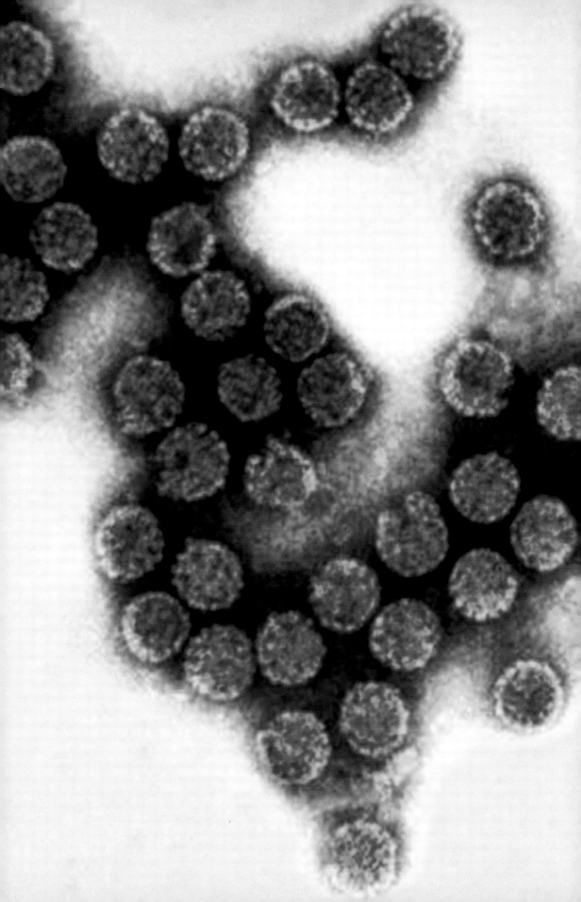

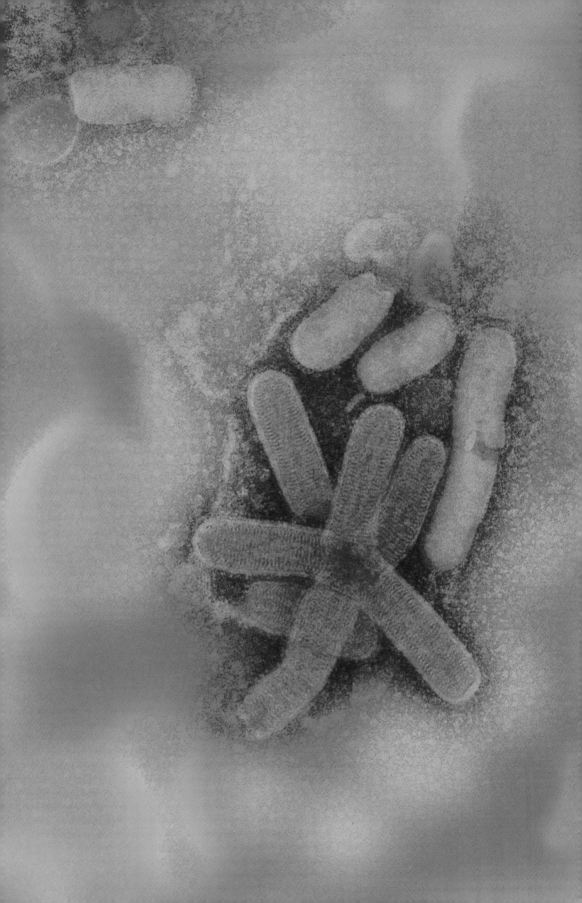

GRUPPE	V
ORDNUNG	Mononegavirales
FAMILIE	Rhabdoviridae
GATTUNG	Novirhabdovirus
GENOM	Lineare, nicht segmentierte, einzelsträngige RNA mit etwa 11.000 Nucleotiden; codiert sechs Proteine
GEOGRAFISCHE VERBREITUNG	Gewässer der nördlichen Hemisphäre
WIRTE	Viele Fischarten, etwa Lachsartige, Heringe und Flundern
KRANKHEITEN	Hämorrhagische Septikämie
ÜBERTRAGUNG	Durch Wasser sowie über Eier und kontaminierte Beutetiere oder Fischfutter
IMPFSTOFF	In Entwicklung

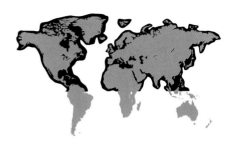

VIRUS DER VIRALEN HÄMORRHAGISCHEN SEPTIKÄMIE
Eine aufkommende tödliche Krankheit bei Fischen

Eine Krankheit, die von der Fischzucht ausging und nun immer größere Populationen befällt Die infektiöse hämatopoetische Nekrose, eine schwere Krankheit bei Fischen, wurde in den 1950er-Jahren in der europäischen Forellenzucht zum ersten Mal als problematisch wahrgenommen. Später konnte man das Virus in pazifischen Lachsen nachweisen, die zu ihren Laichgewässern zurückkehrten, wobei die Fische nicht erkrankten. Bei Reihenuntersuchungen an freilebenden Fischen findet man das Virus in vielen Meeresfischen, auch hier ohne Krankheitssymptome. In den vergangenen Jahrzehnten haben sich auf der Nordhalbkugel in der Fischzucht zahlreiche Virusstämme entwickelt, die Krankheiten hervorrufen, etwa in Skandinavien, auf den Britischen Inseln, in Korea und Japan sowie im Gebiet der Großen Seen in den USA. Infizierte Fische werden träge, aber sie können auch Phasen mit übertriebener Aktivität zeigen. Manchmal stehen die Augen vor und das Abdomen schwillt an. Das Virus tritt immer wieder in neuen Regionen auf, zu einem großen Teil durch die Übertragung der Infektion von frei lebenden Fischen. Durch den Menschen verursachte Bewegungen infizierter Fische und das Verfüttern von rohem Fisch in der Fischzucht haben wahrscheinlich auch zur Verbreitung der Krankheit beigetragen.

Aufgrund der folgenschweren Krankheitsausbrüche wendet man strenge Hygienemaßnahmen an, um die Viren von den Fischfarmen fernzuhalten. Um die Ausbreitung des Virus in den natürlichen Fischbeständen zu verhindern, verwendet man nur noch gereinigte Köder und säubert Schiffe und Fischereiausrüstung, wenn sie in unterschiedlichen Süßwasserseen eingesetzt werden.

A *Querschnitt*

1 *Glykoprotein*

2 *Lipidhülle*

3 *Matrixprotein*

4 *Ribonucleocapsid (einzelsträngiges RNA-Genom, umgeben von Nucleoproteinen)*

5 *Polymerase*

6 *Phosphoprotein*

Links: Partikel des **Virus der viralen hämorrhagischen Septikämie** (rosa). Deutlich erkennbar sind die strukturellen Einzelheiten dieser geschossförmigen Virionen, wie sie für Rhadoviren charakteristisch sind.

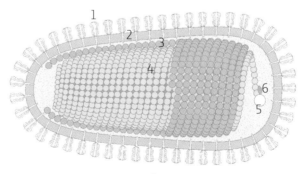

A

GRUPPE	VI
ORDNUNG	Nicht zugewiesen
FAMILIE	Retroviridae, Unterfamilie Orthoretrovirinae
GATTUNG	Gammaretrovirus
GENOM	Lineare, nicht segmentierte, einzelsträngige RNA mit etwa 8400 Nucleotiden; codiert drei Proteine
GEOGRAFISCHE VERBREITUNG	Weltweit
WIRTE	Haus- und Wildkatzen
KRANKHEITEN	Anämie, Leukämie, Immunsuppression
ÜBERTRAGUNG	Oraler oder nasaler Kontakt mit Speichel oder Urin; vertikal (vom Muttertier auf die Nachkommen)
IMPFSTOFF	Abgetötete oder künstlich veränderte Viren

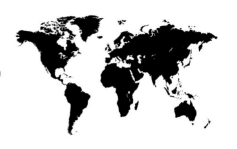

FELINES LEUKÄMIEVIRUS
Eine Ursache für Blutkrebs bei Katzen

Ein Virus mit unterschiedlicher Symptomatik, manchmal auch ohne Krankheit Der Verlauf einer Infektion mit dem Felinen Leukämievirus ist hoch variabel. Nach der ersten Infektion zeigen Katzen möglicherweise keinerlei Symptome; sie sind dann Überträger, die andere Katzen infizieren können. Häufig beginnen die Symptome jedoch mit Trägheit und leichtem Fieber. Wenn die Katze keine ausreichende Immunantwort entwickelt, kann die Krankheit einen tödlichen Verlauf nehmen. Da es sich um ein Retrovirus handelt (ein Virus, das sein RNA-Genom in DNA umkopiert, also umgekehrt als bei zellulären Genen, die DNA in RNA umkopieren), integriert es sich für die Replikation in das Genom der Wirtszelle. Wenn dies in der Nähe von bestimmten Genen erfolgt, kann sich eine Leukämie entwickeln. Manchmal gelangt auch ein krebsauslösendes Gen der Wirtszelle in das Virus, sodass es einen neuen Subtyp bildet, der in anderen Zellen Leukämie hervorrufen kann. In seltenen Fällen kann ein Subtyp auch eine lebensbedrohliche Anämie verursachen.

Die Häufigkeit (Inzidenz) des Virus lässt sich durch Bluttests bestimmen, und die Prävalenz reicht von drei bis vier Prozent in Europa und Nordamerika bis zu 25 Prozent in Thailand. In einigen Regionen ist es möglich, die Prävalenz durch Impfungen zu begrenzen. Es wird empfohlen, bei einer Katze vor der Impfung einen Virustest durchzuführen. Dies ist besonders bei einer neuen Katze oder bei Freigängerkatzen von Bedeutung. Eine vorherige Impfung beeinflusst den Test auf eine bestehende Virusinfektion nicht.

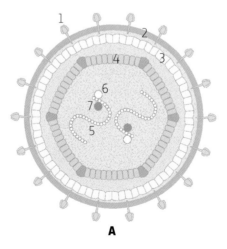

A Querschnitt

1 Glykoproteine der Hülle

2 Lipidhülle

3 Matrixprotein

4 Capsidprotein

5 Einzelsträngiges RNA-Genom (zwei Kopien)

6 Integrase

7 Reverse Transkriptase

A

GRUPPE	I
ORDNUNG	Herpesvirales
FAMILIE	Herpesviridae, Unterfamilie Gammaherpesvirinae
GATTUNG	Rhadinovirus
GENOM	Lineare, nicht segmentierte, doppelsträngige DNA mit etwa 118.000 Nucleotiden; codiert etwa 80 Proteine
GEOGRAFISCHE VERBREITUNG	Isoliert in Osteuropa; verwandte Viren weltweit in Nagetieren
WIRTE	Mäuse, Wühlmäuse und weitere mausartige Nagetiere
KRANKHEITEN	Lymphome
ÜBERTRAGUNG	Unbekannt, möglicherweise über Nasensekrete, sexuell oder über die Brustmilch
IMPFSTOFF	Keine

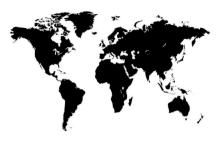

MURINES HERPESVIRUS 68
Ein Modell für Infektionen mit Herpesviren beim Menschen

Langzeitinfektionen, die pathogen oder mutualistisch sind Herpesviren sind bei Säugern weit verbreitet und die meisten führen zu einer latenten Langzeitinfektion. Einige Gammaherpesviren sind für den Menschen pathogen, vor allem das Epstein-Barr-Virus, das eine Mononucleose verursacht und mit Lymphomen einhergehen kann, sowie das Karposi-Sarkom-assoziierte Herpesvirus, das bei Krebs im Zusammenhang mit AIDS auftritt. Das Murine Herpesvirus 68 ist mit diesen Humanpathogenen eng verwandt und dient deshalb als Untersuchungsmodell. Das Virus wurde aus Wühlmäusen isoliert, Mäuse im Labor sind damit aber einfach zu infizieren. Das Virus kann bei Mäusen zwar Krankheiten hervorrufen, häufig entstehen jedoch keine Symptome, auch ein mutualistischer Verlauf ist möglich. Infizierte Mäuse sind gegen bakterielle Krankheitserreger resistent, etwa gegen *Listeria*, ein häufig in Lebensmitteln auftretendes Pathogen des Menschen, und gegen *Yersinia pestis*, den Erreger der Beulenpest. Darüber hinaus kann das Murine Herpesvirus 68 wichtige Immunzellen aktivieren, die man als NK-Zellen bezeichnet und die beim Abtöten von Krebszellen und bei der Bekämpfung von Krankheitserregern eine Rolle spielen. Das Murine Herpesvirus 68 ist ein wichtiges Beispiel für ein Virus mit positiver Wirkung. Es ist zwar noch nicht bekannt, ob die humanen Herpesviren ähnliche Effekte zeigen, aber wahrscheinlich trifft dies zu.

A *Querschnitt*
B *Schnitt mit sichtbarer Capsidhülle*

1 *Hüllproteine*
2 *Lipidhülle*
3 *Äußeres Tegument*
4 *Inneres Tegument*
5 *Capsid-Triplexproteine*
6 *Capsid-Hauptprotein*
7 *Doppelsträngiges DNA-Genom*
8 *Vertex-Proteine*

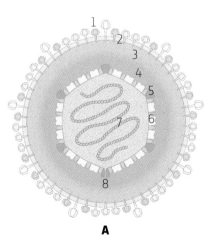

A

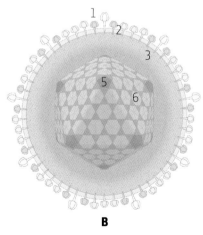

B

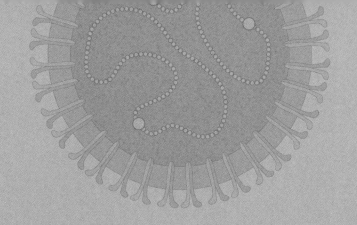

VIREN DER PFLANZEN

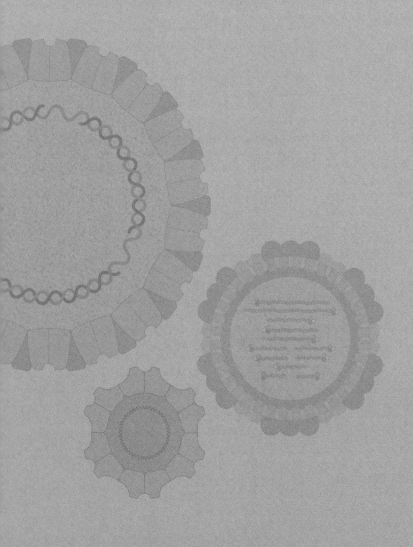

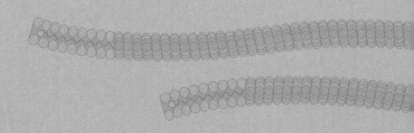

Einführung

Als Wirte unterscheiden sich Pflanzen von Tieren auf vielfache Weise, sodass ihre Viren besondere Eigenschaften besitzen. Tierische Zellen sind von Membranen umgeben, Pflanzenzellen hingegen besitzen Wände außerhalb ihrer Zellmembranen. Viele Viren der Tiere nutzen die Zellmembranen, um ihre Partikel zu umhüllen, was ihnen das Eindringen in die Wirtszellen erleichtert. Pflanzenviren haben nur sehr selten eine Membranhülle, und die wenigen, die eine besitzen, sind wahrscheinlich Insektenviren, die sich auch in Pflanzen replizieren können. Pflanzenviren stehen jedoch vor der Herausforderung, wie sie pflanzliche Zellwände durchdringen sollen, zum einen bei der anfänglichen Infektion, zum anderen, wenn sie sich in der Pflanze bewegen. Häufig nutzen sie Insekten, um in Pflanzen einzudringen, aber es sind auch andere Lebewesen geeignet, etwa Gras fressende Tiere, Nematoden, die Pflanzenwurzeln besiedeln, und sogar Pilze. Alle dienen sie als Vektoren, die es den Viren ermöglichen, sich zwischen den Pflanzen zu bewegen, die mit Ausnahme ihrer Samen größtenteils unbeweglich sind. Auch andere Dinge kommen als Vektoren infrage, etwa Gartenscheren, Rasenmäher und die mechanische Handhabung von Pflanzenmaterial.

Wenn Vektoren notwendig sind, um in die Pflanzen einzudringen, wie schaffen es die Viren der Pflanzen dann, sich zwischen den Pflanzenzellen zu bewegen? Die meisten Pflanzenviren codieren ein virales Transportprotein. Es verändert die Größe der kleinen Poren, die die Pflanzenzellen verbinden, und ermöglicht so den Viren den Durchtritt. Einige Viren passieren diese Poren als vollständige Viruspartikel, andere hingegen nur in Form ihres Genoms. Pflanzen besitzen eigene Proteine, mit denen sie Transportvorgänge zwischen den Zellen bewerkstelligen. Möglicherweise haben die Viren solche Gene von ihren Wirten übernommen. Der größte Teil des Genaustauschs geht jedoch in die andere Richtung, also von den Viren zu den Wirten.

Es gibt eine große Gruppe von Pflanzenviren, die sich nicht zwischen den Zellen bewegen, sondern mitgenommen werden, wenn die Zellen sich teilen. Diese bezeichnet man als persistierende Viren, da sie viele Generationen lang mit ihren pflanzlichen Wirten zusammenbleiben und durch die Samen übertragen werden. Sie wurden bis jetzt kaum untersucht, da sie offensichtlich keine Krankheiten verursachen, aber sie sind in Pflanzen sehr häufig und ähneln Viren, die Pilze infizieren. Wir haben zwei von ihnen hier aufgenommen, das Oryza-sativa-Endornavirus und das Weißklee-Cryptic-Virus.

Ein weiteres Merkmal, das sich nur bei Viren der Pflanzen und nicht bei den Viren von Tieren findet, ist der Mechanismus, wie das Genom verpackt wird. Viele Pflanzenviren mit segmentierten Genomen verpacken jedes Segment in ein eigenes Viruspartikel. Dadurch ist es ihnen möglich, komplexere Genome in einfachen Viruspartikeln zu transportieren. Es bedeutet aber auch, dass alle Partikel an einer bestimmten Stelle in einen neuen Wirt gelangen müssen, um eine Infektion auszulösen.

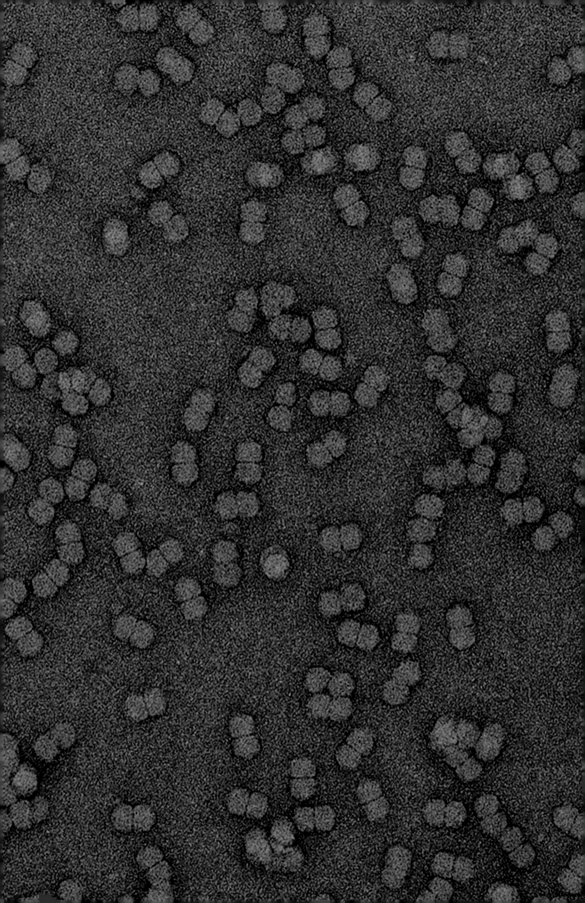

GRUPPE	II
ORDNUNG	Nicht zugewiesen
FAMILIE	Geminiviridae
GATTUNG	Begomovirus
GENOM	Ringförmige, einzelsträngige DNA in zwei Segmenten mit etwa 5200 Nucleotiden; codiert acht Proteine
GEOGRAFISCHE VERBREITUNG	Afrika/Subsahara
WIRTE	Cassava
KRANKHEITEN	Cassavamosaikkrankheit
ÜBERTRAGUNG	Mottenschildläuse

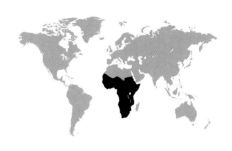

AFRIKANISCHES CASSAVAMOSAIKVIRUS
Vernichtung eines wichtigen Grundnahrungsmittels in Afrika

Die Einführung einer neuen Ackerpflanze in Afrika und das Aufkommen einer Viruskrankheit Cassava (Maniok) ist eine in Südamerika heimische Pflanze, die im 16. Jahrhundert von den Portugiesen nach Afrika gebracht wurde. Vor dem frühen 20. Jahrhundert wurde sie nur selten angebaut. Dann nahm die Nutzung von Cassava als wichtige Ernährungsgrundlage stark zu. In den 1920er-Jahren mehrten sich in Zentralafrika die Berichte über die Ausbreitung einer Mosaikkrankheit bei Cassava, wobei es in den 1920er- und 1930er-Jahren zu Epidemien kam. In den 1930er-Jahren erkannte man, dass ein Virus die Ursache und die Mottenschildlaus (Weißfliege) der Vektor ist. Durch Züchtung gelang es zunächst, resistente Cassavapflanzen zu erzeugen, aber die Krankheit kehrte schließlich zurück und hat seit damals Zentralafrika immer wieder heimgesucht. Mit der Entwicklung molekularer Methoden war es möglich, die Viren zu charakterisieren. Das Afrikanische Cassavamosaikvirus gehört zu einer Gruppe verwandter Viren, die die Cassavamosaikkrankheit hervorrufen. Diese wiederum gehören zur Familie der Geminiviridae, deren Virionen die Form von doppelten Ikosaedern besitzen (daher die Bezeichnung). Eine Schwierigkeit, das Afrikanische Cassavamosaikvirus einzudämmen, besteht darin, dass der Vektor, die Mottenschildlaus, überall verbreitet ist und sich bei Epidemien noch stärker vermehrt. Ein weiteres Problem kann entstehen, wenn zwei verschiedene Viren dieselbe Pflanze infizieren und ein neues Virus entsteht, in dem sich die Gene der beiden anderen vermischt haben. Wenn man die Virusgenome untersucht, zeigt sich, dass viele Viren so entstanden sind, indem zwei Viren rekombinieren und ein neues Virus bilden. Die neuen Viren können noch fatalere Auswirkungen haben als die ursprünglichen und manchmal die Abwehr des Wirtes überwinden. Ein dritter Effekt, der zur Zunahme der Krankheit beitragen kann, ist ein zusätzliches kleines DNA-Molekül, die sogenannte Satelliten-DNA, die selbst ein Parasit des Virus ist. Dieses kleine DNA-Molekül kann die Replikationsrate des ursprünglichen Virus erhöhen. Bei verwandten Viren kann das Fragment Gene der Pflanze aktivieren, durch die sich die Vektorinsekten noch stärker vermehren. Durch internationale Zusammenarbeit will man erreichen, das Cassavamosaikvirus einzudämmen, da es gravierende Auswirkungen auf eine der wichtigsten Nahrungsmittelpflanzen in Zentralafrika hat.

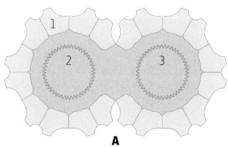

A

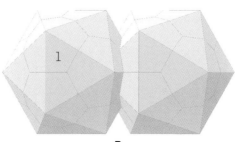

B

LINKS: Aufgereinigte Partikel des **Afrikanischen Cassavamosaikvirus** (blau). Zwei ikosaedrische Strukturen bilden zusammen ein „Zwillingspartikel".

A Querschnitt

B Außenansicht

1 Capsidprotein

2 Einzelsträngiges DNA-Genom, Segment A

3 Einzelsträngiges DNA-Genom, Segment B

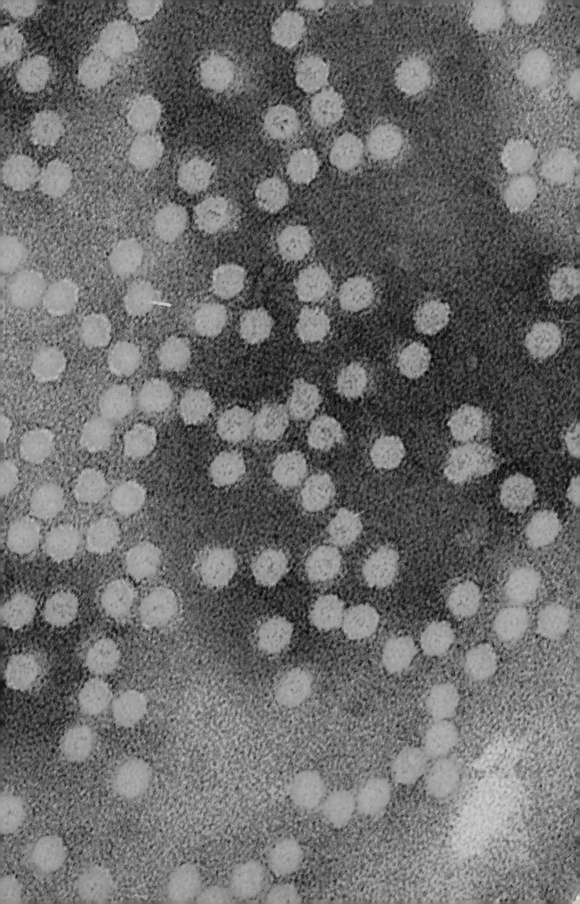

GRUPPE	II
ORDNUNG	Nicht zugewiesen
FAMILIE	Nanoviridae
GATTUNG	Babuvirus
GENOM	Ringförmige, einzelsträngige DNA in sechs Segmenten mit insgesamt etwa 7000 Nucleotiden; codiert mindestens sechs Proteine
GEOGRAFISCHE VERBREITUNG	Asien, Afrika, Australien, Hawaii
WIRTE	Dessert- und Kochbananen
KRANKHEITEN	Büschelgipfelkrankheit
ÜBERTRAGUNG	Bananenblattlaus

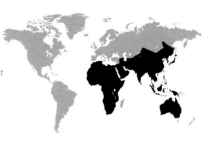

BANANEN-BUNCHY-TOP-VIRUS

Eine Krankheit, die in weiten Teilen der Welt Bananenpflanzen bedroht

Von den Fidschi-Inseln in die Welt hinaus Das Bananen-Bunchy-Top-Virus verursacht die folgenschwerste Viruskrankheit bei Dessert- und Kochbananen. Es kommt in den meisten Bananenanbaugebieten vor, außer auf dem amerikanischen Kontinent. Die Krankheit wurde 1889 auf den Fidschi-Inseln entdeckt, wobei man damals nicht wusste, dass sie von einem Virus verursacht wird. Das wurde 1940 erkannt, aber das Virus wurde erst 1990 identifiziert. Das Virus wird durch den Transport von infiziertem Pflanzenmaterial und lokal durch Blattläuse verbreitet. Bei einer Pflanze wie der Banane, die durch Ableger der Mutterpflanze und nicht über Samen vermehrt wird, ist eine Viruskrankheit kaum auszurotten. Das Virus hat sich in einem großen Teil der Welt ausgebreitet. Den Vektor, die Bananenblattlaus, gibt es jedoch nicht in Mittel- und Südamerika. Wahrscheinlich hat die Krankheit deshalb diese Regionen noch nicht erreicht.

Dieses erstaunliche Virus besitzt einige besondere Eigenschaften. Es verbringt sein gesamtes Leben im Phloem der Pflanze, also in den Röhren im Inneren der Pflanze, in denen die Zucker aus der Photosynthese und andere Nährstoffe zwischen den oberen und unteren Bereichen der Pflanze transportiert werden. Damit das Virus übertragen wird, muss die Vektorblattlaus das Phloem anbohren. Das tun die Läuse aber nur, wenn sie längere Zeit saugen. Viren in den Zellen der Blätter können von der Blattlaus auch bei kurzzeitigem Anbohren aufgenommen und weitergetragen werden. Das Virus verpackt jedes Genomsegment in ein eigenes Capsid. Wahrscheinlich genügt dem Virus dadurch ein sehr einfaches Protein für die Einkapselung. Andererseits müssen für eine Infektion mindestens sechs verschiedene Viruspartikel in die Pflanze gelangen. Wie das funktioniert, ist noch unklar.

A *Querschnitt*

B *Außenansicht*

1 *Capsidprotein*

2 *Segment des einzelsträngigen DNA-Genoms (eines von sechs Segmenten, von denen jedes in ein eigenes Partikel verpackt wird)*

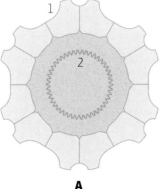

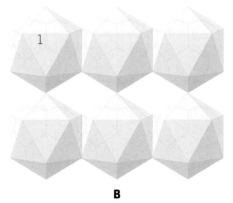

A

B

LINKS: Partikel des **Bananen-Bunchy-Top-Virus** (grün). Ein vollständiges Virus besteht aus sechs verschiedenen Partikeln, die im Elektronenmikroskop alle gleich aussehen.

GRUPPE	IV
ORDNUNG	Nicht zugewiesen
FAMILIE	Luteoviridae
GATTUNG	Luteovirus
GENOM	Lineare, nicht segmentierte, einzelsträngige RNA mit etwa 6000 Nucleotiden; codiert sechs Proteine
GEOGRAFISCHE VERBREITUNG	Weltweit
WIRTE	Gerste, Hafer, Weizen, Mais, Reis, viele Kultur- und Wildgräser
KRANKHEITEN	Gelbverfärbung und Zwergwuchs bei Getreidepflanzen, Haferröte; Infektionen auch ohne Symptome
ÜBERTRAGUNG	Blattläuse

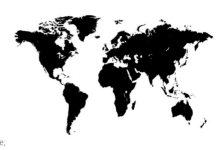

GERSTENGELB-VERZWERGUNGSVIRUS
Ein Wegbereiter für das Vordringen exotischer Gräser

Eine bedeutsame Krankheit bei Getreidepflanzten Das Gerstengelbverzwergungsvirus (*Barley yellow dwarf virus*) wurde nach der ersten Wirtspflanze benannt, in der man es entdeckt hat, aber es verursacht weltweit Krankheiten bei vielen Getreidepflanzen. Es war für die „Haferröte"-Epidemie im späten 19. und frühen 20. Jahrhundert verantwortlich. Dabei färbten sich die Haferpflanzen auf den Äckern rot und die Ernteerträge gingen stark zurück. Das Virus infiziert sowohl Kultur- als auch Wildgräser. Viele Gräser zeigen keine Krankheitssymptome und können als Reservoir für die Infektion von Nutzpflanzen fungieren. In Teilen der westlichen USA fördert das Virus das Vordringen exotischer Gräser, die für die heimischen Gräser eine Gefahr darstellen. Die exotischen Gräser sind stark infiziert und locken auch die Vektorläuse an, die dann das Virus auf die heimischen Gräser übertragen. Diese sind für die Krankheit anfälliger, die das Virus hervorruft.

Das Gerstengelbverzwergungsvirus wurde sehr genau erforscht. Es hat eine sehr enge Beziehung zu seiner Vektorblattlaus. Die verschiedenen Virusstämme werden jeweils von spezifischen Blattlausspezies übertragen. Die Läuse müssen an den Pflanzen saugen und sie nicht nur anbohren, sowohl um das Virus aufzunehmen als auch um es zu übertragen. In Laborexperimenten zeigte sich, dass Blattläuse, die das Virus trugen, bevorzugt nichtinfizierte Pflanzen befielen, während virusfreie Blattläuse infizierte Pflanzen aufsuchten. Das Virus verändert die Produktion der chemischen Verbindungen der Pflanze, durch die Blattläuse angelockt werden, sodass sich seine Ausbreitung verstärkt.

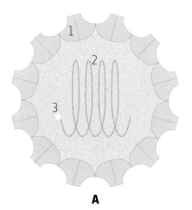

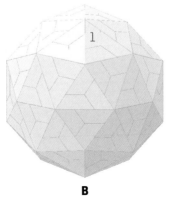

A *Querschnitt*

B *Außenansicht*

1 *Capsidprotein*

2 *Einzelsträngiges RNA-Genom*

3 *VPg*

RECHTS: Aufgereinigte Partikel des **Gerstengelbverzwergungsvirus** (rot). Bei den meisten ist das Äußere des Virus zu sehen, einige wenige sind im Querschnitt dargestellt.

A

B

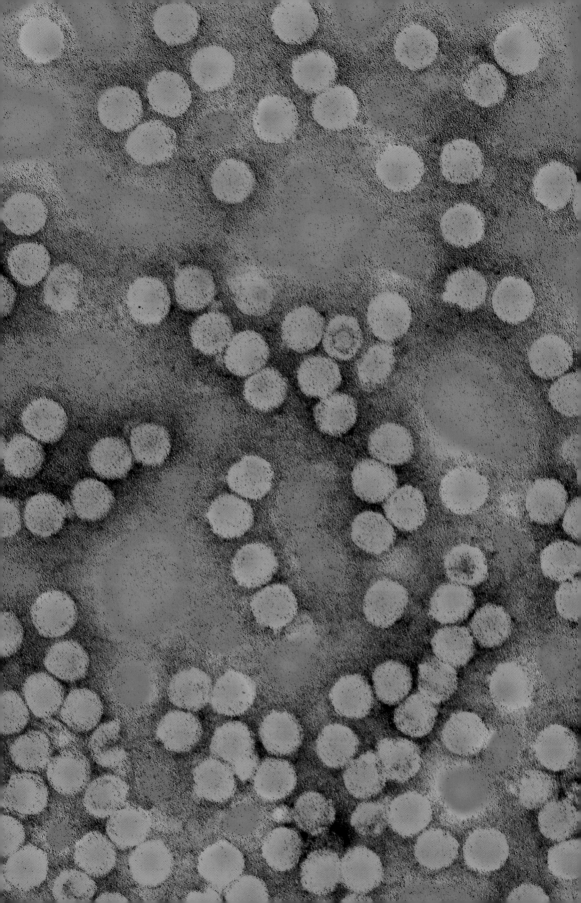

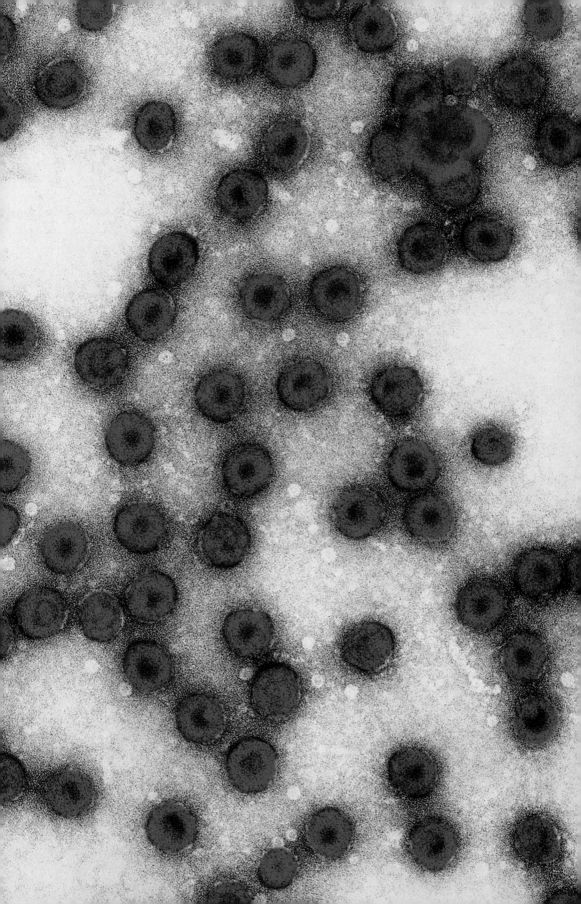

GRUPPE	VII
ORDNUNG	Nicht zugewiesen
FAMILIE	Caulimoviridae
GATTUNG	Caulimovirus
GENOM	Ringförmige, nicht segmentierte, doppelsträngige DNA mit etwa 8000 Nucleotiden; codiert sieben Proteine
GEOGRAFISCHE VERBREITUNG	Weltweit, besonders in gemäßigten Regionen
WIRTE	Vor allem Kohlgewächse, gelegentlich auch Nachtschattengewächse
KRANKHEITEN	Mosaikbildung, Aufhellung der Blattadern
ÜBERTRAGUNG	Blattläuse

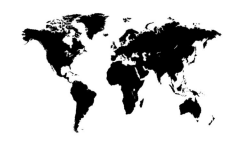

BLUMENKOHLMOSAIKVIRUS
Das Virus, mit dem die Biotechnologie der Pflanzen begann

Ein Virus mit vielen Premieren Das Blumenkohlmosaikvirus wurde 1937 entdeckt. Es war das erste Pflanzenvirus, dessen DNA-Genom charakterisiert und dann auch sequenziert wurde, das erste klonierte Pflanzenvirus, mit dessen Klon Pflanzen infiziert wurden, die wiederum Virusnachkommen hervorbrachten. Eine weitere Premiere war die Entdeckung, dass es die Reverse Transkriptase, das Enzym, das RNA in DNA umkopiert, für die Replikation nutzt. Das Ungewöhnliche besteht darin, dass die Viren, die sonst dieses Enzym nutzen, ein RNA-Genom besitzen. Das Blumenkohlmosaikvirus und damit verwandte Viren erzeugen eine vollständige RNA-Kopie ihres DNA-Genoms und transkribieren diese zurück in DNA. In der DNA des Virus ist ein Promotorelement enthalten, das die RNA-Synthese steuert und von den pflanzlichen Enzymen für die RNA-Synthese erkannt wird. Dadurch lässt sich dieser Promotor in der Biotechnologie einsetzen. Wenn man ein fremdes Gen mit diesem Promotor verknüpft und dann in die DNA einer Pflanze einführt, wird das Gen aktiviert. Eine große Zahl von genetisch modifizierten Pflanzen (GMO-Pflanzen) enthalten dieses kurze Fragment aus dem Blumenkohlmosaikvirus. Das hat gewisse Bedenken gegenüber GMO-Pflanzen ausgelöst, wobei wir beim Verzehren von Gemüse ohnehin häufig mit dem Virus in Kontakt kommen, sodass es in den Pflanzen, die wir regelmäßig verzehren, nichts Ungewöhnliches ist. Neuere Untersuchungen zeigen, dass sich die Vorfahren des Blumenkohlmosaikvirus vor mehr als einer Million Jahre auf natürliche Weise in pflanzliche Genome integriert haben.

Das Blumenkohlmosaikvirus besitzt eine Reihe interessanter Eigenschaften. Vor Kurzem hat man entdeckt, dass dieses Virus „erkennt", wenn eine Blattlaus beginnt, an seiner Wirtspflanze zu saugen, und dann schnell eine neue Form hervorbringt, die die Blattlaus aufnehmen kann. So wird die Übertragung noch effektiver. Eine andere Besonderheit des Virus besteht darin, dass es einen einzigartigen Mechanismus entwickelt hat, der Immunantwort der Pflanze zu entkommen. Pflanzen verwenden kleine RNAs, die Abschnitten des Virusgenoms entsprechen und das Virus angreifen und abbauen. Das Blumenkohlmosaikvirus produziert eine große Menge kleiner RNAs, die als „Köder" dienen, sodass die kleinen RNAs der Pflanze abgefangen werden und das Virusgenom selbst nicht angegriffen wird.

A *Querschnitt*

1 *Capsidprotein*
2 *VAP*
3 *Teilweise doppelsträngiges DNA-Genom*

LINKS: Aufgereinigte Partikel des **Blumenkohlmosaikvirus** in verschiedenen Querschnitten im Elektronenmikroskop. Die Blickebene ist jeweils unterschiedlich.

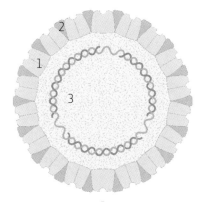

A

GRUPPE	IV
ORDNUNG	Nicht zugewiesen
FAMILIE	Closteroviridae
GATTUNG	Closterovirus
GENOM	Lineare, nicht segmentierte, einzelsträngige RNA mit etwa 19.000 Nucleotiden; codiert 17–19 Proteine, einige als Polyprotein
GEOGRAFISCHE VERBREITUNG	Weltweit
WIRTE	Verschiedene Spezies von Zitrusfrüchten
KRANKHEITEN	Lochfraß in den Baumstämmen, Gelbfärbung der Sämlinge, rascher Niedergang von Citrusbeständen
ÜBERTRAGUNG	Blattläuse

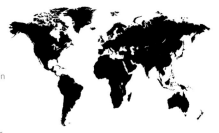

CITRUS-TRISTEZA-VIRUS
Eine weltweite Gefahr für Citruspflanzen

Ein komplexes Virus mit vielen Varianten Das Citrus-Tristeza-Virus wurde zu einem Problem, als sich im 20. Jahrhundert der Transport von Pflanzenmaterial um die Welt beschleunigte. Davor wurden die meisten Citrusfrüchte über große Entfernungen als Samen transportiert, und das Virus infiziert keine Samen. In den 1930er-Jahren kam es in Brasilien zu einem folgenschweren Ausbruch der Zitronenkrankheit, bei dem eine sehr große Anzahl von Bäumen abstarb. Das Virus bezeichnete man aufgrund seiner verheerenden Wirkung als *tristeza* (Portugiesisch für Traurigkeit). Weltweit wurden fast 100 Millionen Citrusbäume vernichtet. Insgesamt zeigt das Virus bei der Infektion von Citruspflanzen aber recht unterschiedliche Effekte. Manchmal entwickeln sich gar keine Symptome oder wenn doch, können sie stark variieren. Darüber hinaus enthalten infizierte Pflanzen im Freiland allgemein mehrere Stämme des Virus gleichzeitig. Es ist nicht bekannt, wie das den Verlauf der Krankheit beeinflusst. Einige Citrusspezies oder -kultursorten sind resistent, sodass sie das Virus nicht infizieren kann, oder tolerant, sodass sie zwar infiziert werden, aber keine Krankheit entsteht.

Die Übertragung ist für die Ausbreitung einer Krankheit immer ein wichtiger Faktor. Das Citrus-Tristeza-Virus kann durch mehrere Blattlausspezies übertragen werden, aber die Braune Citrusblattlaus ist als Vektor am effektivsten. Diese Blattlaus wurde in den 1990er-Jahren von Kuba aus nach Florida und damit in die USA eingeschleppt, und die Verbreitung des Virus nahm erheblich zu. Die Laus kommt auch in Asien, in der Subsahara, Neuseeland, Australien, auf den Pazifikinseln, in Südamerika und in der Karibik vor. Im Mittelmeerraum tritt sie allgemein nicht auf und ist außer nach Florida nicht in andere Regionen der USA gelangt, wobei andere Blattlausspezies das Virus in diesen Regionen durchaus verbreiten können.

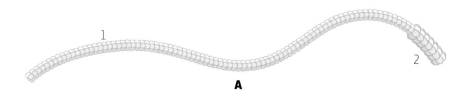

A Querschnitt

1 Capsidprotein

2 „Klapperschlangen"-Struktur

RECHTS: Das **Citrus-Tristeza-Virus** besitzt die Form eines flexiblen Fadens (hier gelb auf rosa Untergrund). Bei einigen der „Klapperschlangen"-ähnlichen Strukturen erscheint ein Ende etwas verdickt. Da die Partikel recht instabil sind, können sie bei der Aufreinigung und Färbung zerbrechen, was die unterschiedlichen Längen erklärt.

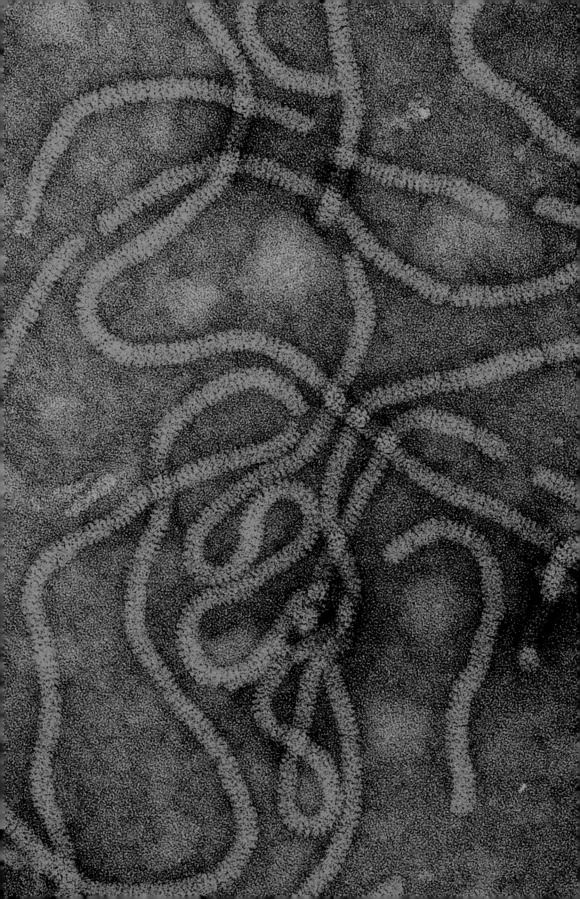

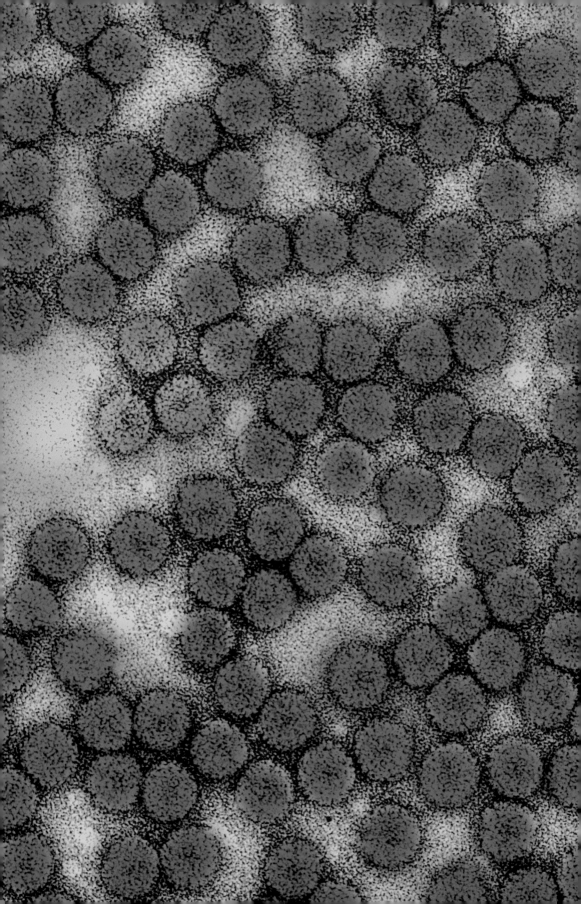

GRUPPE	III
ORDNUNG	Nicht zugewiesen
FAMILIE	Bromoviridae
GATTUNG	Cucumovirus
GENOM	Lineare, einzelsträngige RNA in drei Segmenten mit insgesamt etwa 8500 Nucleotiden; codiert fünf Proteine
GEOGRAFISCHE VERBREITUNG	Weltweit
WIRTE	Viele Pflanzen
KRANKHEITEN	Mosaikbildung, Minderwuchs, Verformung der Blätter
ÜBERTRAGUNG	Blattläuse

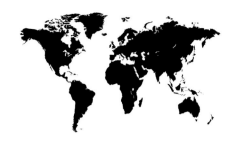

GURKENMOSAIKVIRUS
1200 Wirtspflanzen und noch mehr

Ein Virusmodell für Untersuchungen zur Evolution und zu Grundlagen der Virologie Das Gurkenmosaik-virus wurde 1916 in Michigan (USA) in Gurkenpflanzen entdeckt, später auch bei Speisekürbissen und Melonen. In der Frühzeit der Pflan-zenvirologie hat man neu entdeckte Viren nach dem Wirt und den Symptomen benannt, die sie hervorrufen. Wenn also ein Virus in einer neuen Wirtspflanze entdeckt wurde, hat man diesem häufig eine neue Bezeichnung gegeben, da es die Methoden noch nicht gab um festzustellen, ob es sich um ein bereits bekanntes Virus handelt. Als später die molekularen Tests verfügbar waren, fand man heraus, dass etwa 40 der beschriebenen Pflanzenviren eigentlich das Gurkenmosaikvirus sind. Dieses wurde in 1200 verschiedenen Pflanzen-spezies nachgewiesen, sodass es von allen Viren das breiteste Wirtsspektrum besitzt. Es infiziert viele Acker- und Gartenpflanzen und hat überall in der Welt folgenschwere Ausbrüche hervorgerufen. Es wird von mehr als 300 Blattlausspezies übertragen. Interessanter-weise sind die meisten Kultursorten der heute angebauten Gurken gegenüber dem Virus resistent. Es verursacht zwar bei vielen Nutz-pflanzen eine Erkrankung, kann aber Pflanzen gegenüber Trocken- und Kältestress tolerant machen, sodass die Pflanzen unter ungünsti-gen Bedingungen sogar von dem Virus profitieren.

Das Gurkenmosaikvirus war das erste Virus, das in Evolutionsstudien verwendet wurde. Lange Zeit bevor man wusste, von welcher Art das genetische Material ist und wie Mutationen entstehen, verwendete man dieses Virus für die reihenweise Infektion von Pflanzen und konnte dabei zeigen, dass sich die Symptome mit der Zeit verändern, also eine Evolution stattfindet. Viel später, das heißt in den 1980er-Jahren, ließ sich die spezifische Mutation bestimmen, die diese Veränderung hervorruft. Mit der Erzeugung von Klonen des Virus hatte man ein wichtiges Verfahren entwickelt, um zu untersuchen, wie Viren mit ihren Wirten interagieren, wie sie Symptome hervor-rufen und wie sich ihre RNA-Genome in der Evolution verändern.

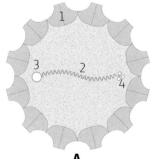
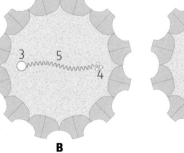
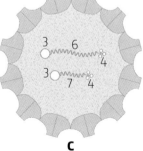

A   **B**   **C**

LINKS: Aufgereinigte Partikel des **Gurkenmosaikvirus** (blau). Es gibt drei verschiedene Arten von Parti-keln, die jeweils eine andere RNA enthalten; sie sind aber von außen nicht zu unterscheiden.

A *Querschnitt durch das Partikel mit der verpackten RNA 1*
B *Querschnitt durch das Partikel mit der verpackten RNA 2*
C *Querschnitt durch das Partikel mit den verpackten RNAs 3 und 4*

1 *Capsidprotein*
2 *Einzelsträngige RNA 1 des Genoms*
3 *Cap-Struktur*

4 *tRNA-ähnliche Struktur*
5 *Einzelsträngige RNA 2 des Genoms*
6 *Einzelsträngige RNA 3 des Genoms*
7 *Einzelsträngige RNA 4 des Genoms*

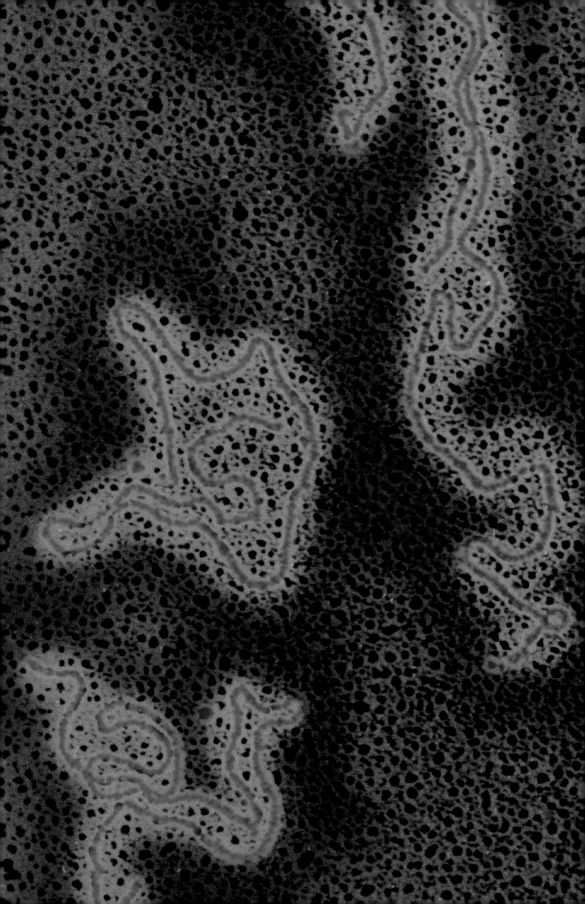

GRUPPE	IV
ORDNUNG	Nicht zugewiesen
FAMILIE	Endornaviridae
GATTUNG	Endornavirus
GENOM	Lineare, nicht segmentierte, einzelsträngige RNA mit etwa 13.000 Nucleotiden; codiert ein großes Polyprotein
GEOGRAFISCHE VERBREITUNG	Weltweit in allen Reisanbaugebieten
WIRTE	Reis, Japonica-Kultursorten
KRANKHEITEN	Keine
ÜBERTRAGUNG	Samenkörner

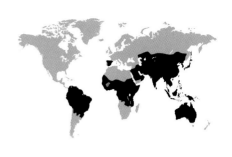

ORYZA-SATIVA-ENDORNAVIRUS
Das Reisvirus, das 10.000 Jahre alt ist

Das seltsame Virus, das beinahe Teil der Wirtspflanze ist Die Endornaviren sind eine sehr interessante Familie von Viren, die zahlreiche Pflanzen, Pilze und mindestens einen Oomyceten infizieren. Letztere ähneln in gewisser Weise den Pilzen, sind mit ihnen aber genetisch nicht eng verwandt. Die Endornaviren besitzen anscheinend kein Capsid und sie liegen in der Wirtspflanze als große doppelsträngige RNA vor, wobei ihr eigentliches Genom wahrscheinlich aus einzelsträngiger RNA besteht. Sie bilden die Gruppe sogenannter persistierender Pflanzenviren, die nur durch die Samen übertragen werden. Persistierende Viren kommen im Allgemeinen in allen Individuen einer Kultursorte vor und sie bleiben mit ihren Wirten über lange Zeiträume assoziiert. Für den Japonica-Reis bedeutet das, dass weltweit praktisch jede Pflanze mit dem Oryza-sativa-Endornavirus infiziert ist.

Das Oryza-sativa-Endornavirus kommt in allen Kulturformen von Japonica-Reis vor. In einem Vorfahren des Kulturreises, *Oryza rufipogon*, kommt ein eng verwandtes Virus vor, nicht jedoch in den Indica-Kultursorten. Diese beiden Linien haben sich in der Zeit der ersten Kultivierung von Reis vor etwa 10.000 Jahren getrennt, sodass das Virus mindestens 10.000 Jahre alt ist. Es hat die Codierungskapazität für die Produktion eines sehr großen Proteins, das einige Regionen enthält, die anderen bekannten Proteinen ähnlich sind, etwa eine RNA-abhängige RNA-Polymerase, das Protein, das die Virus-RNA kopiert. Es ist keine Wirkung des Virus auf die Wirtspflanze bekannt, wobei es schwierig ist, das tatsächlich zu beurteilen, weil es keine nichtinfizierten Kultursorten zum Vergleich gibt.

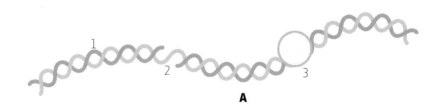

A

LINKS: Das **Oryza-sativa-Endorna-virus** erzeugt keine Viruspartikel. In der elektronenmikroskopischen Aufnahme ist hier das doppelsträngige RNA-Genom (hellblau) dargestellt.

A *Querschnitt*

1 *Doppelsträngige, replikative RNA-Zwischenform*

2 *Bruch im codierenden Strang der RNA*

3 *Polymerase*

GRUPPE	IV
ORDNUNG	Nicht zugewiesen
FAMILIE	Nicht zugewiesen (keine verwandten Viren bekannt)
GATTUNG	Ourmiavirus
GENOM	Lineare, einzelsträngige RNA in drei Segmenten mit etwa 4800 Nucleotiden; codiert drei Proteine
GEOGRAFISCHE VERBREITUNG	Nordwesten des Iran
WIRTE	Melonen und verwandte Pflanzen
KRANKHEITEN	Melonenmosaikkrankheit
ÜBERTRAGUNG	Unbekannt

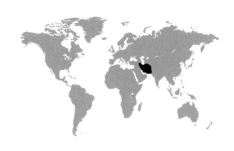

OURMIA-MELONENVIRUS

Ein chimäres Virus, das aus einem Pflanzen- und einem Pilzvirus hervorging

Ein Virus mit einer ungewöhnlichen Struktur Das Ourmia-Melonenvirus besitzt zwei besondere Eigenschaften. Die Viruspartikel haben eine längliche Form und es gibt sie in verschiedenen Größen. Das wird ermöglicht durch die Bildung einer scheibenförmigen Grundstruktur aus dem Capsidprotein, die auf verschiedene Weise gestapelt werden kann. Im Elektronenmikroskop hat man fünf verschiedene Capsidformen nachgewiesen, aber nur zwei kommen häufiger vor.

Eine erstaunliche Evolutionsgeschichte Untersuchungen des Ourmia-Melonenvirus-Genoms zeigen, dass es von mindestens zwei verschiedenen Virusgruppen abstammt – den Narnaviren, die Pilze infizieren, und den Tombusviren, die Pflanzen infizieren. Möglicherweise gibt es einen dritten Vorfahren, aber dieser ist zu weit entfernt, sodass nicht festzustellen ist, worum es sich handelt. Es ist nicht ungewöhnlich, wenn Pflanzenviren von zwei verschiedenen Pflanzenviren abstammen, aber das Pilzvirus als Vorfahre ist doch eine Besonderheit. In der Natur haben Pflanzen und Pilze sehr enge Beziehungen, und die meisten (sofern nicht alle) Pflanzen sind von Pilzen besiedelt, die für sie durchaus von Vorteil sind. Es ist nachvollziehbar, dass das Ourmia-Melonenvirus durch eine solche Wechselwirkung entstanden ist. Die RNA-abhängige RNA-Polymerase des Virus, die während der Replikation Kopien der Virus-RNA produziert, stammt aus dem Pilzvirus. Da Pilzviren keine Proteine besitzen, mit denen sie sich zwischen Zellen bewegen können, musste das Virus anscheinend erst ein solches Protein hinzugewinnen, bevor es pflanzliche Zellen infizieren konnte.

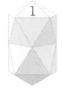
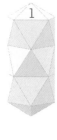

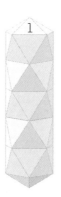
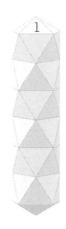

A

A *Außenansichten*

1 *Capsidprotein; die Viruspartikel können unterschiedliche Formen annehmen, abhängig von der Anzahl der Capsidproteinscheiben, die sich zusammenlagern*

RECHTS: Aufgereinigte Partikel des **Ourmia-Melonenvirus** (grün und gelb). Es sind mindestens drei verschiedene Arten von Partikeln zu erkennen, die jeweils aus einer unterschiedlichen Anzahl von Capsidproteinscheiben bestehen.

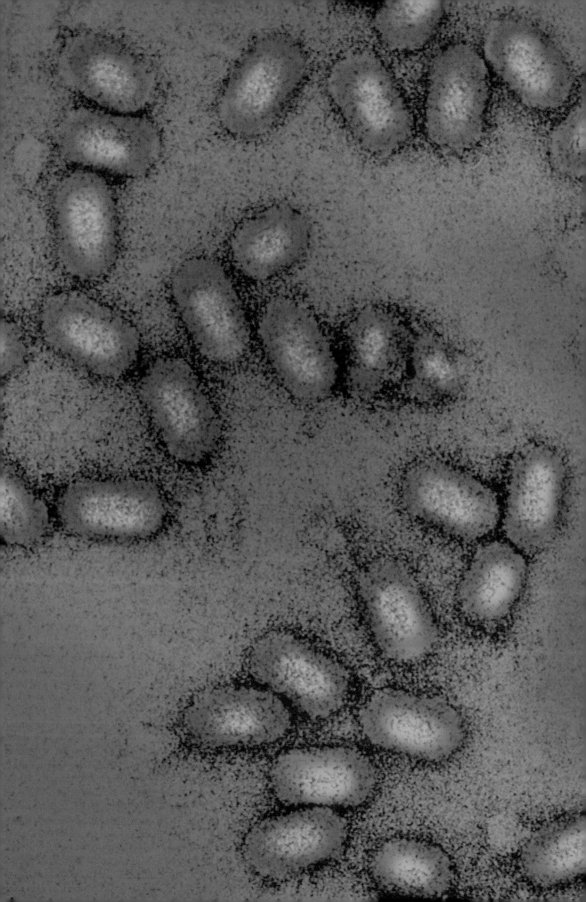

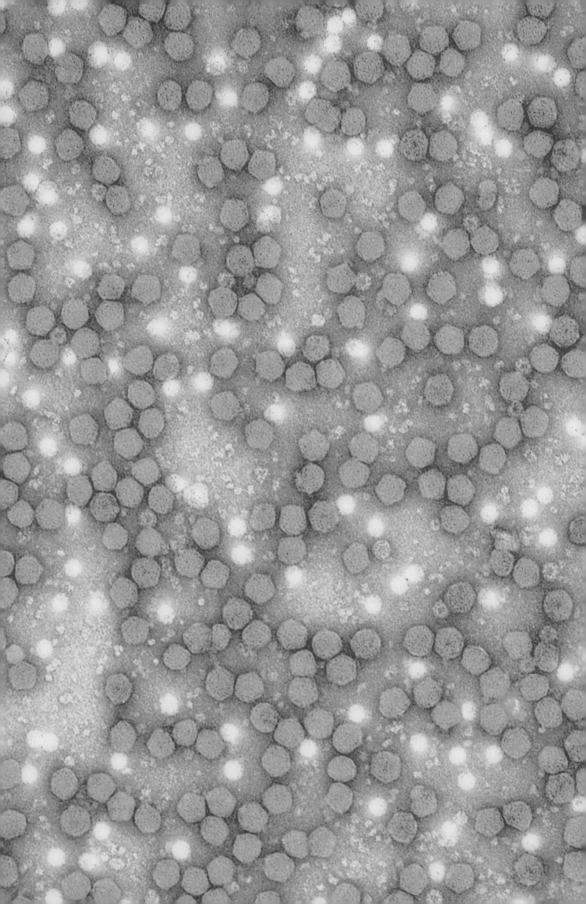

GRUPPE	IV
ORDNUNG	Nicht zugewiesen
FAMILIE	Luteoviridae
GATTUNG	Enamovirus/Umbravirus
GENOM	Zwei Viren enthalten jeweils ein einzelnes Segment aus linearer, einzelsträngiger RNA mit 5700 Nucleotiden (codiert fünf Proteine) beziehungsweise 4300 Nucleotiden (codiert vier Proteine)
GEOGRAFISCHE VERBREITUNG	Weltweit
WIRTE	Erbsen und andere Leguminosen
KRANKHEITEN	Auswüchse (Enation) an Blättern und Mosaikbildung
ÜBERTRAGUNG	Blattläuse

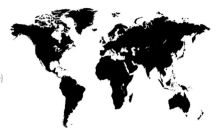

PEA-ENATION-MOSAIKVIRUS
Zwei Viren in einem

Ein Fall von gegenseitiger Abhängigkeit Das Pea-Enation-Mosaikvirus besteht eigentlich aus zwei Viren, die allein nicht mehr leben können. Jedes Virus erzeugt seine eigene RNA-abhängige RNA-Polymerase, das Enzym, das bei der Replikation die RNA kopiert. Das Pea-Enation-Mosaikvirus 1 codiert das Capsidprotein, aus dem das Capsid beider Viren gebildet wird, und ein Protein, das für Blattläuse notwendig ist, die die Viren übertragen. Das Pea-Enation-Mosaikvirus 2 codiert das virale Transportprotein, durch das sich die beiden Viren zwischen den Pflanzenzellen und aus dem Phloem herausbewegen. Die meisten Luteoviren können das Phloem, die schlauchförmigen Gewebe, mit denen die Photosyntheseprodukte innerhalb von Pflanzen transportiert werden, nicht verlassen. Virus 2 ist auch für die mechanische Übertragung des Virus erforderlich. Das heißt, die Übertragung kann durch jede Einwirkung erfolgen, die die Pflanze verletzt und die Zellwände aufbricht, sodass die Pflanzenzellen zugänglich werden. Diese beiden Merkmale sind gekoppelt. Die meisten Luteoviren können nicht mechanisch übertragen werden, da sie nur im Phloem leben, das durch einfache Beschädigung eines Blattes nicht ohne Weiteres zugänglich wird. Deshalb benötigen diese Viren eine bohrende Blattlaus als Vektor. Dieser Komplex aus zwei Viren ist ein äußerst interessantes Beispiel für eine obligate Virussymbiose, die enge Beziehung zweier ungleicher Gebilde. Das Virus ist wahrscheinlich eine evolutionäre Zwischenstufe; im Lauf der Zeit könnte es eines seiner Replikationsenzyme verlieren und zu einer einzelnen neuen Virusspezies werden.

A *Querschnitt des Luteovirus*

B *Querschnitt des Umbravirus*

1 *Capsidprotein*

2 *Einzelsträngiges RNA-Genom des Luteovirus*

3 *VPg*

4 *Einzelsträngiges RNA-Genom des Umbravirus*

LINKS: Partikel des **Pea-Enation-Mosaikvirus** (grün). Dieses Virus ist eine Mischung aus zwei verschiedenen Viren, die für eine Infektion voneinander abhängig sind. Die beiden Partikel sind zwar in dieser elektronenmikroskopischen Aufnahme schwer zu unterscheiden, aber sie sind doch unterschiedlich genug, um sie mit bestimmten Methoden aufzutrennen.

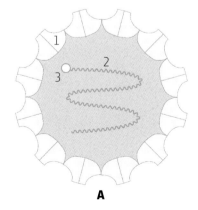

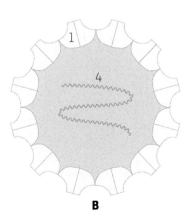

A

B

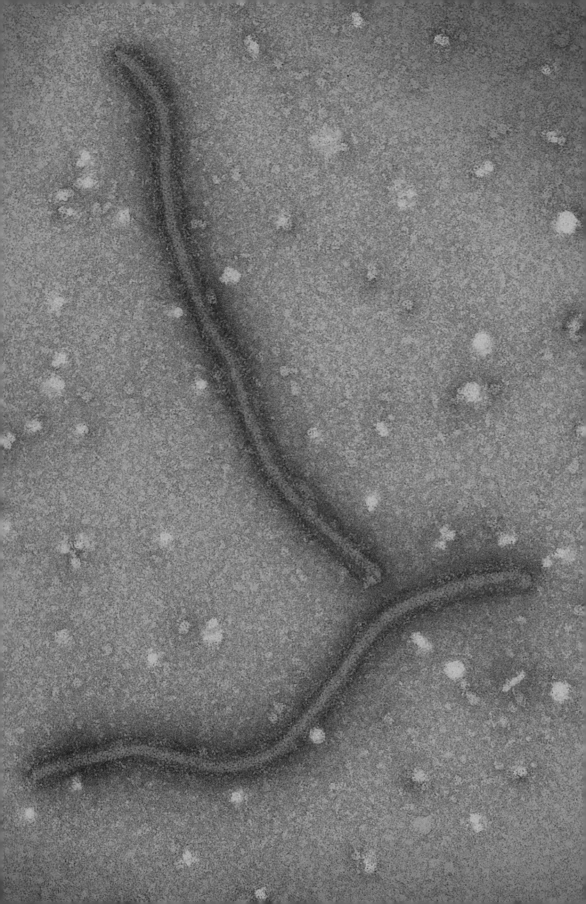

GRUPPE	IV
ORDNUNG	Nicht zugewiesen
FAMILIE	Potyviridae
GATTUNG	Potyvirus
GENOM	Lineare, nicht segmentierte, einzelsträngige RNA mit etwa 9800 Nucleotiden; codiert elf Proteine als Polyprotein
GEOGRAFISCHE VERBREITUNG	Der größte Teil von Europa, begrenzt in Kanada und Südamerika, eingeschleppt auch in Ägypten und Asien
WIRTE	Steinfruchtbäume
KRANKHEITEN	Scharka
ÜBERTRAGUNG	Blattläuse

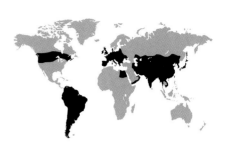

SCHARKA-VIRUS
Eine sehr schädliche Krankheit der Steinfrüchte

Eine Krankheit breitet sich unvermindert aus Das Scharka-Virus (*Plum pox virus*) verursacht eine folgenschwere Krankheit, die bei Pflaumen, Pfirsichen, Aprikosen, Mandeln, Kirschen und verwandten Obstsorten pockenähnliche Läsionen hervorruft, sodass die Früchte nicht mehr zum Verzehr geeignet sind. Die einzige wirksame Maßnahme ist die Vernichtung der erkrankten Bäume, sobald man sie entdeckt. Diese Vorgehensweise war in Teilen der USA erfolgreich, wo das Virus 1999 nach Pennsylvania eingeschleppt und in der Folge ausgerottet wurde. Das Virus tritt zwar in den USA zurzeit nicht auf, aber gleich hinter der Grenze in Kanada, sodass eine ständige Überwachung notwendig ist, um es in Schach zu halten.

In Bulgarien wurden 1917 zum ersten Mal befallene Pflaumen entdeckt, und dass ein Virus die Ursache ist, erkannte man in den 1930er-Jahren. Das Virus hat sich in ganz Europa und im Mittelmeerraum ausgebreitet und tritt auch in weiteren Ländern ständig auf. Die Krankheit wird über kurze Entfernungen durch Blattläuse und über längere Distanzen durch Pflanzenmaterial übertragen. In vielen Ländern werden Pflanzenschulen intensiv kontrolliert und eingeführtes Pflanzenmaterial wird unter Quarantäne gestellt, um die Ausbreitung einzudämmen.

Weil das Virus für den Obstanbau von großer Bedeutung ist, wird es intensiv erforscht. Da es langlebige Pflanzen infiziert, hat man daran die Evolution des Virus über lange Zeiträume erforscht. Interessanterweise finden sich nach einigen Jahren einer Infektion auf den einzelnen Ästen eines Baumes unterschiedliche Viruspopulationen. Das bedeutet, dass die Pflanze zwar mit einem einzigen Virusisolat infiziert wurde, das Virus sich aber im Verlauf des Lebens dieses Baumes in dessen einzelnen Teilen auf verschiedene Weise entwickelt. Bei den meisten Lebensformen ist es nicht möglich, in so kurzer Zeit eine Evolution zu erkennen. Aber durch ihre schnelle Evolution sind Viren sehr gut geeignet, Evolutionsmechanismen zu untersuchen.

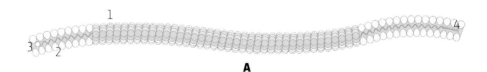

A

LINKS: Zwei aufgereinigte Partikel des **Scharka-Virus** (magenta). Diese Viren besitzen längliche und flexible Formen.

A *Außenansicht mit angeschnittenem Bereich*

1 *Capsidprotein*

2 *Einzelsträngiges RNA-Genom*

3 *VPg*

4 *Poly(A)-Schwanz*

GRUPPE	IV
ORDNUNG	Nicht zugeordnet
FAMILIE	Potyviridae
GATTUNG	Potyvirus
GENOM	Lineare, nicht segmentierte, einzelsträngige RNA mit etwa 9700 Nucleotiden; codiert elf Proteine als ein Polyprotein
GEOGRAFISCHE VERBREITUNG	Weltweit
WIRTE	Nachtschattengewächse
KRANKHEITEN	Mosaikbildung, Rugose-Mosaikkrankheit und Minderwuchs; nekrotische Flecken auf den Knollen
ÜBERTRAGUNG	Blattläuse

KARTOFFEL-Y-VIRUS
Der Fluch der Kartoffelfäule

Kartoffeln ziehen Viren an Kartoffeln sind überall in der Welt ein wichtiges Grundnahrungsmittel. Die Pflanzen gehen aus Knollen hervor, nicht aus Samenkörnern, und die so (durch vegetative Vermehrung) gezogenen Pflanzen neigen mehr zu chronischen Virusinfektionen. Die meisten Viren werden nur selten durch die Samen übertragen, sodass Samen eine reinigende Wirkung besitzen und die nächste Generation vor dem Virus bewahren. Die Produktion von „Saatkartoffeln" unterliegt in den meisten Ländern seit Langem einer Zertifizierung. Dabei werden die Ausgangskartoffeln auf das Kartoffel-Y-Virus und weitere Kartoffelviren getestet, bevor die Bauern sie erhalten, die daraus dann die kleinen Knollen erzeugen, die wiederum die Kartoffelbauern und Heimgärtner verwenden. Während der Wachstumsperiode kontrollieren die Bauern die Pflanzen auf Symptome. Dieses Verfahren hat bis vor Kurzem gut funktioniert. Seit Beginn des 20. Jahrhunderts wurde das Virus für die Kartoffelbauern zu einem schwerwiegenden Problem. Das liegt daran, dass neue Virusstämme aufgekommen sind und eine Reihe von Kartoffelkultursorten für diese neuen Viren tolerant sind, also infiziert werden, ohne Symptome zu zeigen. Das Virus vermehrt sich in diesen Kartoffeln unbemerkt, die dann im nächsten Anbaujahr für anfällige Kultursorten ein Ansteckungsreservoir bilden. Das Problem hat sich in Nordamerika noch verschärft, als eine neue Blattlausspezies, die Sojablattlaus, in die USA und nach Kanada eingeschleppt wurde, die das Virus sehr effektiv verbreitet. Das Virus bildet auch in Spanien, Frankreich und Italien ein großes Problem für den Kartoffelanbau und verursacht zudem weltweit Krankheiten bei Paprika- und Tomatenpflanzen.

Das Kartoffel-Y-Virus wurde in den 1920er-Jahren entdeckt. Es ist der erste Vertreter der Familie der Potyviridae, die nach diesem Virus benannt ist. Dieser Familie hat man Hunderte verschiedener Viren zugeordnet; sie ist die größte bekannte Familie von Krankheiten auslösenden Viren, die auch die meisten Probleme hervorruft.

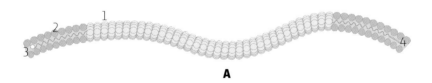

A

A *Außenansicht mit angeschnittenem Bereich*

1 *Capsidprotein*

2 *Einzelsträngiges RNA-Genom*

3 *VPg*

4 *Poly(A)-Schwanz*

RECHTS: Mehrere aufgereinigte Partikel des **Kartoffel-Y-Virus** (rot) im Elektronenmikroskop.

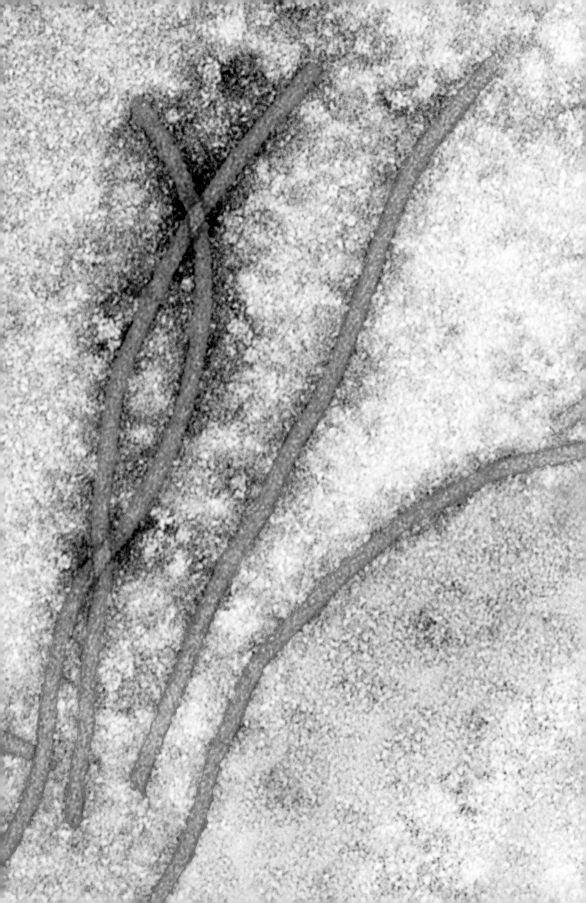

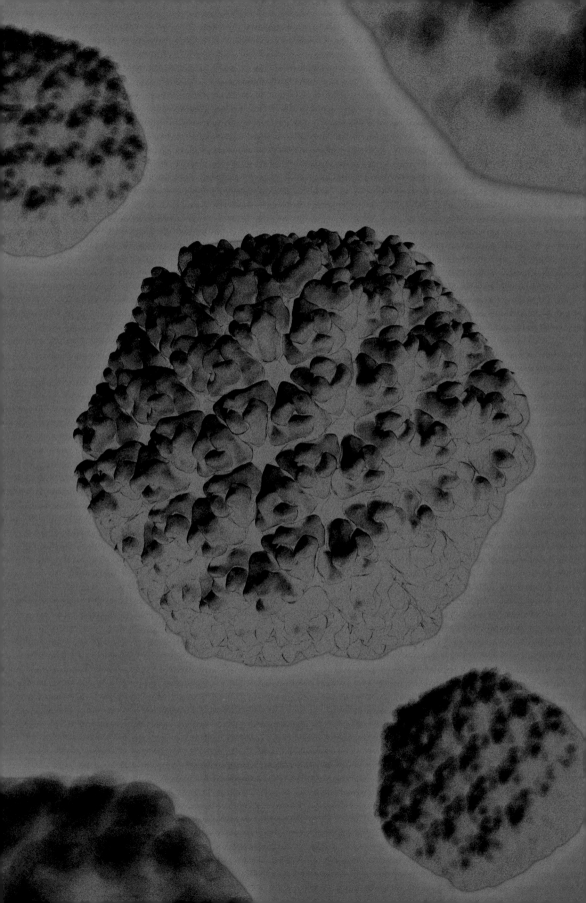

GRUPPE	III
ORDNUNG	Nicht zugewiesen
FAMILIE	Reoviridae
GATTUNG	Phytoreovirus
GENOM	Lineare, doppelsträngige RNA in zwölf Segmenten mit insgesamt etwa 26.000 Nucleotiden; codiert 15 Proteine
GEOGRAFISCHE VERBREITUNG	China, Japan, Korea, Nepal
WIRTE	Reis und verwandte Gräser, Zwergzikaden
KRANKHEITEN	Minderwuchs
ÜBERTRAGUNG	Zwergzikaden

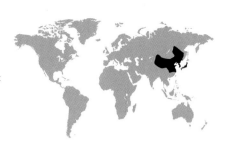

REIS-DWARF-VIRUS
Ein Pathogen für die Wirtspflanzen, nicht für die Wirtsinsekten

Veränderungen bei den Anbaumethoden führen vermehrt zu Reiskrankheiten Die Zwergwuchskrankheit beim Reis wurde zum ersten Mal 1896 in Japan festgestellt, wobei man das Virus als Ursache erst später erkannte. Es handelt sich um eine folgenschwere Erkrankung der Reispflanzen, die bei einer Infektion kleinwüchsig bleiben und nur noch wenig Ertrag liefern. Wie bei anderen Viruskrankheiten beim Reis erfolgten die Ausbrüche nur sporadisch, bis sich die Anbaumethoden änderten. Das Aufkommen großer Monokulturen (wo nur ein einziger Organismus wächst) in der Landwirtschaft hat durch Viren verursachte Krankheiten stark begünstigt. Da dann Tausende von Pflanzen in einem konzentrierten Areal für eine Virusinfektion erreichbar sind und es nur wenige bis gar keine Nicht-Wirtspflanzen gibt, kann sich ein Virus sehr schnell ausbreiten. Das Reis-Dwarf-Virus infiziert auch sein Vektorinsekt, wobei dafür keine Krankheiten bekannt sind. Infizierte Insekten überwintern im Ruhezustand auf Gräsern oder auf Wintergetreide wie etwa Weizen und sind bereit, zu den Reisfeldern zu wandern, sobald die Keimung beginnt. In Regionen mit mehreren Reisernten pro Jahr tritt die Krankheit bei der zweiten Wachstumsperiode stärker auf. Die doppelten Ernten werden durch die verbesserten Reisvarietäten ermöglicht, die in den 1960er- und 1970er-Jahren entwickelt wurden. So steht den Vektorinsekten ständig eine Nahrungsquelle zur Verfügung, sodass die Populationen groß bleiben und die Anzahl der Viren auch. Mithilfe von Insektiziden lässt sich zwar das Auftreten des Reis-Dwarf-Virus verringern, diese sind jedoch kostenintensiv und können auch den nützlichen Insekten schaden.

A *Querschnitt*

B *Außenansicht des mittleren Capsids*

1 *P2, äußeres Capsid*

2 *P8, mittleres Capsid*

3 *P3, inneres Capsid*

4 *Doppelsträngiges RNA-Genom (zwölf Segmente)*

5 *Polymerase*

LINKS: Modell des **Reis-Dwarf-Virus** (blau) nach Daten aus Röntgenstrukturanalysen.

A

B

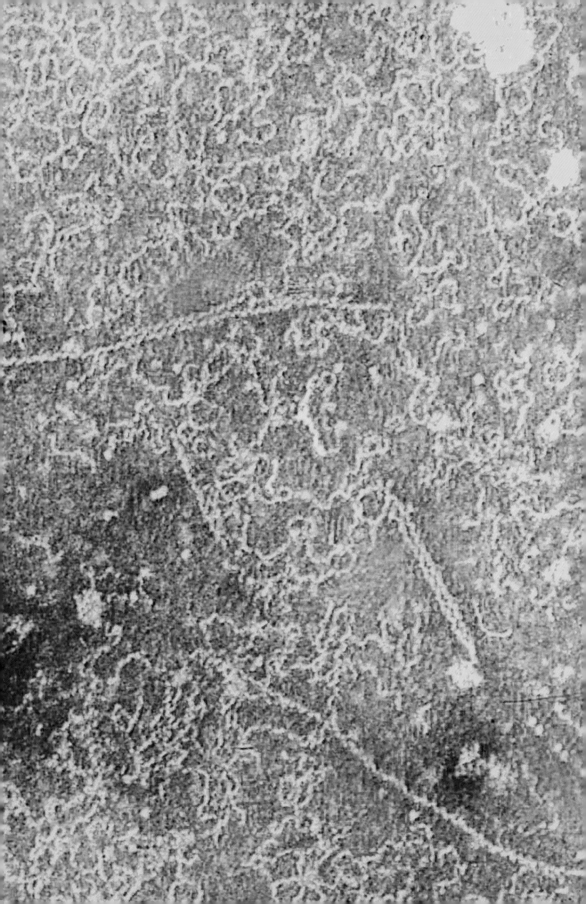

GRUPPE	V
ORDNUNG	Nicht zugewiesen
FAMILIE	Nicht zugewiesen
GATTUNG	Tenuivirus
GENOM	Lineare, einzelsträngige RNA in vier Segmenten mit insgesamt etwa 17.600 Nucleotiden; codiert sieben Proteine
GEOGRAFISCHE VERBREITUNG	Lateinamerika, südliches Nordamerika
WIRTE	Reis
KRANKHEITEN	Hoja blanca („Weißblattkrankheit")
ÜBERTRAGUNG	Reiszikaden

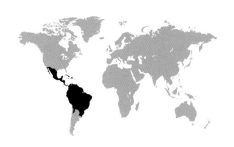

REIS-HOJA-BLANCA-VIRUS
Ein Virus für Insekten und Pflanzen

Ein zyklisch auftretendes Problem im Reisanbau Hoja blanca oder die „Weißblattkrankheit" bei Reis wurde zum ersten Mal in den 1930er-Jahren in Kolumbien festgestellt. Später trat die Krankheit auch in anderen Regionen von Südamerika auf und gelangte schließlich nach Mittelamerika und Kuba. Die Krankheit ist einige Jahre akut und verschwindet dann für zehn Jahre oder länger, um schließlich an anderer Stelle wieder zu erscheinen. Wenn die Krankheit aktiv ist, nehmen die Reiserträge erheblich ab. Der zyklische Charakter der Epidemie und die Ausbreitung über große Entfernungen sorgten zuerst für Verwirrung, bis man den Vektor ermittelte. Die Reiszikaden sind sogar ein Wirt des Virus. Dort repliziert es sich und wird auf die Nachkommen übertragen. Das Virus kann also jahrelang in den Insekten verbleiben, ohne auf Pflanzen übertragen zu werden. Die Virusinfektion führt bei den Insekten zu einer geringeren Produktion von Eiern, sodass die Anzahl der Insekten am Ende einer Epidemie in den Reisanbaugebieten stark abgenommen hat. Auch die Veränderung von Umweltbedingungen beeinflusst den Lebenszyklus der Reiszikaden, die eine hohe Luftfeuchtigkeit benötigen, wie sie beim Reisanbau mit starker Bewässerung anzutreffen ist. Dieses erstaunliche Insekt kann auch große Entfernungen zurücklegen, etwa bis zu 1000 km, ohne sich niederzulassen. Das erklärt die Ausbreitung über große Distanzen. Zurzeit ist man dabei, Reissorten zu züchten, die gegen das Virus und/oder die Vektorinsekten resistent sind, um die Pflanzungen vor dem Reis-Hoja-blanca-Virus zu schützen. Eine perfekte Lösung ist jedoch noch nicht in Sicht. Einige Reissorten sind teilweise gegen das Virus resistent, aber sie gehören zum Japonica-Typ und nicht zum Indica-Typ, der in Lateinamerika bevorzugt wird.

1 *Einzelsträngige RNA 1, umhüllt von Nucleoproteinen*
2 *Einzelsträngige RNA 2, umhüllt von Nucleoproteinen*
3 *Einzelsträngige RNA 3, umhüllt von Nucleoproteinen*
4 *Einzelsträngige RNA 4, umhüllt von Nucleoproteinen*

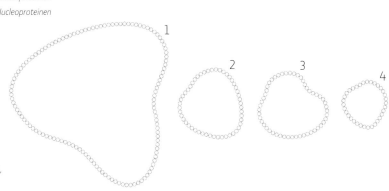

LINKS: Das **Reis-Hoja-blanca-Virus** bildet keine hoch strukturierten Partikel, sondern nur ineinander verschlungene Linien (gelb), wie hier im Elektronenmikroskop zu erkennen ist. Dabei handelt es sich um die Virus-RNA, die von Nucleoproteinen bedeckt ist.

GRUPPE	IV
ORDNUNG	Nicht zugewiesen
FAMILIE	Nicht zugewiesen
GATTUNG	Nicht zugewiesen
GENOM	Lineare, nicht segmentierte, einzelsträngige RNA mit etwa 1100 Nucleotiden; codiert zwei Proteine
GEOGRAFISCHE VERBREITUNG	Südkalifornien und der Nordwesten von Mexiko
WIRTE	Baumtabak
KRANKHEITEN	Keine
ÜBERTRAGUNG	In der Natur nicht bekannt; mechanisch bei Experimenten

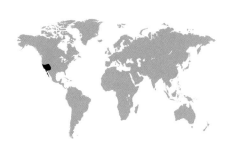

SATELLIT DES TABAKMOSAIKVIRUS
Virus eines Virus

Ein Geheimnis der Evolution Viren haben manchmal selbst Parasiten. Diese kommen in Pflanzen am häufigsten vor und man bezeichnet sie als Satelliten. Einige von ihnen sind kleine RNA- oder DNA-Moleküle, die das Virus (das sogenannte Helfervirus) für Replikation, Verpackung und Übertragung nutzen. Satellitenviren wurden in den 1960er-Jahren zum ersten Mal nachgewiesen, und bis heute hat man nur vier für Pflanzen beschrieben. Satellitenviren codieren ein Capsidprotein, aber keine Proteine, die es ihnen ermöglichen, sich in Pflanzen zu replizieren oder zu bewegen. Sie sind bei diesen Funktionen vollständig von ihrem Helfervirus abhängig, bilden aber ein eigenes Capsid.

Der Satellit des Tabakmosaikvirus ist ein Parasit des Tabak-Mild-green-mottle-Virus, das mit dem Tabakmosaikvirus verwandt ist. Dieses kann im Experiment ebenfalls das Satellitenvirus tragen, tritt aber in der Natur anscheinend nicht gemeinsam mit ihm auf. Das Satellitenvirus wurde bei Untersuchungen der Viren des Baumtabaks entdeckt, der in Südkalifornien heimisch frei wächst. Sowohl die Wirtspflanze als auch das Helfervirus kommen zwar auch in anderen Regionen der Welt vor, da sie dort aus dem amerikanischen Kontinent eingeführt wurden, aber das Satellitenvirus hat man bis jetzt nirgendwo anders gefunden. Es ist nicht bekannt, warum es nicht zusammen mit den Pflanzen und dem Helfervirus eingebracht wurde. Im Experiment ist es möglich, auch andere Pflanzen, die mit dem Tabak verwandt sind, mit dem Tabak-Mild-green-mottle-Virus und dem Satellitenvirus zu infizieren, aber in der freien Natur hat man das Satellitenvirus noch nicht unabhängig vom Baumtabak nachgewiesen. Meistens wirkt sich das Satellitenvirus nur wenig auf die Symptome des Helfervirus aus, wobei es in Paprikapflanzen die Menge an Helferviren stark herabsetzen kann. Außerdem kann es die Symptome abhängig von der Kultursorte verringern oder verstärken.

Weiterhin ungeklärt ist die Frage, woher die Satelliten(viren) stammen. Genetisch haben sie mit ihren Helferviren nichts gemeinsam. Sind sie degenerierte Viren, die den größten Teil ihrer Gene verloren haben? Oder bilden sie eine viel ursprünglichere Form, die auf die Anfänge des Lebens zurückgeht? Auf diese Fragen gibt es bis jetzt keine Antworten.

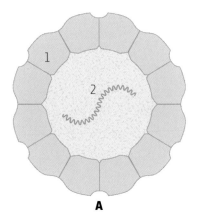

A *Querschnitt*

1 *Capsidprotein*
2 *Einzelsträngiges RNA-Genom*

Rechts: Kleine kugelförmige Partikel des **Tabakmosaikvirus-Satelliten** im Elektronenmikroskop zusammen mit einigen Partikeln des Tabak-Mild-green-mottle-Virus (breite „Balken"), also des Helfervirus, das für die Replikation erforderlich ist.

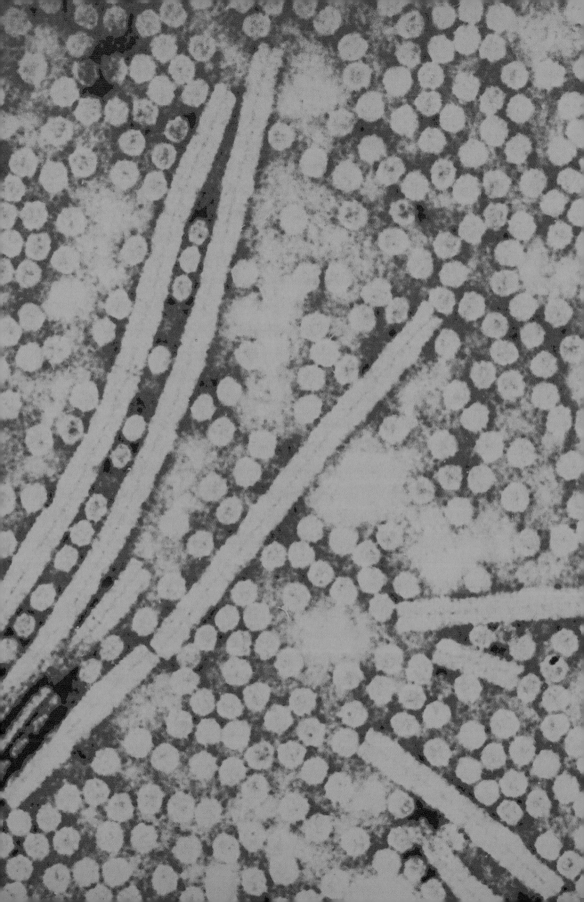

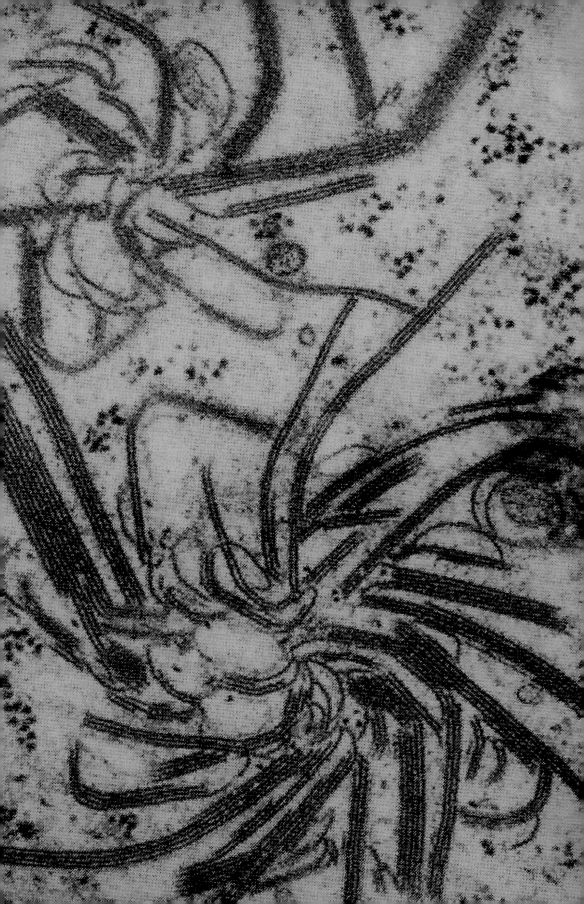

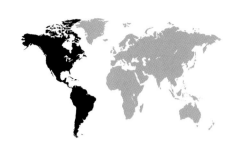

GRUPPE	IV
ORDNUNG	Nicht zugewiesen
FAMILIE	Potyviridae
GATTUNG	Potyvirus
GENOM	Lineare, nicht segmentierte, einzelsträngige RNA mit etwa 9500 Nucleotiden; codiert elf Proteine als Polyprotein
GEOGRAFISCHE VERBREITUNG	Gesamter amerikanischer Kontinent, Hawaii
WIRTE	Nachtschattengewächse und andere Krautpflanzen
KRANKHEITEN	Einschrumpeln der Blätter, Minderwuchs, Aufhellung der Blattadern, Fleckigkeit
ÜBERTRAGUNG	Blattläuse

TABAK-ETCH-VIRUS

Das Virus, mit dessen Hilfe man das adaptive Immunsystem der Pflanzen entdeckte

Ein wichtiges Werkzeug für die Molekularbiologie Pflanzenvirologen war der Effekt schon lange bekannt, dass die Infektion einer Pflanze mit der milden Form eines Virus die Pflanze gegen gravierendere Stämme immunisieren kann, ähnlich der Impfung von Menschen oder Tieren mit abgeschwächten Virusstämmen. Bevor bessere Methoden zur Verfügung standen, um Viren zu identifizieren, hat man auf diese Weise ermittelt, ob ein Virus zur selben Spezies gehört wie ein bereits bekanntes Virus. Vor 1992 waren jedoch die Mechanismen der pflanzlichen Immunität unbekannt. Damals konnte man schließlich zeigen, dass nur die RNA des Tabak-Etch-Virus erforderlich war, um diese Art von Immunität auszulösen. Weder das vollständige Virus noch einzelne Proteine spielten dabei eine Rolle. So wurde das RNA-Silencing entdeckt, das man inzwischen bei vielen Organismen nachgewiesen hat. Beim RNA-Silencing wird die RNA auf sehr spezifische Weise angegriffen und abgebaut. Dies ist ein wichtiger Abwehrmechanismus gegen Viren, aber auch bei anderen Genen gibt es ähnliche Mechanismen für eine Regulation.

Mithilfe des Tabak-Etch-Virus wurde nicht nur das RNA-basierte Immunsystem der Pflanzen entdeckt, sondern es diente auch als wichtiges Modell, um viele weitere Einzelheiten der Pflanzenvirologie zu untersuchen, etwa wie Blattläuse Pflanzenviren übertragen, wie Viren Pflanzenzellen verändern, wie virale Polyproteine in kleinere Proteine, die für den Infektionszyklus notwendig sind, aufgeteilt werden, und, noch aktueller, wie sich Viren in der Evolution im Lauf der Zeit verändern.

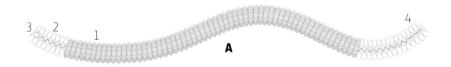

LINKS: Das **Tabak-Etch-Virus** bildet im Cytoplasma von infizierten Pflanzenzellen diese ungewöhnlichen Strukturen, die man als Windrad-Inklusionskörperchen bezeichnet (schwarz auf rosa gefärbtem Untergrund).

A *Außenansicht mit angeschnittenem Bereich*

1 *Capsidprotein*

2 *Einzelsträngiges RNA-Genom*

3 *VPg*

4 *Poly(A)-Schwanz*

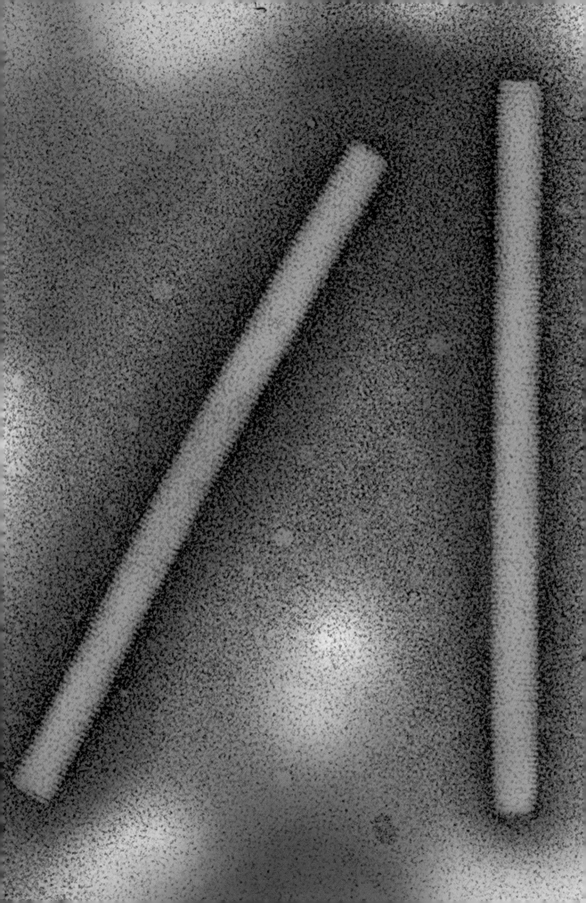

<table>
GRUPPE	IV
ORDNUNG	Nicht zugewiesen
FAMILIE	Virgaviridae
GATTUNG	Tobamovirus
GENOM	Lineare, nicht segmentierte, einzelsträngige RNA mit etwa 6400 Nucleotiden; codiert vier Proteine
GEOGRAFISCHE VERBREITUNG	Weltweit
WIRTE	Viele Pflanzen
KRANKHEITEN	Blattmosaikkrankheit, starker Minderwuchs; bei manchen Wirtspflanzen tödlich
ÜBERTRAGUNG	Mechanisch
</table>

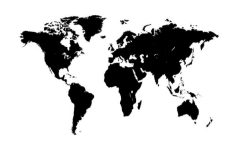

TABAKMOSAIKVIRUS
Das Virus, welches das Forschungsgebiet der Virologie begründete

Viele Erkenntnisse in der Molekularbiologie wurden durch die Untersuchung eines Virus gewonnen Im späten 19. Jahrhundert berichteten Forscher in den Niederlanden von einer neuen Mosaikkrankheit bei Tabakpflanzen, die durch Zellsaft aus infizierten Pflanzen übertragen werden konnte. Wissenschaftler in Russland und den Niederlanden zeigten, dass der infektiöse Faktor sehr feine Filter passierte, in denen Bakterien zurückgehalten wurden. In den Niederlanden erkannte man, dass es sich hier um eine neue Form von infektiösem Faktor handelte, den man als Virus bezeichnete. Mit diesem Virus sind eine Reihe weiterer Premieren verbunden, etwa die Entdeckung der genetischen Funktion von RNA, des genetischen Codes (welche Rolle RNA bei der Proteinproduktion spielt) und wie sich große Moleküle in Pflanzenzellen bewegen. Das Tabakmosaikvirus war das erste Virus, dessen Struktur bestimmt wurde. Rosalind Franklin, bekannt geworden durch ihre Arbeiten zur DNA-Struktur, erstellte ein Modell des Tabakmosaikvirus, das 1958 auf der Weltausstellung in Brüssel präsentiert wurde. Das Tabakmosaikvirus war auch das erste Virus, das zur genetischen Veränderung einer Nutzpflanze eingesetzt wurde, um das Prinzip aufzuzeigen. Dabei hat man Tabakpflanzen erzeugt, die das Gen für das Capsidprotein des Virus trugen und dann gegenüber einer Infektion mit dem Virus resistent waren.

Das Tabakmosaikvirus infiziert viele Acker- und Gartenpflanzen, etwa auch Tomaten, für die das Virus tödlich wirken kann. Das Virus kommt häufig in Tabakprodukten vor und ist sehr stabil. Es kann den menschlichen Darm passieren und dennoch infektiös bleiben. Raucher und andere Tabakkonsumenten können das Virus übertragen, wenn sie mit Pflanzen hantieren. Erfreulicherweise sind viele der heutigen Tomatenkultursorten gegen das Virus resistent, die meisten Varietäten in den Kleingärten jedoch nicht.

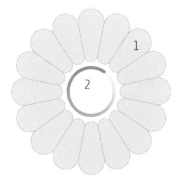

1

A

LINKS: Die stabförmigen Partikel des **Tabakmosaikvirus** in hoher Auflösung im Elektronenmikroskop. In den beiden gefärbten Viren lassen sich sogar die Untereinheiten der Capsidproteine unterscheiden.

A *Außenansicht*

B *Querschnitt*

1 *Capsidprotein*

2 *Einzelsträngiges RNA-Genom, eingebettet in eine Helix aus Capsidproteinen*

1

2

B

GRUPPE	IV
ORDNUNG	Nicht zugewiesen
FAMILIE	Tombusviridae
GATTUNG	Tombusvirus
GENOM	Lineare, nicht segmentierte, einzelsträngige RNA mit etwa 4800 Nucleotiden; codiert fünf Proteine
GEOGRAFISCHE VERBREITUNG	Nord- und Südamerika, Europa und Mittelmeerraum
WIRTE	In der freien Natur Tomaten und einige wenige verwandte Spezies
KRANKHEITEN	Minderwuchs, missgestaltete Pflanzen, Gelbverfärbung
ÜBERTRAGUNG	Durch Samen, mechanisch

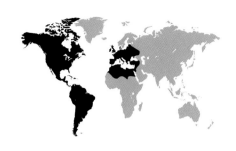

TOMATEN-BUSHY-STUNT-VIRUS
Ein vielseitig verwendbares Werkzeug

Ein kleines, einfaches Virus mit großer Wirkung In den 1930er-Jahren wurden in England mit dem Tomaten-Bushy-Stunt-Virus (TBSV) infizierte Tomaten zum ersten Mal beschrieben. Seitdem ist das Virus auch in anderen Regionen der Welt aufgetreten. Das Virus infiziert auch Paprika, Auberginen und damit verwandte Wirtspflanzen. Im Experiment lassen sich noch viele weitere Pflanzen infizieren.

Das Tomaten-Bushy-Stunt-Virus ist eines der kleinsten bekannten Pflanzenviren. 1978 war es das erste Virus, von dem die Struktur in hoher Auflösung bestimmt wurde. Frühere Strukturmodelle zeigten nicht die Einzelheiten, die mit den modernen Analysemethoden gewonnen werden konnten. Das Genom des Tomaten-Bushy-Stunt-Virus ist ebenfalls ziemlich klein und einfach, und man hat daran sehr ausführlich untersucht, wie Viren mit ihren Wirten interagieren und wie sie sich evolutionär verändern. Unter Laborbedingungen kann das Virus Hefezellen infizieren, sodass man viele genetische und zellbiologische Einzelheiten im Lebenszyklus des Virus untersuchen kann. Die Hefe wurde als Modellsystem mit Tausenden von Mutanten entwickelt, die in diversen Genen Defekte tragen und für Experimente zur Verfügung stehen. Hefen sind relativ einfache eukaryotische Organismen (das heißt, sie besitzen einen Zellkern wie Pflanzen und Tiere). So ließen sich mit diesem System viele neue Erkenntnisse gewinnen, wie Viren und Wirte miteinander leben.

Materialforscher haben vor einiger Zeit erkannt, dass Pflanzenviren sehr effektive Nanopartikel hervorbringen können, und zurzeit entwickelt man das Tomaten-Bushy-Stunt-Virus weiter, um es in der Nanotechnologie einzusetzen.

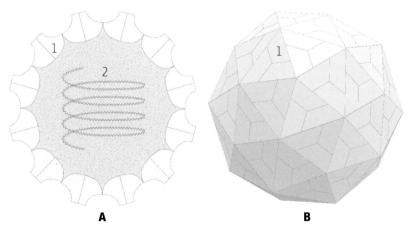

A *Querschnitt*

B *Außenansicht*

1 *Capsidprotein*

2 *Einzelsträngiges RNA-Genom*

RECHTS: Partikel des **Tomaten-Bushy-Stunt-Virus** (grün). Auf den Oberflächen der Partikel lassen sich in dieser hoch aufgelösten elektronenmikroskopischen Aufnahme einzelne Proteine unterscheiden.

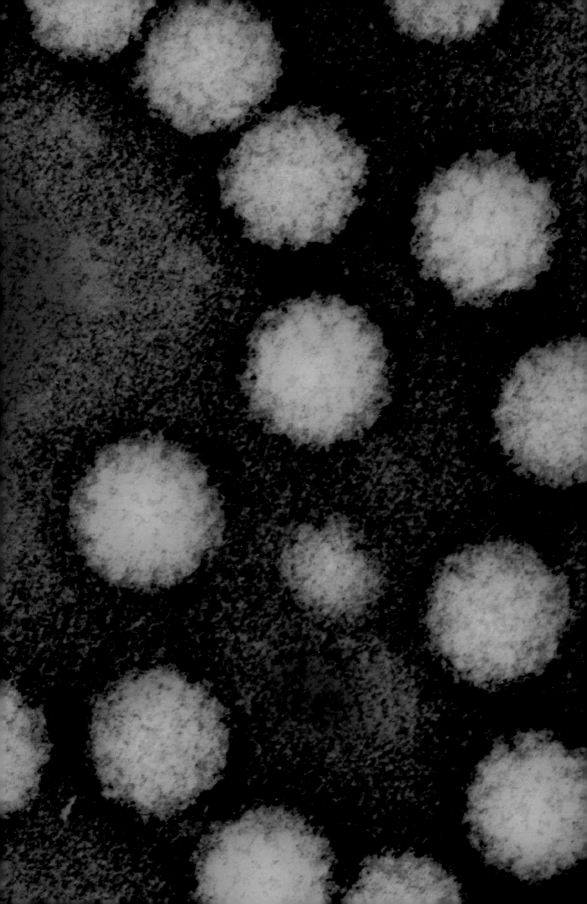

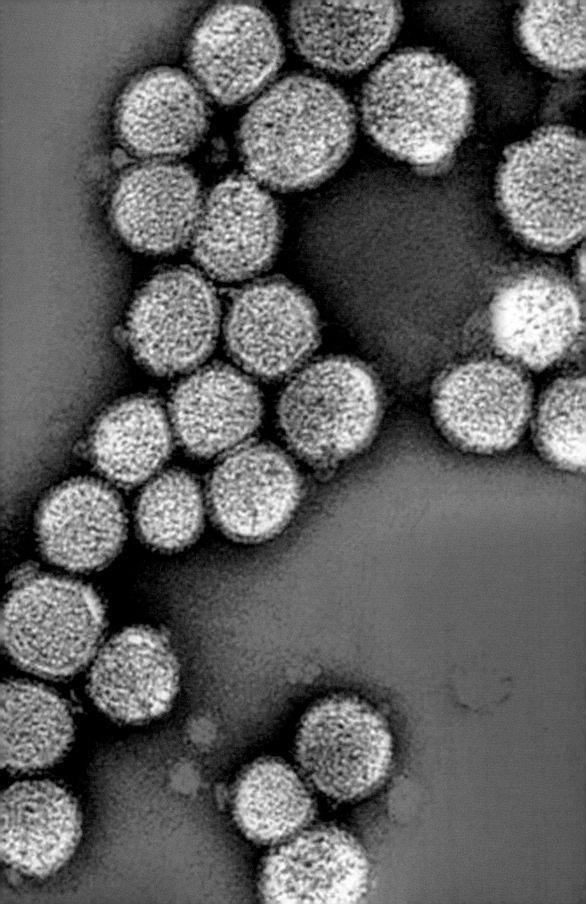

GRUPPE	V
ORDNUNG	Nicht zugewiesen
FAMILIE	Bunyaviridae
GATTUNG	Tospovirus
GENOM	Ringförmige, einzelsträngige RNA in drei Segmenten mit insgesamt etwa 16.600 Nucleotiden; codiert sechs Proteine
GEOGRAFISCHE VERBREITUNG	Weltweit
WIRTE	Mehr als 1000 Pflanzenspezies, Thripse (Fransenflügler)
KRANKHEITEN	Verwelken der Pflanzen und Flecken auf den Tomaten, Minderwuchs, Nekrosen
ÜBERTRAGUNG	Thripse

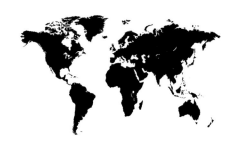

TOMATENBRONZE-FLECKENVIRUS
Ein Pflanzenvirus in einer Familie von Tierviren

Auch Insekten sind Wirte Das Tomatenbronzefleckenvirus (*Tomato spotted wilt virus*) wurde 1915 in Australien entdeckt und lange Zeit waren ähnliche Viren bei Pflanzen unbekannt. Heute kennt man jedoch über ein Dutzend damit verwandter Pflanzenviren. Das Virus verursacht Krankheiten und Ernteverluste bei vielen wichtigen Nutzpflanzen. Die meisten Vertreter dieser Virusfamilie der Bunyaviridae infizieren Insekten und höhere Tiere, und das Tomatenbronzefleckenvirus ist auch ein Virus von Insekten. Es ist eines der wenigen Pflanzenviren mit einer äußeren Lipidmembran. Lipidmembranen ermöglichen es den Tierviren, in Zellen einzudringen, sind jedoch bei Pflanzen offensichtlich nutzlos, da deren Zellen von Zellwänden umgeben sind. Das Tomatenbronzefleckenvirus steht in einer komplexen Beziehung zu den Fransenflüglern (Thripse). Dies sind kleine Insekten, die an Pflanzen saugen und als Vektor das Virus zwischen den Pflanzen übertragen. Pflanzen, die durch Thripse geschädigt werden, produzieren normalerweise Moleküle zur Fraßabwehr und sind nur ein schlechter Wirt für die juvenilen Formen der Insekten. Wenn die Pflanzen jedoch auch mit dem Tomatenbronzefleckenvirus infiziert werden, sind sie bessere Wirte. Das Virus unterstützt also die Insekten, die das Virus verbreiten und die Pflanzen schädigen. Männliche Thripse sind bessere Vektoren als die Weibchen, und männliche, mit dem Tomatenbronzefleckenvirus infizierte Thripse bohren Pflanzen häufiger an, sodass die Ausbreitung des Virus unter den Pflanzen noch zunimmt. Andere Bunyaviridae, die auch Tiere infizieren, können zudem das Verhalten ihrer Wirtsinsekten/Vektoren beeinflussen, so etwa das La Crosse-Virus, ein menschliches Pathogen, das durch Stechmücken übertragen wird. Das Virus veranlasst die Insekten, häufiger zu stechen, sodass sich das Virus stärker verbreitet.

A *Querschnitt*

1 *Glykoproteine Gn und Gc*

2 *Lipidhülle*
Einzelsträngige RNA, umgeben von Nucleoproteinen

3 *Genomsegment S*

4 *Genomsegment M*

5 *Genomsegment L*

6 *Polymerase*

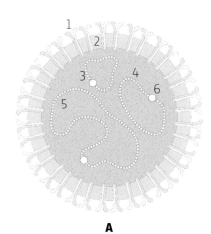

LINKS: Partikel des **Tomatenbronzefleckenvirus** (blau). Erkennbar sind die Glykoproteinfortsätze, die in der äußeren Membran befestigt sind.

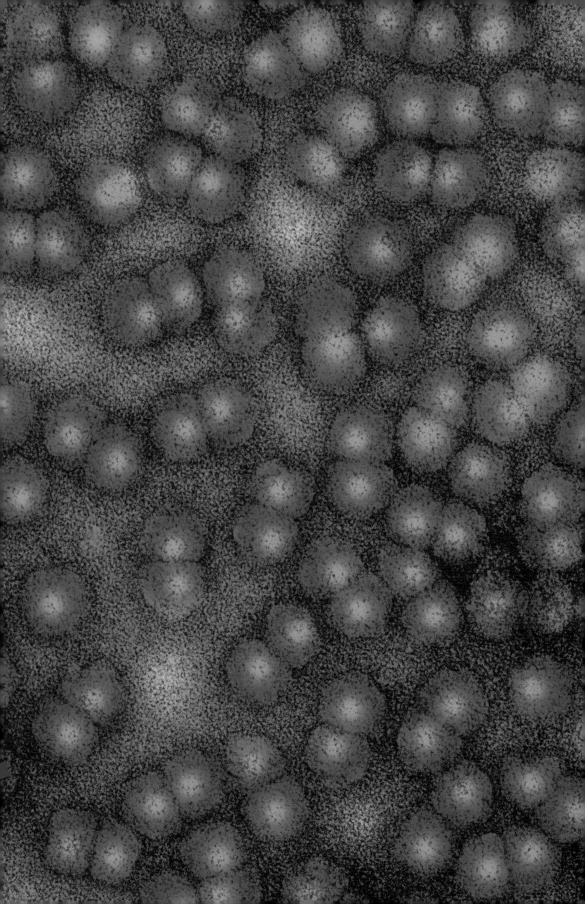

GRUPPE	II
ORDNUNG	Nicht zugewiesen
FAMILIE	Geminiviridae
GATTUNG	Begomovirus
GENOM	Ringförmige, nicht segmentierte, einzelsträngige DNA mit etwa 2800 Nucleotiden; codiert sechs Proteine
GEOGRAFISCHE VERBREITUNG	Mittlerer Osten, heute weltweit in Tomatenanbaugebieten
WIRTE	Tomaten
KRANKHEITEN	Gelbverfärbung, Mosaikbildung, minderwüchsige und verformte Blätter, Ernteverluste
ÜBERTRAGUNG	Mottenschildläuse

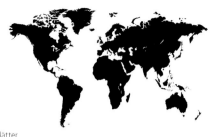

TOMATEN-YELLOW-LEAF-CURL-VIRUS
Neue Pflanze, neues Virus

Ein Virus der „Alten Welt" in einer Pflanze aus der „Neuen Welt" Die meisten Viren der Gattung Begomovirus besitzen zwei DNA-Segmente, einige auch nur eines. Diese ordnet man der „Alten Welt" zu, da sie in der westlichen Hemisphäre nicht vorkommen. Wie gelangt also ein Virus der Alten Welt in eine Nutzpflanze aus der Neuen Welt? Dafür sind zwei Faktoren ausschlaggebend. Zum einen wurde die Tomate aus Südamerika, wo sie herstammt, vor mehreren Jahrhunderten überall in der Welt eingeführt. So war es dem Virus möglich, das wahrscheinlich aus einer natürlich vorkommenden Pflanze im Mittleren Osten stammt, Tomaten zu infizieren. Die Krankheit wurde in den 1930er-Jahren bei Tomaten zum ersten Mal in der Region beschrieben, die man heute als Israel bezeichnet, aber es handelte sich um ein lokal begrenztes Problem. Der zweite Faktor war die weltweite Ausbreitung einer Mottenschildlaus des Biotyps B in den Tropen und Subtropen in den 1990er-Jahren. Biotyp B nutzt ein breiteres Spektrum an Wirtspflanzen als andere Mottenschildläuse, wodurch sich wahrscheinlich das Virus stärker von Wildpflanzen auf die Tomaten ausbreiten konnte. Das Aufkommen der Mottenschildlaus an so vielen Stellen in den 1990er-Jahren ermöglichte es dem Tomaten-Yellow-Leaf-Curl-Virus, sich in den Tomatenanbaugebieten schnell auszubreiten, so auch in der westlichen Hemisphäre, woher die Tomaten ursprünglich kommen. In den vergangenen Jahren hat man neben dem Tomaten-Yellow-Leaf-Curl-Virus eine große Zahl verwandter Viren überall dort nachgewiesen, wo die Biotyp-B-Mottenschildlaus eingeschleppt wurde. Einige dieser Viren kommen in Pflanzen gemeinsam vor, sodass sich aus Komponenten der einzelnen Viren neue Viren entwickeln können. In einigen Fällen erweisen sich die infizierten Pflanzen als bessere Wirte für die Biotyp-B-Mottenschildlaus, wodurch sich die Anzahl der gelegten und geschlüpften Eier erhöht. Dadurch verstärken sich die Ausbreitung der Viren und das Vordringen Biotyp-B-Mottenschildläuse.

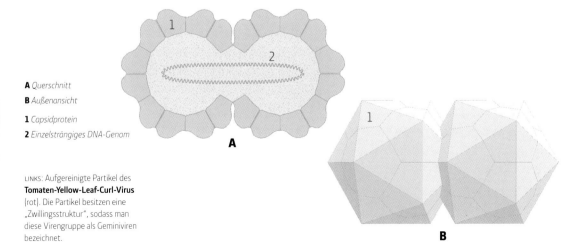

A *Querschnitt*

B *Außenansicht*

1 *Capsidprotein*

2 *Einzelsträngiges DNA-Genom*

LINKS: Aufgereinigte Partikel des **Tomaten-Yellow-Leaf-Curl-Virus** (rot). Die Partikel besitzen eine „Zwillingsstruktur", sodass man diese Virengruppe als Geminiviren bezeichnet.

GRUPPE	III
ORDNUNG	Nicht zugewiesen
FAMILIE	Partitiviridae
GATTUNG	Alphapartitivirus
GENOM	Lineare, doppelsträngige RNA in zwei Segmenten mit insgesamt etwa 3700 Nucleotiden; codiert zwei Proteine
GEOGRAFISCHE VERBREITUNG	Weltweit
WIRTE	Kleepflanzen
KRANKHEITEN	Keine
ÜBERTRAGUNG	Ausschließlich durch Samen

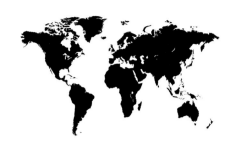

WEISSKLEE-CRYPTIC-VIRUS
Ein Virus, das für den Klee vorteilhaft ist

Ein persistierendes Pflanzenvirus Persistierende Pflanzenviren sind sowohl bei Nutz- als auch bei Wildpflanzen weit verbreitet. Bei infizierten Pflanzen kommen sie in allen Zellen vor und werden viele Generationen lang durch die Samen an die Nachkommen weitergegeben, wahrscheinlich über Tausende von Jahren. Sie wurden bis jetzt noch kaum untersucht, da sie anscheinend keine Krankheiten hervorrufen. Bei Bestimmung der Viren von Wildpflanzen sind die persistierenden Viren aus der Familie der Partitiviridae (deren Genome aus zwei RNAs bestehen, daher die Bezeichnung) manchmal am häufigsten vertreten.

Das Weißklee-Cryptic-Virus ist ein einfaches Virus, das nur ein Capsidprotein und eine Polymerase zum Kopieren des RNA-Genoms codiert. Weißklee steht wie alle Leguminosen in einer symbiontischen Beziehung mit Bakterien, die an den Wurzeln Organe bilden, die sogenannten Wurzelknöllchen. Diese können Stickstoff fixieren, das heißt, atmosphärischer Stickstoff wird in eine Form umgewandelt, die die Pflanzen nutzen können. Dies ist eine wichtige Reaktion für die Pflanze, erfordert aber eine Menge Ressourcen. Das Capsidprotein des Weißklee-Cryptic-Virus umhüllt nicht nur das Virus, sondern es unterdrückt auch die pflanzlichen Gene, die die Wurzelknöllchen hervorbringen, aber nur dann, wenn im Boden genügend Stickstoff vorhanden ist. Es ist nicht bekannt, wie das virale Capsidprotein dies bewerkstelligt, aber es ist für die Pflanze von großem Nutzen, dass sie keine Wurzelknöllchen erzeugt, wenn sie nicht notwendig sind. Möglicherweise wirken sich auch andere persistierende Viren positiv auf ihre Wirte aus, aber bis jetzt hat man nur wenige davon untersucht.

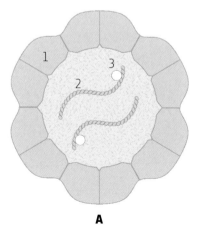

A *Querschnitt*

1 *Capsidprotein*

2 *Doppelsträngiges RNA-Genom (zwei Segmente)*

3 *Polymerase*

RECHTS: Partikel des **Weißklee-Cryptic-Virus 1** (hellbraun auf blaugrünem Untergrund). Von dem Virus gibt es zwei verschiedene Partikel, die jeweils ein anderes RNA-Genom enthalten, wobei diese im Elektronenmikroskop nicht zu unterscheiden sind.

A

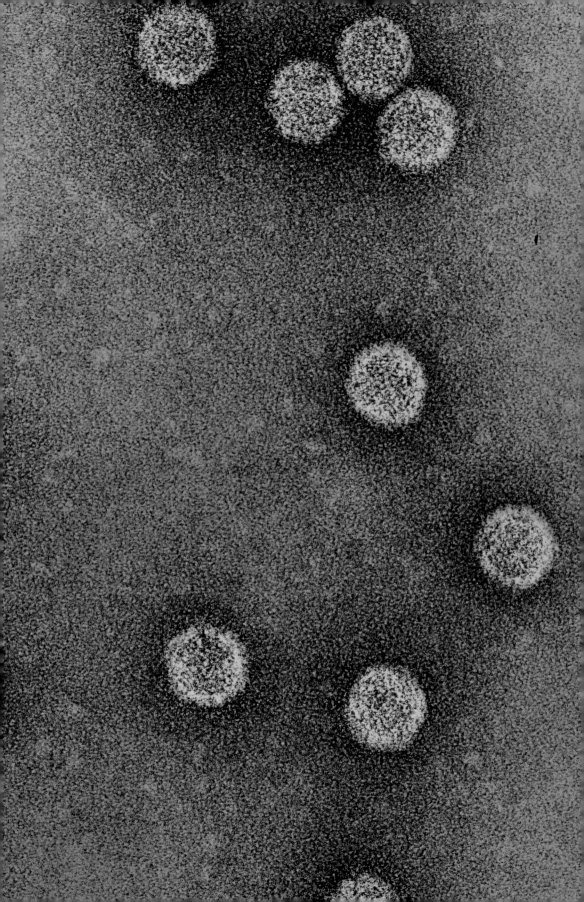

GRUPPE	II
ORDNUNG	Nicht zugewiesen
FAMILIE	Geminiviridae
GATTUNG	Begomovirus
GENOM	Ringförmige, einzelsträngige DNA in zwei Segmenten mit insgesamt etwa 5200 Nucleotiden; codiert acht Proteine
GEOGRAFISCHE VERBREITUNG	Tropische Regionen in Südamerika
WIRTE	Bohnen und Wildleguminosen
KRANKHEITEN	Golden-Mosaic-Krankheit
ÜBERTRAGUNG	Mottenschildläuse

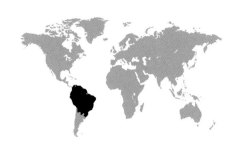

GOLDEN-MOSAIC-VIRUS DER BOHNENPFLANZEN
Eine aufkommende Krankheit bei Pflanzen

Massive Schäden bei Bohnen, einem proteinhaltigen Grundnahrungsmittel Die Geminiviren gehören zu den wichtigsten neu aufkommenden Pflanzenviren. Viele werden durch einige wenige Spezies der Mottenschildläuse übertragen, und tatsächlich ist die Ausbreitung dieser Insekten dafür verantwortlich, dass die Krankheit inzwischen weltweit auftritt. Das Golden-Mosaic-Virus der Bohnenpflanzen (*Bean golden mosaic virus*) wurde 1976 in Kolumbien entdeckt. Derzeit ist das Virus das größte Problem für die Bohnenernte in Lateinamerika, die Verluste werden auf Hunderttausende von Tonnen geschätzt. Bohnen sind in diesem Teil der Welt ein wichtiges Grundnahrungsmittel. Verwandte Viren verursachen in Nord- und Zentralamerika ähnliche Schwierigkeiten. Ein Grund für die Zunahme der Krankheit ist anscheinend der zunehmende Anbau von Sojabohnen, die als Wirte für die Vektor-Mottenschildläuse gute Bedingungen bieten und wahrscheinlich dadurch die Insektendichte zunimmt. Es steht zwar eine enorme Vielfalt von Bohnensorten für Züchtungsprogramme zur Verfügung, aber man hat bis jetzt keine gefunden, die gegenüber dem Golden-Mosaic-Virus der Bohnenpflanzen resistent ist. Eine andere Möglichkeit der Eindämmung besteht darin, die Mottenschildläuse zu bekämpfen. Das ist jedoch kostenintensiv, unökologisch und bringt im Allgemeinen nur pestizidresistente Insekten hervor. Neuere Maßnahmen hatten zum Ziel, resistente Bohnensorten durch künstliche genetische Veränderungen zu erzeugen. Dafür integriert man in das pflanzliche Genom kleine Fragmente des Virus. Diese aktivieren dann das natürliche Immunsystem der Pflanzen. Dieses Verfahren war bei Versuchen im Gewächshaus und im Freiland erfolgreich. So wurden jetzt von der brasilianischen Regierung resistente Bohnensorten zugelassen.

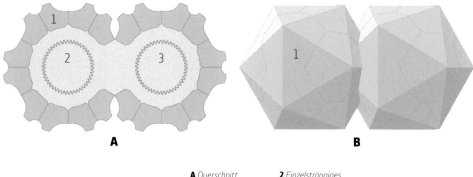

A
B

A Querschnitt
B Außenansicht

1 Capsidprotein

2 Einzelsträngiges DNA-Genomsegment A

3 Einzelsträngiges DNA-Genomsegment B

GRUPPE	IV
ORDNUNG	Nicht zugewiesen
FAMILIE	Potyviridae
GATTUNG	Potyvirus
GENOM	Lineare, nicht segmentierte, einzelsträngige RNA mit etwa 9600 Nucleotiden; codiert mindestens zehn Proteine
GEOGRAFISCHE VERBREITUNG	Ursprünglich in der Türkei, inzwischen weltweit
WIRTE	Tulpen und Lilien
KRANKHEITEN	Keine, verursacht bei Tulpen eine hübsche Farbvariante
ÜBERTRAGUNG	Blattläuse

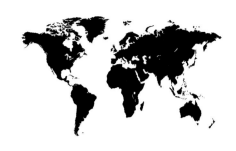

TULPENMOSAIKVIRUS
Das Virus, das eine ökonomische Blase erzeugt hat

Das Virus bringt schöne gestreifte Tulpen hervor Im 17. Jahrhundert waren die Niederländer einer Art Tulpenmanie verfallen. Die Tulpen stammten ursprünglich aus der Türkei, und die Niederländer hatten schon immer eine Vorliebe für sie. Aber jetzt waren sie äußerst angetan von einer neu entdeckten Tulpe mit farbigen Streifen. Nach der Legende wurde einmal für eine einzige Zwiebel einer gestreiften Tulpe so viel bezahlt wie für ein mit Fracht beladenes Segelschiff. Diese schön gestreiften Tulpen waren jedoch nicht immer stabil. Manchmal verlor die Zwiebel einer gestreiften Tulpe die Fähigkeit zur Streifenbildung und es bildete sich nur eine einheitlich gefärbte Tulpe. Das führte beim Erwerb von Zwiebeln zu Spekulationen, sodass häufig große Geldsummen ausgegeben wurden, wenn die Wahrscheinlichkeit bestand, dass eine Tulpe gestreift sein würde. Die Tulpenmanie wird als die erste ökonomische Blase angesehen. Viele berühmte Gemälde aus dem 17. Jahrhundert zeigen hübsche Tulpen, und die Manie breitete sich über einen großen Teil von Europa aus.

Erst im 20. Jahrhundert erkannte man, dass das begehrte Streifenmuster der Tulpen von einem Virus hervorgerufen wird. Tatsächlich können Viren bei Blüten und anderen Teilen von Pflanzen viele Farbveränderungen herbeiführen, indem sie die Produktion von Pigmenten beeinflussen. Kamelienblüten können durch eine Virusinfektion ein schönes Muster entwickeln, und die vielfältigen Muster auf den Blättern der Schönmalve (Abutilon) werden ebenfalls durch eine Virusinfektion hervorgerufen. Heute sind gestreifte Tulpen im Allgemeinen das Ergebnis sorgfältiger Züchtungen ohne Virus. Aufgrund der Instabilität der Farben und der Erfahrung, dass gestreifte Tulpen nach mehreren Generationen normalerweise ihre Streifen verlieren und das Virus auch die Haltbarkeit der Pflanzen beeinträchtigen kann, erscheinen durch Viren hervorgerufene Streifenmuster nun doch weniger interessant.

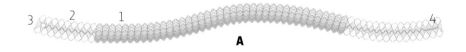

A

A *Außenansicht mit angeschnittenem Bereich*

1 *Capsidprotein*

2 *Einzelsträngiges RNA-Genom*

3 *VPg*

4 *Poly(A)-Schwanz*

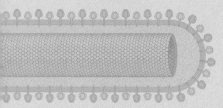

VIREN DER
WIRBELLOSEN

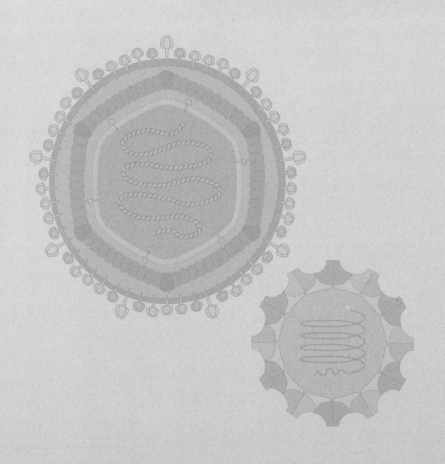

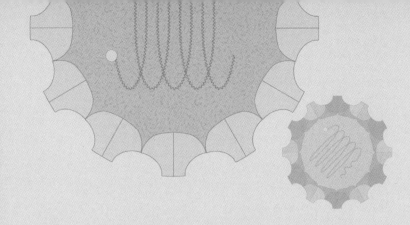

Einführung

Die meisten Viren in diesem Abschnitt sind Viren von Insekten. Diese sind sehr vielfältig und bilden zweifellos eine große Gruppe von eukaryotischen Viren, da auch die Vielfalt ihrer Wirtsinsekten sehr groß ist. Hier werden verschiedene Insektenviren behandelt. Das Spektrum reicht von Viren, die für das Überleben ihres Wirtes essenziell sind, über solche Viren, die unter bestimmten Bedingungen von Vorteil sind, bis hin zu Viren, die gravierende Pathogene sind. Eine große Virenfamilie sind die Polydnaviridae der parasitischen Wespen, bei denen sich die Viren in der Evolution so entwickelt haben, dass sie ein Teil der Wirtswespe geworden und für das Überleben der Wespenlarven in den Schmetterlingsraupen notwendig sind, die als Wirte dienen. Andere positiv wirksame Viren finden sich bei Blattläusen und beim genetischen Modell-organismus, der Gemeinen Taufliege.

Das aktuelle Interesse an den Viren der Insekten wurde durch die Tatsache geweckt, dass Insekten über eine Immunantwort wie Pflanzen, Pilze und einige wenige Tiere verfügen, das sogenannte RNA-Silencing. Der Wirt erkennt das Virusgenom als fremd und produziert kleine RNA-Moleküle, die an die Virus-RNA binden und sie für den Abbau markieren. Dieses System dient in vielen Systemen auch der normalen Genregulation. In der Biotechnologie wird es angewendet, um die Funktion spezifischer Gene zu untersuchen, indem man sie dadurch inaktiviert und die Auswirkun-gen beobachtet. Das weltweite Absterben der Honigbienen hat auch zu einem erhöhten Interesse an Insektenviren geführt, da Bienen für die Bestäubung vieler wichtiger Nutzpflanzen essenziell sind.

Eine interessante Familie von Viren, die Insekten infizieren, sind die Irido-viridae. Sie wurden hier aufgenommen, da sie die einzigen bekannten Viren sind, die eine natürliche Farbe besitzen. Zu dieser Familie gehören eine Reihe von Viren, die in verschiedenen Farben schillern, von blau über grün bis rot. Infizierte Wirte zeigen die Farben dann ebenfalls. Sie entstehen durch Lichtbrechung an den Viruspartikeln, die sehr komplexe kristalline Strukturen besitzen.

Neben den Viren der Insekten sind hier auch ein vor Kurzem entdecktes Virus von Nematoden sowie zwei Viren von Garnelen aufgeführt. Diese Viren infizieren verschiedene Garnelenarten, die von großer Bedeutung für Aquakulturen sind, die den größten Teil aller Speise-garnelen weltweit liefern. Die Viren wurden bei freilebenden Garnelen bis jetzt nicht nachgewiesen, sie traten erst mit der Intensivierung der Aquakulturen auf. Wie bei einigen anderen Viren, die Fische in Aquakulturen befallen, führt auch hier die Einrichtung großer Monokulturen mit genetisch ähn-lichen Organismen auf engstem Raum anscheinend dazu, dass neue Krankheiten auftreten. Dieser Effekt ist auch beim Anbau von Pflanzen und bei der Tierhaltung zu beobachten.

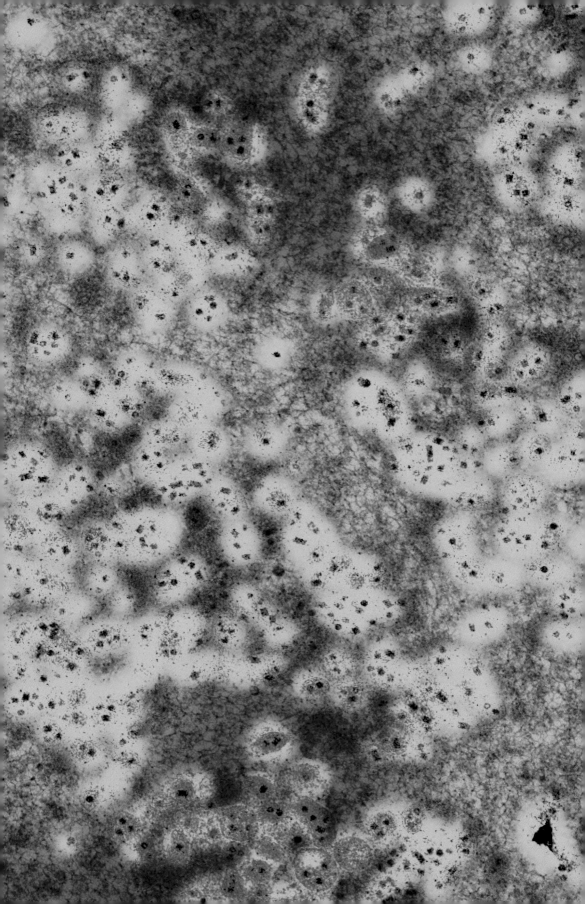

GRUPPE	I
ORDNUNG	Nicht zugewiesen
FAMILIE	Polydnaviridae
GATTUNG	Bracovirus
GENOM	Ringförmige, doppelsträngige DNA in 35 Segmenten mit insgesamt etwa 728.000 Nucleotiden; codiert mehr als 220 Proteine
GEOGRAFISCHE VERBREITUNG	Nord- und Mittelamerika
WIRTE	*Cotesia congregata*, eine parasitäre Wespe
KRANKHEITEN	Keine, nützlich für Wespen, bewirkt Immunsuppression in den Raupen
ÜBERTRAGUNG	Bei Wespen streng vertikal, über die Eier der Wespe, die in Raupen abgelegt werden

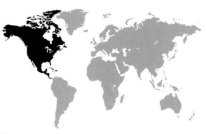

COTESIA-CONGREGATA-BRACOVIRUS
Ein Virus, das für das Überleben einer Wespe essenziell ist

Eine der größten bekannten Virusfamilien Die Bracoviren sind eine sehr interessante Gruppe von Viren, die Brackwespen bereits seit Hunderttausenden von Jahren infizieren. Jede Wespenspezies hat ihr eigenes Virus und es sind etwa 18.000 Spezies dieser Wespen bekannt – wobei noch viel mehr darauf warten, entdeckt zu werden. Die Familie dieser Viren ist also riesig. Die Wespen bezeichnet man als Parasitoide, da sie ihre Eier in lebende Raupen ablegen, die dann die Wespeneier „ausbrüten". Das Virus wirkt dabei unterstützend mit. In den Viruspartikeln sind Gene der Wespen verpackt, die dann mit dem Ei der Wespe übertragen werden. Sobald sich die Wespengene in den Viruspartikeln im Inneren der Raupe befinden, dringen sie in die Raupe selbst ein und steuern die Produktion von Proteinen, die das Immunsystem der Raupe unterdrücken. Ohne diese Proteine würde das Ei der Wespe zerstört.

Eine schon lange bestehende Beziehung hat sich vorteilhaft entwickelt Da in allen diesen Wespen verwandte Viren vorkommen, geht man davon aus, dass das Virus die Wespen vor etwa 100 Millionen Jahren zum ersten Mal infiziert hat. Über den langen Zeitraum hinweg wurde das Wespenvirus allmählich nutzbringend für die Wespen. Die Virusgene wurden in die Genome der Wespen integriert, sodass Wespengene in die Viruspartikel verpackt werden konnten. Heute lässt sich nicht mehr feststellen, ob das Virus tatsächlich eine eigene Entität darstellt oder als Teil der Wespe zu sehen ist.

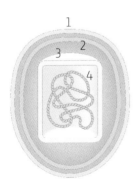
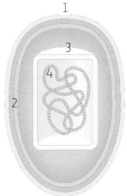
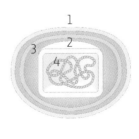

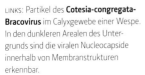

LINKS: Partikel des **Cotesia-congregata-Bracovirus** im Calyxgewebe einer Wespe. In den dunkleren Arealen des Untergrunds sind die viralen Nucleocapside innerhalb von Membranstrukturen erkennbar.

Querschnitte in drei charakteristischen Varianten

1 *Äußere Lipidmembran*

2 *Innere Lipidmembran*

3 *Nucleocapsid*

4 *DNA der Wespe*

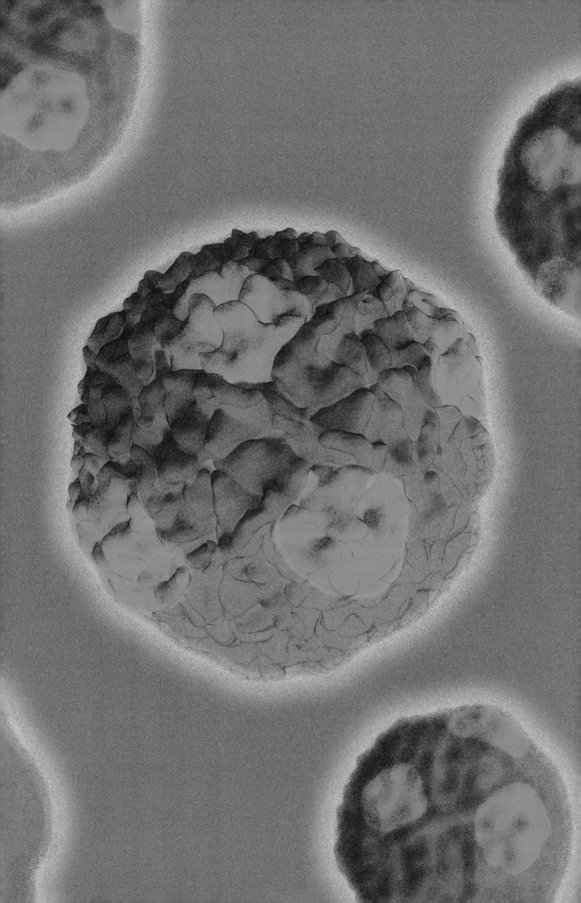

GRUPPE	IV
ORDNUNG	Picornavirales
FAMILIE	Dicistroviridae
GATTUNG	Cripavirus
GENOM	Lineare, nicht segmentierte, einzelsträngige RNA mit etwa 9000 Nucleotiden; codiert acht Proteine in zwei Polyproteinen
GEOGRAFISCHE VERBREITUNG	Weltweit
WIRTE	Fliegen, Wanzen, Bienen, Motten und Grillen
KRANKHEITEN	Häufig ohne Symptome; Lähmung der Insekten
ÜBERTRAGUNG	Aufnahme von virushaltigem Material

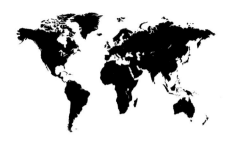

GRILLEN-PARALYSE-VIRUS
Ein Insektenvirus, das nur bei Grillen tödlich wirkt

Entdeckung eines neuen Mechanismus für die Produktion viraler Proteine Das Grillen-Paralyse-Virus wurde in den 1970er-Jahren bei Grillen entdeckt, die in einem Labor gezüchtet wurden. Die Grillen wurden im Nymphenstadium paralysiert und 95 Prozent der Tiere in der Kolonie wurden getötet. Nachdem man im Elektronenmikroskop virusähnliche Partikel identifiziert hatte, gelang es, das Virus zu isolieren. Damit infizierte Larven entwickelten anschließend die Krankheit. Seit dieser Entdeckung trat das Virus noch bei anderen Grillenkolonien auf, die dann abstarben – in Neuseeland, Großbritannien, Indonesien und den USA. Das Virus kommt auch bei vielen anderen Insekten vor, etwa bei Honigbienen, meistens allerdings ohne Anzeichen einer Krankheit.

Viren nutzen verschiedene Mechanismen, um Proteine zu erzeugen. Viele kleine RNA-Viren produzieren ein einziges großes Protein, ein sogenanntes Polyprotein, das in kleinere Proteine zerschnitten wird. Das Grillen-Paralyse-Virus war das erste entdeckte Virus, das zwei verschiedene Polyproteine erzeugt. Dadurch lässt sich ein Problem von Polyproteinen vermeiden, bei denen sonst alle Proteine in derselben Menge produziert werden, obwohl das Virus sie in sehr unterschiedlichen Mengen benötigt. So braucht ein Virus beispielsweise sehr viele Kopien des Capsidproteins, aber nur wenige Kopien der Enzyme, die die RNA kopieren. Bei zwei Polyproteinen kann das Grillen-Paralyse-Virus die Proteine, von denen es viel benötigt, in einem der Polyproteine herstellen, die Proteine, von denen es wenig benötigt, im anderen. Das ist ein effizienterer Mechanismus zur Produktion von Proteinen. Außerdem wird eine Überproduktion von Proteinen vermieden, die für die Replikation des Virus notwendig sind, auf den Wirt jedoch toxisch wirken können. In den pflanzlichen Potyviren, die nur ein einziges Polyprotein erzeugen, hat das Virus einen Mechanismus entwickelt, der die toxischeren Produkte abfängt, damit sie die Wirtszellen nicht abtöten.

A Querschnitt
B Außenansicht

Capsidproteine
1 VP1
2 VP2
3 VP3
4 Einzelsträngiges RNA-Genom
5 VPg
6 Poly(A)-Schwanz

Links: Modell des **Grillen-Paralyse-Virus**, abgeleitet aus Röntgenstrukturanalysen und elektronenmikroskopischen Aufnahmen des Virus, blau und grün angefärbt.

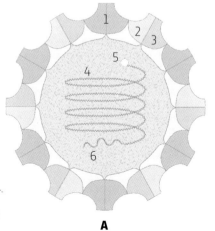

A

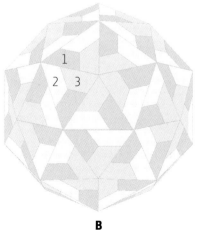

B

GRUPPE	IV
ORDNUNG	Picornavirales
FAMILIE	Iflaviridae
GATTUNG	Iflavirus
GENOM	Lineare, nicht segmentierte, einzelsträngige RNA mit etwa 10.100 Nucleotiden; codiert acht Proteine als Polyprotein
GEOGRAFISCHE VERBREITUNG	Weltweit
WIRTE	Honigbienen, Käfer, Ameisen, andere Bienen, Wespen, Schwebfliegen
KRANKHEITEN	Deformierte Flügel; keine Symptome bei einigen Bienen
ÜBERTRAGUNG	Fäkal-oraler Weg zwischen Bienen, durch die Eier und über Milben

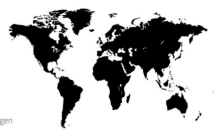

FLÜGELDEFORMATIONS-VIRUS
Ein Puzzleteil beim Bienensterben

Die Einwirkung von Parasiten verändert die Ökologie eines Virus Das Bienensterben ist ein weltweit auftretendes Problem und für die Landwirtschaft ein Anlass zu großer Sorge, da Honigbienen zahlreiche Nutzpflanzen bestäuben, vor allem die mit europäischem Ursprung. Die Krankheit führt dazu, dass in einem Bienenstock die meisten Arbeiterbienen absterben und nur die Königin und einige Ammen und große Mengen Futter übrigbleiben. Die Krankheit ist ziemlich komplex. Daran beteiligt ist die parasitische Milbe *Varroa destructor* (benannt nach dem italienischen Imker Varroa, der die Milben als Erster beschrieben hat). Die Milben stammen von asiatischen Bienen und ihre weltweite Ausbreitung begann in den 1970er-Jahren, als sie die westlichen Bienenvölker infizierten. Ohne die Milben können die Bienen in allen Entwicklungsstadien mit dem Flügeldeformationsvirus infiziert werden, ohne dass Symptome oder gravierende Auswirkungen auftreten. Bei Anwesenheit der Milben werden die Bienen im Puppenstadium mit einem hohen Virustiter infiziert. Häufig sterben sie ab oder die Flügel der adulten Form sind deformiert, sodass die Bienen nicht fliegen können. Vieles ist bis jetzt noch unbekannt, aber es besteht offensichtlich eine enge Beziehung zwischen Bienen, Milben und den Viren, die letztendlich zu millionenfachen Verlusten an Bienen führt.

Das Flügeldeformationsvirus wurde auch bei anderen Insekten nachgewiesen und wahrscheinlich infiziert es auch die Milben. Andere Bienen wie etwa Hummeln können zwar ebenfalls infiziert werden, aber sie zeigen keine Anzeichen einer Krankheit. Nutzpflanzen, die vom amerikanischen Kontinent stammen und etwa 60 Prozent des heutigen weltweiten Nahrungsmittelbedarfs abdecken, werden im Allgemeinen durch Hummeln und andere Insekten, Vögel und den Wind bestäubt.

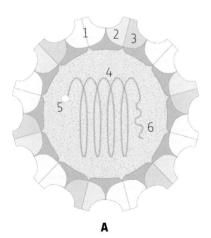

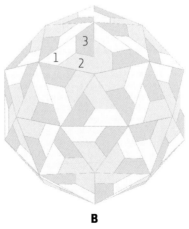

A *Querschnitt*

B *Außenansicht*

Capsidproteine
1 *VP1*
2 *VP2*
3 *VP3*
4 *Einzelsträngiges RNA-Genom*
5 *VPg*
6 *Poly(A)-Schwanz*

RECHTS: Partikel des **Flügeldeformationsvirus** bilden in einer infizierten Zelle eine kristalline Aggregation.

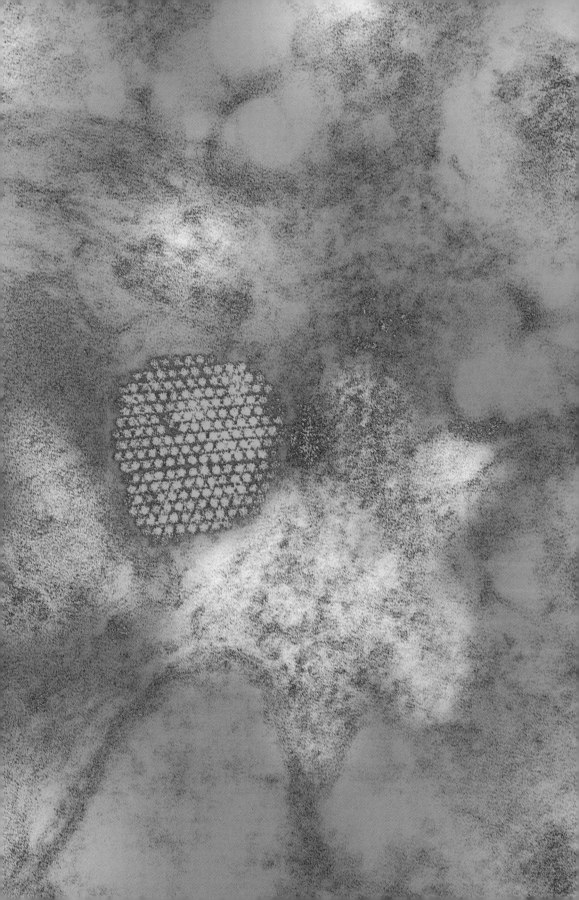

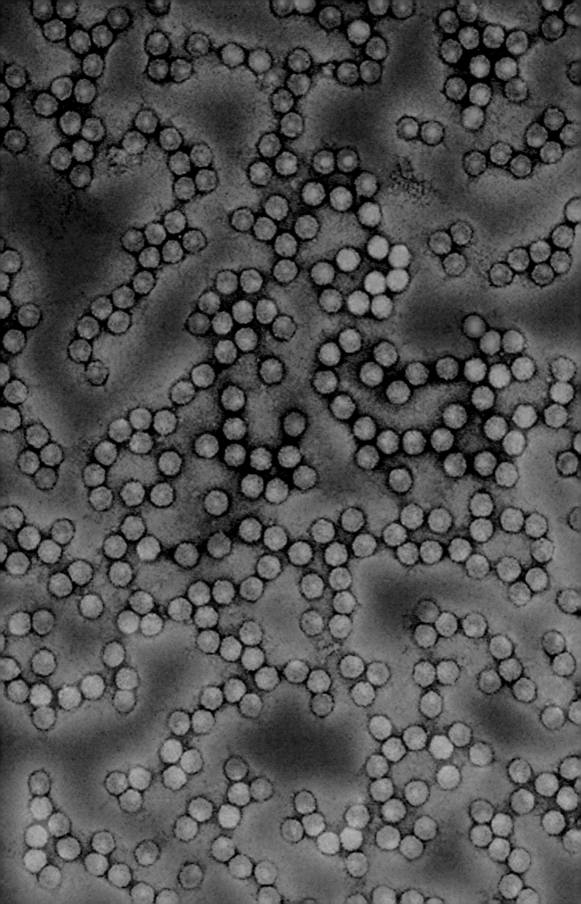

GRUPPE	IV
ORDNUNG	Picornavirales
FAMILIE	Dicistrovirus
GATTUNG	Cripavirus
GENOM	Lineare, nicht segmentierte, einzelsträngige RNA mit etwa 9300 Nucleotiden; codiert sechs Proteine in zwei Polyproteinen
GEOGRAFISCHE VERBREITUNG	Weltweit
WIRTE	Taufliegen
KRANKHEITEN	In einigen Fällen nutzbringend, aber auch tödlich
ÜBERTRAGUNG	In der Natur durch Aufnahme in den Körper; im Experiment durch Injektion

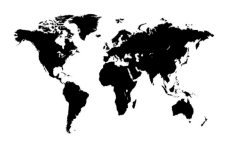

DROSOPHILA-VIRUS C
Ein Virus, das zwischen nutzbringend und krank machend wechselt

Ein Virus des genetischen Modellsystems der Taufliegen Taufliegen dienen bereits seit vielen Jahren als Modellsystem für genetische Untersuchungen. Sie haben ein relativ kleines Genom, einen kurzen Lebenszyklus und lassen sich sehr einfach kreuzen. Das Drosophila-Virus C wurde in den 1970er-Jahren in Frankreich in einem Labor entdeckt, in dem man die Genetik der Taufliegen erforschte. Es war das erste Virus, das als nutzbringend (mutualistisch) beschrieben wurde. Mit dem Virus infizierte Taufliegen entwickeln sich schneller und sie erzeugen mehr Nachkommen. Wenn jedoch Larven mit dem Virus infiziert werden, kann es pathogen wirken und das Überleben beeinträchtigen. Wenn das Virus in einer Population auftritt, kann das insgesamt von Vorteil sein, wenn die raschere Vermehrung die Krankheit bei den Larven ausgleicht.

Wenn man das Virus im Experiment in adulte Fliegen injiziert, wirkt es tödlich. Das hat zu Uneinigkeit darüber geführt, ob das Virus nun nutzbringend sei oder nicht. Normalerweise gelangt das Virus in die Fliegen, indem sie virushaltiges Material von infizierten Fliegen aufnehmen. Bei einer Studie stellte man fest, dass die nutzbringende Wirkung von der Temperatur abhängt: Bei niedrigeren Temperaturen treten die positiven Effekte weniger hervor. Auch können sich die einzelnen Stämme der Taufliege darauf auswirken. Diese Untersuchungen und ihre Ergebnisse verdeutlichen, welches empfindliche Gleichgewicht in der Ökologie der Viren und der Wirte besteht.

A *Querschnitt*

B *Außenansicht*

Capsidproteine

1 *VP1*

2 *VP2*

3 *VP3*

4 *Einzelsträngiges RNA-Genom*

5 *VPg*

6 *Poly(A)-Schwanz*

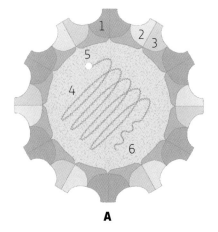

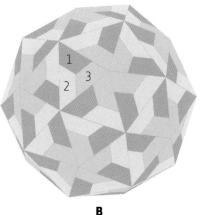

LINKS: Aufgereinigte Partikel des **Drosophila-Virus C** (rosa auf grünem Untergrund).

A

B

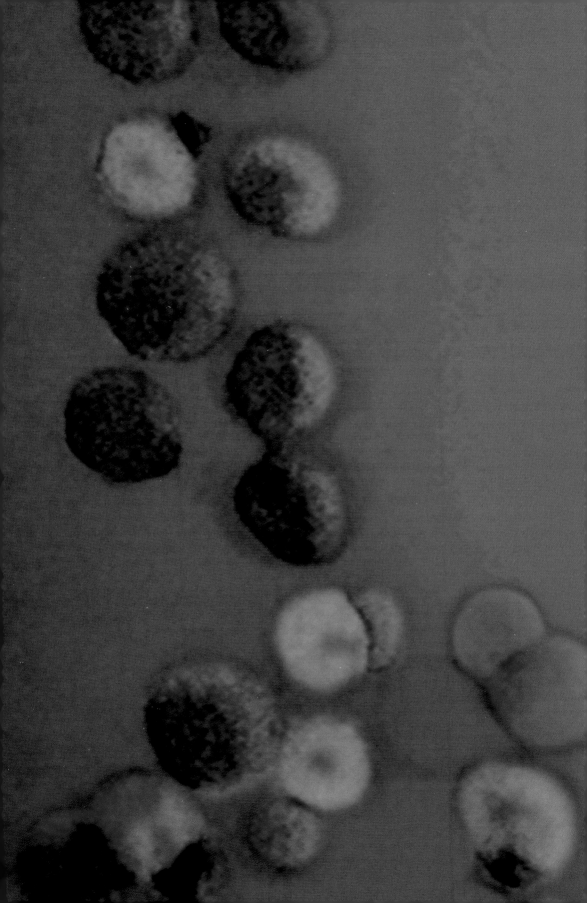

GRUPPE	II
ORDNUNG	Nicht zugewiesen
FAMILIE	Parvoviridae
GATTUNG	Nicht zugewiesen
GENOM	Lineare, nicht segmentierte, einzelsträngige DNA mit etwa 5000 Nucleotiden; codiert vier Proteine
GEOGRAFISCHE VERBREITUNG	Großbritannien, möglicherweise auch im übrigen Europa
WIRTE	Mehlige Apfelblattlaus
KRANKHEITEN	Keine
ÜBERTRAGUNG	Aufnahme von Pflanzensaft; teilweise vertikale Übertragung

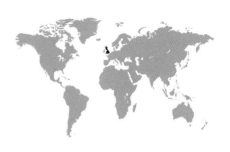

DYSAPHIS-PLANTAGINEA-DENSOVIRUS
Das Virus, das Blattläusen Flügel wachsen lässt

Ein nutzbringendes Insektenvirus, das eine Pflanze als Vektor nutzt Blattläuse bilden häufig asexuelle klonale Populationen, in denen sie sich durch Parthenogenese fortpflanzen, einen Vorgang, der bei einigen Insekten vorkommt. Dabei entwickeln sich ohne die Notwendigkeit einer Paarung unbefruchtete Eier. In den Kolonien der Mehligen Apfelblattlaus (*Dysaphis plantaginea*) sind die meisten Blattläuse flügellos, hellbraun gefärbt und sie produzieren viele Nachkommen. Manchmal treten vereinzelt kleinere, dunkler gefärbte Blattläuse mit Flügeln auf. Diese Läuse bringen weniger Nachkommen hervor, aber ein Teil ihrer Nachkommen sieht normal aus. Die geflügelten Blattläuse entstehen aufgrund einer Infektion mit dem Dysaphis-plantaginea-Densovirus. Wenn eine virusinfizierte Blattlaus mit Flügeln auf einer Pflanze landet und dort saugt, überträgt sie einige Viren in den Zellsaft. Das Virus reproduziert sich nicht in der Pflanze und bleibt in dem Saft in geringer Konzentration erhalten. Die geflügelten Blattläuse übertragen das Virus nicht direkt auf alle ihre Nachkommen, und die nichtinfizierten, flügellosen Blattläuse sind vorherrschend, da sie mehr Nymphenstadien produzieren. Ohne Flügel können sich die Blattläuse nicht zu neuen Pflanzen bewegen, sodass die Dichte der Läuse zunimmt. Schließlich treten wieder geflügelte Exemplare auf, möglicherweise weil die Nymphen das Virus aufnehmen, das noch verborgen im Pflanzensaft ruht. So entwickelt sich wieder die kleinere Form mit den dunkleren Flügeln, die sich wegbewegen und auf einer neuen Pflanze eine Kolonie gründen kann, und der Lebenszyklus beginnt von vorn. Das Virus ist also für die Insektenkolonie von Nutzen, indem die flügellosen Blattläuse, die sich effizienter fortpflanzen, in der Kolonie vorherrschen, und die geflügelten Blattläuse entwickeln sich nur gelegentlich. Wenn die Pflanze zu dicht besiedelt ist, steigt die Wahrscheinlichkeit, dass eine Nymphe das Virus aufnimmt und Flügel entwickelt.

A *Querschnitt*
B *Außenansicht*

1 *Capsidprotein*
2 *Einzelsträngiges DNA-Genom*

Links: Partikel des **Dysaphis-plantaginea-Densovirus** (blau). Einige Viren sind im Elektronenmikroskop nur schwierig deutlich darstellbar, aber bestimmte Strukturen sind zu erkennen.

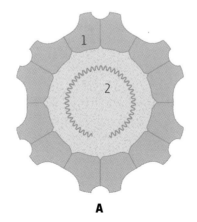

A

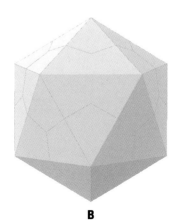

B

GRUPPE	IV
ORDNUNG	Nicht zugewiesen
FAMILIE	Nodaviridae
GATTUNG	Alphanodavirus
GENOM	Lineare, einzelsträngige RNA in zwei Segmenten mit insgesamt etwa 4500 Nucleotiden; codiert vier Proteine
GEOGRAFISCHE VERBREITUNG	Neuseeland
WIRTE	Engerlinge; in Experimenten viele weitere Wirte
KRANKHEITEN	Verzögertes Wachstum
ÜBERTRAGUNG	Aufnahme in den Körper

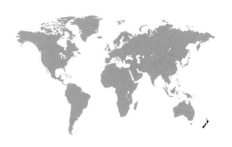

FLOCK-HOUSE-VIRUS

Ein Virus von Insekten, das im Experiment viele verschiedene Wirte infizieren kann

Ein Virus zeigt den Wissenschaftlern, wie Viren mit ihren Wirtszellen interagieren Das Flock-House-Virus wurde in den 1980er-Jahren auf Neuseeland in Engerlingen entdeckt, die auf Wiesenflächen große Schäden verursachen. Ursprünglich bestand das Interesse darin, das Virus als biologisches Insektizid einsetzen zu können. Das Flock-House-Virus ist jedoch nun zu einem wichtigen Virusmodell geworden, an dem sich verschiedene Merkmale der Wechselwirkungen zwischen Virus und Wirt untersuchen lassen. Es besitzt ein sehr kleines Genom, sodass genetische Untersuchungen leicht möglich sind. Es kann neben Insekten ein breites Spektrum von Wirten infizieren, etwa auch Pflanzen- und Hefezellen, wenn die Virus-RNA direkt in die Zellen injiziert wird. So konnte man beispielsweise herausfinden, wie einige Viren in Zellen eindringen. Wenn das Virus auf die äußere Membran einer Wirtszelle trifft, schneidet das Capsidprotein des Flock-House-Virus ein kleines Fragment aus sich selbst heraus. Dieses kleine Protein erzeugt ein Loch in der Zellmembran, sodass das Virus eindringen kann. Eine andere wichtige Anwendung des Virus war die Untersuchung des Immunsystems von Insekten und Pflanzen, jetzt bekannt als RNA-Interferenz (RNAi) oder RNA-Silencing. Dabei erzeugt die Wirtszelle kleine RNA-Stücke, die zur Virus-RNA passen, und markieren diese für den Abbau. Der Vorgang ist ein entscheidender Bestandteil bei der Abwehr von Viren durch Insekten und Pflanzen. Viren besitzen jedoch häufig Proteine, die diese Immunantwort unterdrücken. Das Protein des Flock-House-Virus für die Suppression der RNAi diente dazu, diesen Vorgang genauer zu untersuchen.

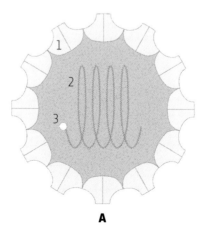

A *Querschnitt*

1 *Capsidprotein*
2 *Einzelsträngiges RNA-Genom*
3 *Cap-Struktur*

RECHTS: Partikel des **Flock-House-Virus** bilden in dieser elektronenmikroskopischen Aufnahme eine kristallartige Aggregation.

A

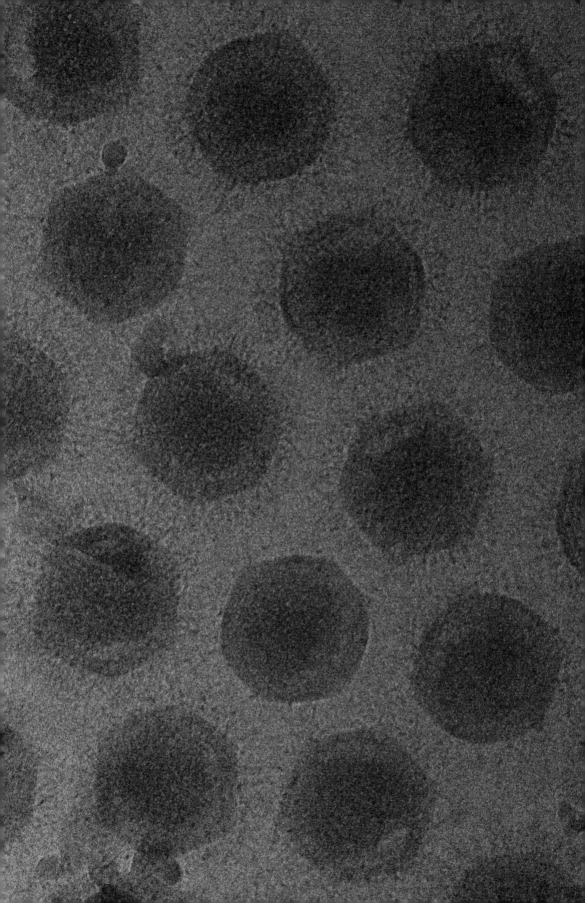

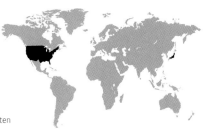

GRUPPE	I
ORDNUNG	Nicht zugewiesen
FAMILIE	Iridoviridae
GATTUNG	Iridovirus
GENOM	Lineare, nicht segmentierte, doppelsträngige DNA mit etwa 212.000 Nucleotiden; codiert bis zu 468 Proteine
GEOGRAFISCHE VERBREITUNG	Japan, USA; verwandte Viren weltweit
WIRTE	Reisbohrer, Reiszikaden, Mollusken, im Experiment die meisten Insekten
KRANKHEITEN	Häufig ohne Symptome; kann aber auch tödlich sein
ÜBERTRAGUNG	Aufnahme in den Körper

INVERTEBRATEN-IRIDESCENT-VIRUS 6
Ein Virus, das seine Wirte blau färbt

Das Geheimnis der farbigen Viren Das erste Iridovirus wurde 1954 in Wasserinsekten entdeckt, die eine schillernde blaue Verfärbung aufwiesen. Die meisten Viren sind farblos, wobei Aufnahmen von Viren manchmal absichtlich eingefärbt werden, um bestimmte Merkmale darzustellen (wie in diesem Buch). Bei Lebewesen erfordert Farbigkeit die Erzeugung eines Pigments. Dies ist ein komplexer Vorgang, der in der Natur verschiedenen Zwecken dient. Einige Pigmente dienen dazu, Sexualpartner, aber auch Vögel und Bienen für die Bestäubung anzulocken, andere dienen dem Einfangen von Lichtenergie, etwa die grünen Pigmente der Pflanzen. Viren benötigen biologisch keine Farbe, sodass die meisten farblos sind. Die Farben des Invertebraten-Iridescent-Virus 6 und verwandter Viren sind nicht auf Pigmente zurückzuführen, sondern auf die komplexe Kristallstruktur der Viruspartikel, die Licht mit bestimmten Wellenlängen reflektiert. In der Biologie bezeichnet man dies als strukturelle Farben, die auch bei Schmetterlingen, Käfern, Muscheln und vielen anderen Lebewesen vorkommen.

Das Invertebraten-Iridescent-Virus 6 wurde in Japan in Insekten auf Reispflanzen entdeckt. In der Natur kommt es noch in einigen weiteren Insekten vor, im Labor kann man jedoch Insekten aus allen Hauptklassen mit dem Virus infizieren. Dabei wirkt das Virus häufig tödlich, in der Natur verursacht es jedoch viel weniger schwere Erkrankungen und zeigt häufig gar keine Symptome.

A *Querschnitt*
B *Schnitt mit der Außenansicht des Capsids*

1 *Hüllproteine*
2 *Äußere Lipidmembran*
3 *Capsidprotein*
4 *Innere Lipidmembran*
5 *Doppelsträngiges DNA-Genom*

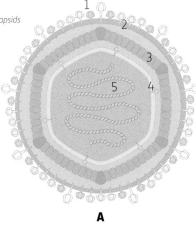

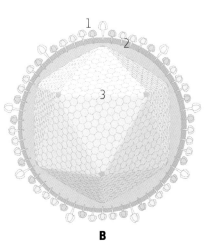

LINKS: Partikel des **Invertebraten-Iridescent-Virus 6** in einer Aggregation. Erkennbar sind die Einzelheiten der äußeren Membranstrukturen und auch das innere hochstrukturierte Core-Partikel.

A　　　　　　　　**B**

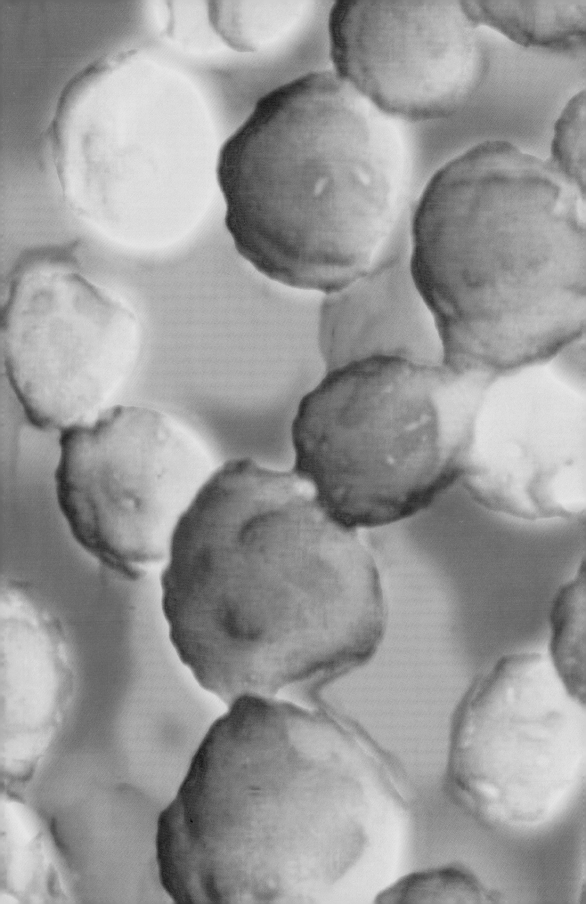

GRUPPE	I
ORDNUNG	Nicht zugewiesen
FAMILIE	Baculoviridae
GATTUNG	Alphabaculovirus
GENOM	Ringförmige, nicht segmentierte, doppelsträngige DNA mit etwa 161.000 Nucleotiden; codiert 163 Proteine
GEOGRAFISCHE VERBREITUNG	Asien, Europa, Nordamerika
WIRTE	Schwammspinner
KRANKHEITEN	„Wipfelkrankheit" (*tree top disease*)
ÜBERTRAGUNG	Aufnahme des Virus

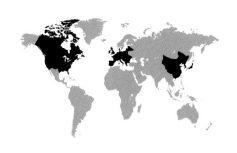

LYMANTRIA-DISPAR-MULTIPLE-NUCLEO-POLYHEDROSIS-VIRUS

Ein Mittel zur biologischen Bekämpfung von Schadinsekten bei Pflanzen

Es verändert das Verhalten des Wirtes und fördert so die eigene Verbreitung Das Lymantria-dispar-Multiple-Nucleopolyhedrosis-Virus ist eines von vielen verwandten Viren, die verschiedene Insektenspezies infizieren. Es handelt sich um große Viren, die bereits gut erforscht sind und in der Biotechnologie vielfach Anwendung finden. Einige dieser Viren dienen als wirksame Pestizide oder biologische Schädlingsbekämpfungsmittel, wobei die Schadinsekten vom Schwammspinner bis zur Baumwolleule reichen. Die Viren dienen auch einer natürlichen Populationskontrolle, indem sie Millionen von Insekten töten, wenn die Bestände zu groß werden.

Diese Viren können bei Insekten eine Krankheit hervorrufen, die schon seit mehr als 100 Jahren bekannt ist, die sogenannte „Wipfelkrankheit". Die Insektenlarven, etwa vom Schwammspinner, krabbeln dabei kurz vor ihrem Tod auf Baumwipfel, anstelle sich unter Blättern vor Fressfeinden zu verbergen, wie es gesunde Insekten tun. Wenn die Larven absterben, verflüssigt das Virus deren gesamten Körper und Milliarden von Viren werden freigesetzt, die dann über das Laub abwärts „regnen", sodass viele Viren von Insekten aufgenommen werden können und der nächste Zyklus beginnt. Vor Kurzem ließ sich zeigen, dass ein spezifisches Gen des Virus für diese Verhaltensänderung der Insekten verantwortlich ist.

A *Abgeschnürtes Virus*
B *Viren im Einschlusskörperchen*

1 *Glykoprotein*
2 *Lipidmembran*
3 *Viruskappe*
4 *Doppelsträngiges DNA-Genom*
5 *Capsidprotein*
6 *Capsidbasis*
7 *Einschlussmembran*

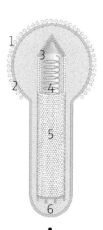

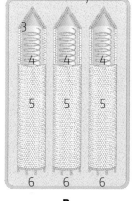

LINKS: Einschlusskörperchen des **Lymantria-dispar-Multiple-Nucleopolyhedrosis-Virus** (gelb). Die Nucleocapside des Virus liegen innerhalb dieser Körperchen, die um das Virus eine schützende Hülle bilden, wenn es aus absterbenden Raupen freigesetzt und auf neue Raupen übertragen wird.

A

B

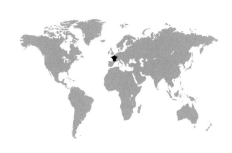

GRUPPE	IV
ORDNUNG	Nicht zugewiesen
FAMILIE	Nicht zugewiesen
GATTUNG	Nicht zugewiesen
GENOM	Lineare, einzelsträngige RNA in zwei Segmenten mit insgesamt etwa 6300 Nucleotiden; codiert drei Proteine
GEOGRAFISCHE VERBREITUNG	Frankreich
WIRTE	*Caenorhabditis elegans* (Nematode)
KRANKHEITEN	Darmkrankheit
ÜBERTRAGUNG	Wahrscheinlich durch aktive Aufnahme

ORSAY-VIRUS
Das erste entdeckte Virus der Nematoden

Die lange Suche nach einem Virus zahlt sich schließlich aus Nematoden sind winzige Würmer und wahrscheinlich die zahlreichsten Tiere auf der Welt. Der Nematode *Caenorhabditis elegans* ist eines der wichtigsten Tiermodelle, mit dem in Genetik, Immunologie und Entwicklungsbiologie viele Erkenntnisse gewonnen werden. Die sehr kleinen Tiere lassen sich einfach handhaben und weltweit stehen viele verschiedene Kolonien zur Verfügung. Wie bei vielen Modellsystemen ist nur wenig über die natürliche Geschichte der Nematoden bekannt, und man hat in keiner der Laborkulturen bis jetzt ein Virus gefunden. So wurde schon spekuliert, dass es bei den Nematoden keine Viren gibt. Vor Kurzem hat man aufgrund der Entdeckung von freilebenden *C. elegans*-Populationen die Suche nach Viren wieder aufgegriffen. 2011 wurde schließlich das erste Virus beschrieben, das man in Frankreich in der Nähe der Stadt Orsay aus Nematoden in einem faulenden Apfel isoliert hat. Bei den infizierten Nematoden zeigten sich in den Darmzellen viele Veränderungen, die im Mikroskop zu erkennen waren. Mit dem Virus lassen sich viele verschiedene *C. elegans*-Stämme infizieren, nicht jedoch andere verwandte Nematoden. Nematodenmutanten mit einem teilweisen Immundefekt sind für das Orsay-Virus nicht anfällig.

Die Entdeckung eines Virus bei *C. elegans* hat zur Entwicklung eines neuen und hervorragenden Modellsystems für die Erforschung von Tier-Virus-Wechselwirkungen geführt. Da andere Nematodenspezies bei Nutzpflanzen als Schädlinge auftreten, indem sie die Wurzeln infizieren und manchmal auch Pflanzenviren übertragen, besteht nun die Hoffnung, dass ein Virus, das diese Nematoden infiziert, als biologisches, ungiftiges Schädlingsbekämpfungsmittel geeignet sein könnte.

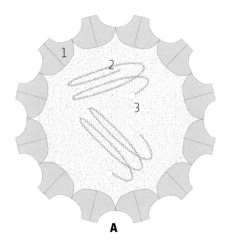

A *Querschnitt*

1 *Capsidprotein*

2 *Einzelsträngiges RNA-Genom (zwei Segmente)*

3 *Cap-Struktur*

A

RECHTS: Das **Orsay-Virus** (hellgrün) in einer elektronenmikroskopischen Aufnahme von aufgereinigten Partikeln.

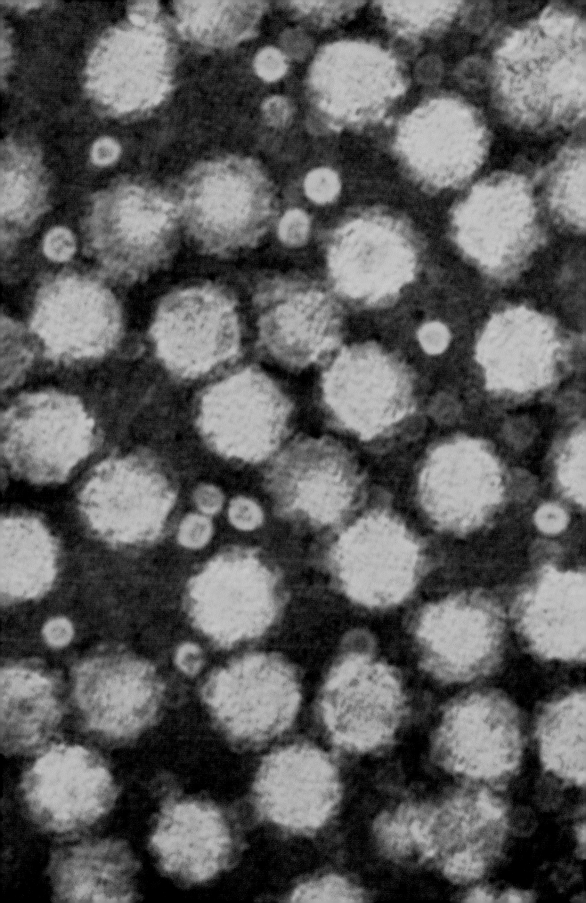

GRUPPE	I
ORDNUNG	Nicht zugewiesen
FAMILIE	Nimaviridae
GATTUNG	Whispovirus
GENOM	Ringförmige, nicht segmentierte, doppelsträngige DNA mit etwa 305.000 Nucleotiden; codiert mehr als 500 Proteine
GEOGRAFISCHE VERBREITUNG	China, Japan, Korea, Südostasien, Südasien, Mittlerer Osten, Europa und der amerikanische Kontinent
WIRTE	Garnelen in Aquakulturen, Krabben und Krebse in Süß-, Brack- und Salzwasser
KRANKHEITEN	White-Spot-Syndrom (Weißpünktchenkrankheit der Krebstiere)
ÜBERTRAGUNG	Aufnahme in den Körper; möglicherweise von adulten Formen auf die Nachkommen

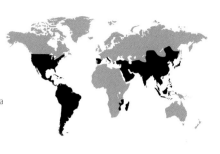

WHITE-SPOT-SYNDROM-VIRUS
Eine neu aufkommende Krankheit bei Garnelen in Aquakulturen

Eine schwer einzudämmende Krankheit Die Erkrankung von Garnelen in Aquakulturen, die man als White-Spot-Syndrom bezeichnet, wurde in den frühen 1990er-Jahren zum ersten Mal in Taiwan beobachtet, und das zugehörige Virus wurde etwas später entdeckt. Das Virus gelangte nach Japan und dann ziemlich schnell in andere Regionen Asiens und trat 1995 im Süden von Texas auf. Seitdem wurde es auch in Ecuador und Brasilien beobachtet und ist wahrscheinlich in tiefgefrorenen Köderkrabben aus Asien um die ganze Welt gereist. Aquakulturen sind Monokulturen (große Populationen derselben Spezies auf engstem Raum) und anscheinend für die schnelle Ausbreitung von Krankheiten verantwortlich. Da Aquakulturen weiter zunehmen und Meerestiere immer zahlreicher in Kulturen gezüchtet werden, treten wahrscheinlich noch mehr Krankheiten auf.

Das White-Spot-Syndrom-Virus ist eine große Bedrohung für die Garnelenproduzenten. Das Immunsystem der Garnelen unterscheidet sich stark von dem des Menschen und anderer Tiere. Sie produzieren keine Antikörper, sondern bekämpfen Infektionen mithilfe spezialisierter Zellen und biochemischer Verbindungen. Man hat lange angenommen, dass Impfungen ohne Antikörper überhaupt nicht wirksam sein können, da Antikörper bei einer Impfung ein wichtiger Bestandteil der Immunität sind. Aber es wurden schon einige neue Verfahren auf der Grundlage von Virusproteinen, -DNA oder -RNA mit einigem Erfolg getestet. Andere Verfahren zur Eindämmung der Krankheit beruhen auf strengen Hygienemaßnahmen, der Regulierung der Wassertemperatur und auch auf antiviralen Pflanzenextrakten.

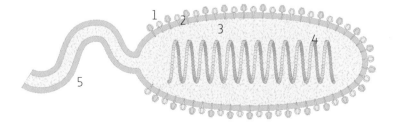

A Querschnitt

1 Membranproteine

2 Lipidmembran

3 Tegument

4 Doppelsträngiges DNA-Genom, umgeben von Nucleoproteinen

5 Schwanzförmige Struktur

RECHTS: Partikel des **White-Spot-Syndrom-Virus** in einer Aggregation, wobei die meisten Partikel im Querschnitt dargestellt sind, im unteren Bereich jedoch mindestens ein Partikel im Längsschnitt.

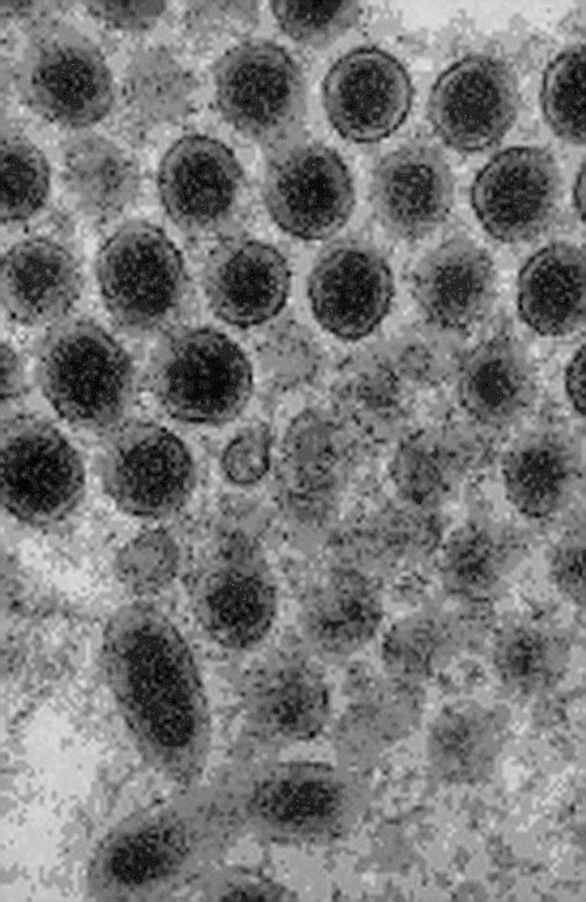

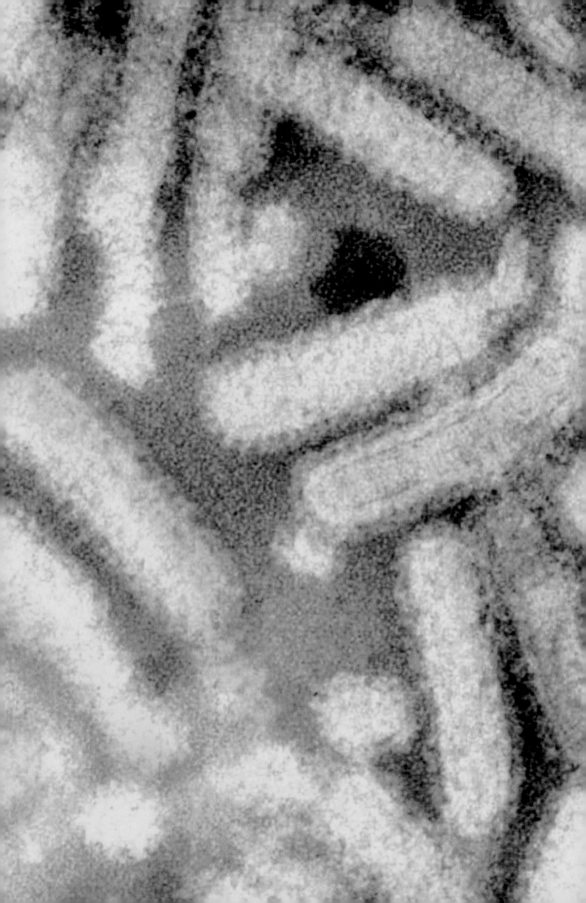

GRUPPE	IV
ORDNUNG	Nidovirales
FAMILIE	Roniviridae
GATTUNG	Okavirus
GENOM	Lineare, nicht segmentierte, einzelsträngige RNA mit etwa 27.000 Nucleotiden; codiert acht Proteine, einige als Polyproteine
GEOGRAFISCHE VERBREITUNG	Taiwan, Indien, Indonesien, Malaysia, Philippinen, Sri Lanka, und Vietnam
WIRTE	Asiatische Riesengarnelen, White Pacific Prawn; weitere Garnelen
KRANKHEITEN	Ohne Symptome; Yellow-Head-Krankheit
ÜBERTRAGUNG	Aufnahme in den Körper durch Wasser

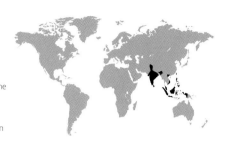

YELLOW-HEAD-VIRUS
Ein Virus bei vielen Garnelen, eine Krankheit nur in Aquakulturen

Eines von vielen neu aufkommenden Viren bei Garnelen in Aquakulturen Seit den frühen 1970er-Jahren waren Aquakulturen für Garnelen und andere Meerestiere vom Aufkommen neuer Viruskrankheiten betroffen. Die Yellow-Head-Krankheit, die durch das Yellow-Head-Virus hervorgerufen wird, trat 1990 in einer Aquakultur für Riesengarnelen in Taiwan zum ersten Mal auf. Das Virus hat gravierende Auswirkungen und im Allgemeinen gehen innerhalb von drei bis fünf Tagen alle Tiere eines Bestandes zugrunde. Seit den 1990er-Jahren hat man das Virus auch in anderen Regionen Asiens beobachtet und es kommt zudem bei anderen Garnelenspezies und freilebenden Krebstieren vor. Allerdings verursacht es die Krankheit nur bei zwei Garnelenspezies, wobei diese für Aquakulturen von großem Wert sind.

Die Krankheitssymptome bei den Tieren beginnen im Allgemeinen mit einer enormen Nahrungsaufnahme, dann folgen Fressunlust, Trägheit, und die Tiere sammeln sich an den Rändern der Wasserbecken. Charakteristisch ist die Gelbfärbung der Kopfregion, die aber nicht immer auftritt. Das Virus breitet sich in einer Aquakultur schnell aus, wahrscheinlich aufgrund der Populationsdichte der Garnelen in der künstlichen Haltung. Freilebende Garnelen werden auch infiziert, zeigen aber keine Symptome und bilden wahrscheinlich für das Virus ein Reservoir. Das tödliche Virus kann zwar die gesamte Population einer Garnelenfarm schnell vernichten, aber aufgrund des engen Wirtsspektrums wirkt es weniger gravierend als andere Garnelenviren wie etwa das White-Spot-Syndrom-Virus.

A *Querschnitt*

1 *Glykoproteine der Membran*

2 *Lipidmembran*

3 *Einzelsträngiges RNA-Genom, umgeben von Nucleoproteinen*

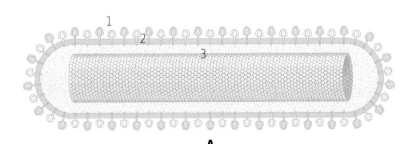

A

LINKS: Aufgereinigte Partikel des **Yellow-Head-Virus**. Meist ist die längliche Struktur mit den äußeren Glykoproteinen der Membran zu erkennen, wobei im mittleren Bereich der Fotografie ein Virus im Querschnitt dargestellt ist.

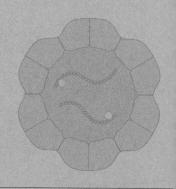

VIREN DER PILZE UND PROTISTEN

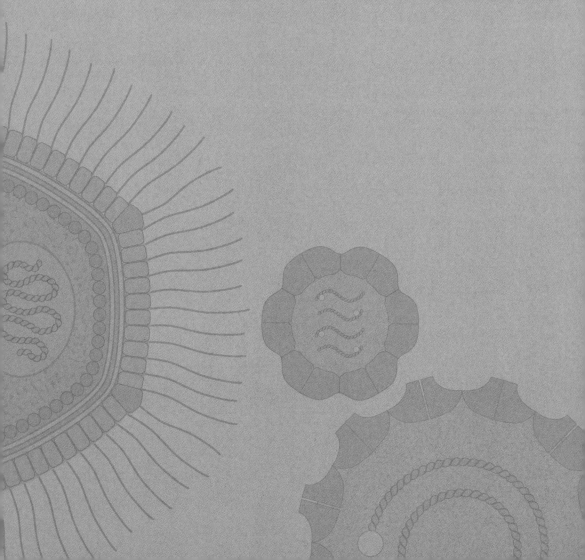

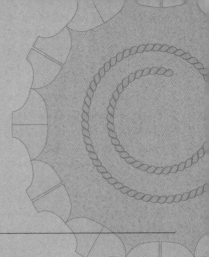

Einführung

Die Viren der Pilze wurden bis jetzt nur wenig erforscht. Am meisten wissen wir noch über die Viren in Speisepilzkulturen, die manchmal Krankheiten hervorrufen können, und über die Viren von Pilzen, die in Pflanzen Krankheiten verursachen. Als ein Virus entdeckt wurde, das die Symptome des Kastanienrindenkrebses unterdrückt, einer folgenschweren Krankheit, die weltweit Millionen von Kastanienbäumen vernichtet hat, gab es große Bemühungen, weitere Viren zu finden, die auf Pflanzenpathogene ähnlich wirken. Es wurden zwar weitere Viren entdeckt, aber es ist nie gelungen, brauchbare Methoden zu entwickeln, um sie auf dem Acker oder im Wald anzuwenden. Das liegt teilweise daran, dass fast alle Viren von Pilzen persistieren, das heißt, sie infizieren ihren Wirt viele Generationen lang und werden normalerweise bei der Zellteilung an die Tochterzellen weitergegeben (vertikale Übertragung). Es ist jedoch nicht einfach, sie von einem Pilz auf einen anderen horizontal zu übertragen. Eine interessante Eigenschaft der persistierenden Pilzviren besteht darin, dass mehrere von ihnen mit Viren verwandt sind, die Pflanzen infizieren. Wenn man die Genome dieser Viren vergleicht, finden sich Anzeichen, dass sie zwischen Pflanzen und Pilzen übertragen wurden, wobei dies wahrscheinlich ein seltenes Ereignis ist und noch nie im Labor gezeigt werden konnte. Unter den Pilzviren, die hier beschrieben werden, sind einige für ihren Wirt von Nutzen und einige sind sogar für das Überleben ihres Wirtes in der natürlichen Umgebung essenziell.

Ein weiterer komplizierter Aspekt bei der Erforschung von Pilzviren besteht darin, dass viele Pilze Mikroorganismen sind, die im Labor in Kultur vermehrt werden müssen, um genügend Material für Untersuchungen zu gewinnen. Schätzungsweise lassen sich aber nur etwa zehn Prozent der Pilze in Kultur ziehen und viele von ihnen verlieren dabei ihre Viren. Dadurch ist die Vielfalt der Pilzviren weiterhin größtenteils unbekannt.

In diesem Abschnitt beschreiben wir auch ein Virus der einzelligen Grünalge *Chlorella* und Viren von Amöben. Die Wirte dieser Viren sind einzellige Organismen, dennoch sind sie die größten Viren, die man zurzeit kennt, und man bezeichnet sie häufig als Riesenviren. Sie besitzen Genome, die in ihrer Größe bakteriellen Genomen gleichkommen oder sie sogar noch übertreffen. Die Viruspartikel sind groß genug, um in einem normalen Mikroskop sichtbar zu sein, ein Elektronenmikroskop ist nicht notwendig. Eines der Amöbenviren ist aus einem Eisbohrkern isoliert worden und man schätzt sein Alter auf 30.000 Jahre. Damit ist es das älteste bis jetzt bekannte Virus.

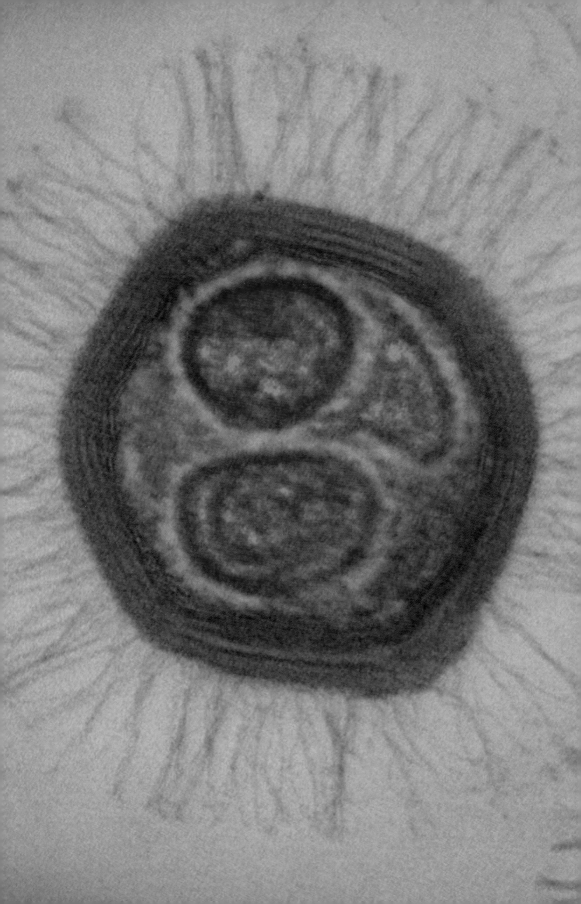

GRUPPE	I
ORDNUNG	Nicht zugewiesen
FAMILIE	Mimiviridae
GATTUNG	Mimivirus
GENOM	Lineare, nicht segmentierte, doppelsträngige DNA mit etwa 1.800.000 Nucleotiden; codiert mehr als 900 Proteine
GEOGRAFISCHE VERBREITUNG	Verwandte Viren weltweit
WIRTE	Amöben
KRANKHEITEN	Unbekannt
ÜBERTRAGUNG	Phagocytose („zelluläres Fressen")

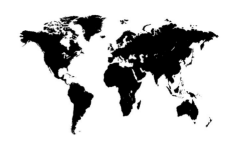

ACANTHAMOEBA-POLYPHAGA-MIMIVIRUS
Ein Virus so groß wie ein Bakterium

Das erste der Riesenviren der Amöben Die Entdeckung des bis jetzt größten bekannten Virus hat eine interessante Geschichte. Bei einem Ausbruch von Lungenentzündung 1992 in Frankreich suchte man nach dessen Ursache. In einem Wasserbehälter entdeckten Wissenschaftler in einer Amöbe einen Mikroorganismus von der Größe eines Bakteriums, der sich auch wie ein Bakterium anfärben ließ. Das war nichts Ungewöhnliches, da auch andere Bakterien, die Lungenentzündungen hervorrufen, ebenfalls in Amöben leben. Es stellte sich jedoch heraus, dass es sich bei dieser neuen Mikrobe nicht um ein Bakterium, sondern um ein Virus handelte, das auch nicht die Ursache der Lungenentzündung war. Es dauerte etwa zehn Jahre, bis man die wahre Natur des Mikroorganismus erkannt hatte. Man gab ihm die Bezeichnung „Mimi" als Abkürzung für *„microbe mimicking"*. Warum ist es nun ein Virus? Ein wichtiges Merkmal ist, dass ein Virus, anders als eine zelluläre Lebensform, keine eigene Energie produzieren kann. Das Acanthamoeba-polyphaga-Mimivirus ähnelt auch anderen sogenannten „Riesenviren", die in Algen vorkommen, und sein Genom ist sehr dicht, das heißt, es besteht vor allem aus Regionen, die Proteine codieren. Zelluläre Lebensformen besitzen auch eine große Menge anderer DNA, die man normalerweise als *„junk"* bezeichnet, da ihre Funktion noch nicht vollständig bekannt ist.

Ein Virus eines Virus Vor wenigen Jahren hat man einen weiteren Stamm des Mimivirus entdeckt, das mit einem eigenen Virus infiziert ist. Dabei handelt es sich um ein kleines DNA-Virus, das das Minivirus für seine Replikation benötigt, ähnlich den Satellitenviren bei Pflanzen. Das Mimivirus wird nun auch „Mamavirus" genannt und sein eigenes Virus als „Sputnik" bezeichnet, um den Satellitencharakter zu hervorzuheben.

A *Querschnitt*

B *Außenansicht*

1 *Fibrillen*

2 *Capsidprotein*

3 *Innere Fasern*

4 *Innere Lipidhülle*

5 *Doppelsträngiges DNA-Genom*

6 *„Star-Gate"*

LINKS: Zu erkennen sind die äußeren Fortsätze (blau) des **Acanthamoeba-polyphaga-Mimivirus**, das zu den größten bekannten Viren gehört, sowie die Capsidstruktur (violett) und die DNA (rot) im inneren Bereich.

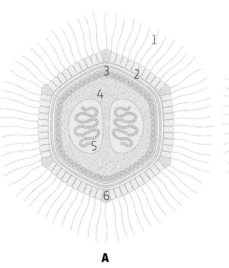

A

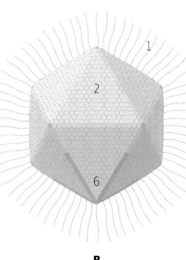

B

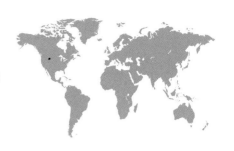

GRUPPE	III
ORDNUNG	Nicht zugewiesen
FAMILIE	Nicht zugewiesen
GATTUNG	Nicht zugewiesen
GENOM	Lineare, doppelsträngige RNA in zwei Segmenten mit insgesamt etwa 4100 Nucleotiden; codiert fünf Proteine
GEOGRAFISCHE VERBREITUNG	Yellowstone Nationalpark (USA)
WIRTE	*Curvularia protuberata*, ein endophytischer Pilz
KRANKHEITEN	Keine; nutzbringend
ÜBERTRAGUNG	Vertikal (durch Zellteilung auf die Nachkommen) und durch Anastomose (Verschmelzung von Pilzzellen)

CURVULARIA-THERMAL-TOLERANCE-VIRUS
Das Virus, das einem Pilz hilft, einer Pflanze zu helfen

Das erste Virus in einer obligat mutualistischen Dreifachsymbiose Als Symbiose bezeichnet man eine enge Beziehung zwischen Organismen, die für alle Beteiligten vorteilhaft (mutualistisch) sein kann. Im Yellowstone Nationalpark im Westen der USA können aufgrund der geothermischen Aktivitäten die Bodentemperaturen sehr hoch sein. Pflanzen wachsen normalerweise nicht auf erhitzten Böden, aber es kommen hier Gräser vor, die bei Bodentemperaturen von über 50 °C wachsen können. Wie fast alle freilebenden Pflanzen sind auch diese von Pilzen besiedelt, die man als Endophyten (im Inneren von Pflanzen lebend) bezeichnet. Endophyten sind für Pflanzen von großem Vorteil, etwa indem sie die Nährstoffaufnahme verbessern, Toleranz gegenüber Austrocknung, hohen Salzkonzentrationen und (wie hier) gegenüber hohen Bodentemperaturen vermitteln. Die Pflanze kann bei diesen hohen Temperaturen nicht wachsen, wenn sie nicht von dem Pilz besiedelt ist. Allerdings ist der Endophyt dieser Pflanzen nicht allein ausschlaggebend. Der Pilz wiederum ist von einem Virus infiziert. Wenn man den Pilz von dem Virus „befreit", kann er keine Temperaturtoleranz mehr vermitteln. Durch eine erneute Infektion mit dem Virus lässt sich die Toleranz jedoch wiederherstellen. Der Pilz kann in Kultur wachsen, aber ohne die Pflanze ebenfalls nicht bei hohen Temperaturen. Alle drei – das Virus, der Pilz und die Pflanze – sind für die Temperaturtoleranz erforderlich. Eine solche Kombination mehrerer Organismen bezeichnet man manchmal als Holobiont. Möglicherweise sind solche Beziehungen in der Natur häufig, aber sie wurden noch kaum untersucht.

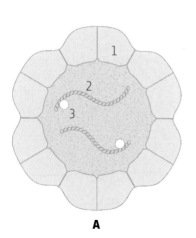

A

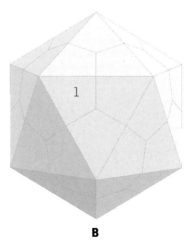

B

A Querschnitt

B Außenansicht

1 Capsidprotein

2 Doppelsträngiges RNA-Genom (zwei Segmente)

3 Polymerase

RECHTS: Aufgereinigte Partikel des **Curvularia-Thermal-Tolerance-Virus** (blau).

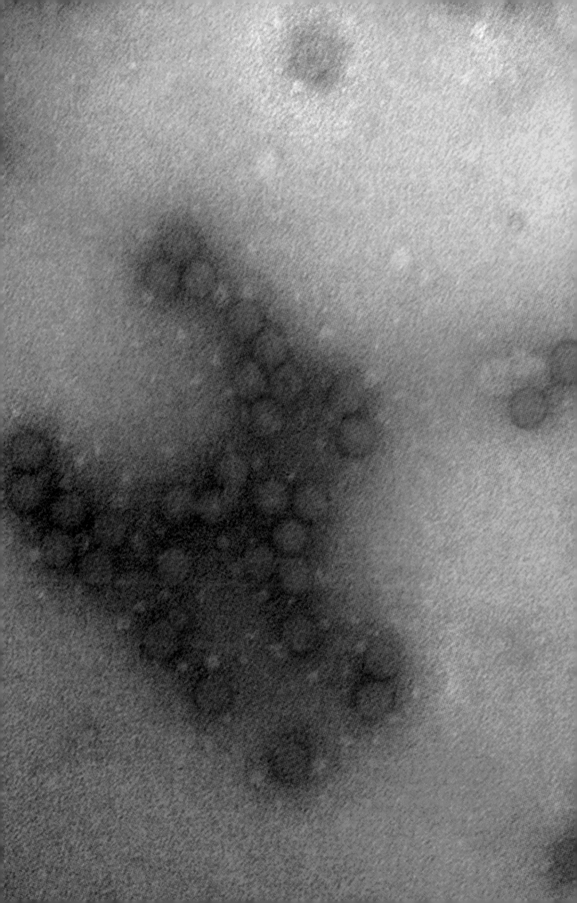

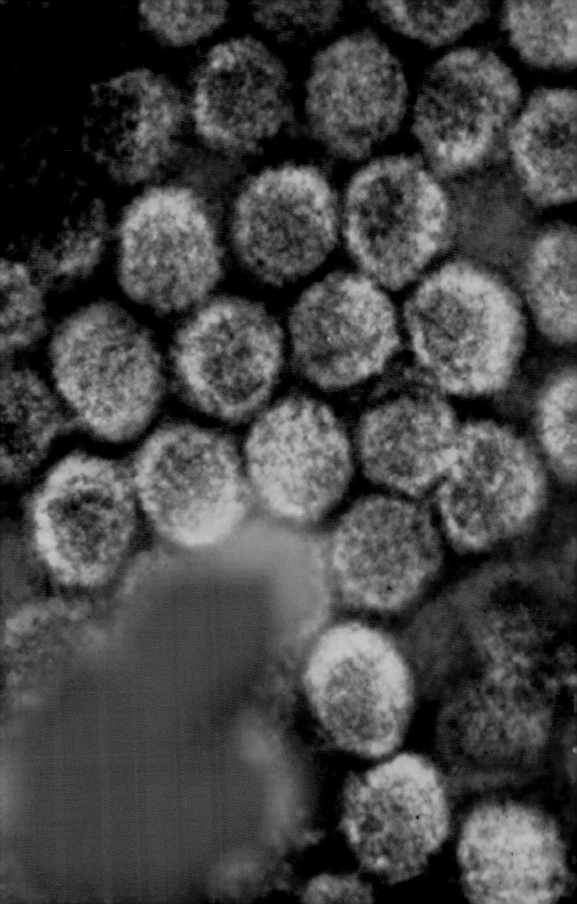

GRUPPE	III
ORDNUNG	Nicht zugewiesen
FAMILIE	Totiviridae
GATTUNG	Victorivirus
GENOM	Lineare, nicht segmentierte, doppelsträngige RNA mit etwa 5200 Nucleotiden; codiert zwei Proteine
GEOGRAFISCHE VERBREITUNG	Nordamerika
WIRTE	*Helminthosporium victoriae*, ein pathogener Pilz bei Pflanzen
KRANKHEITEN	Verkümmerung der Kolonien und Deformationen bei *Helminthosporium victoriae*
ÜBERTRAGUNG	Vertikal (durch Zellteilung auf die Nachkommen) und durch Anastomose (Verschmelzung von Pilzzellen)

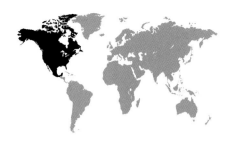

HELMINTHOSPORIUM-VICTORIAE-VIRUS 190S
Ein Virus des Victoria-blight-Pilzes

Erkrankung eines Pilzes, der Pflanzen schädigt Im frühen 20. Jahrhundert entwickelten Pflanzenzüchter in den USA für Hafer neue Zuchtlinien, die auf der Victoria-Kulturform aus Uruguay und der Bond-Kulturform aus Neuseeland basierten, die wiederum gegen Rostpilze resistent war. Kurz nach der breit angelegten Einführung der neuen Varietäten trat eine neue Krankheit auf, die man als Victoria blight bezeichnete. Diese folgenschwere Krankheit verursachte in den 1940er-Jahren Ernteausfälle bis zu 50 Prozent, und die Bauern schafften die Rostpilz-resistenten Kulturformen wieder ab. Es stellte sich heraus, dass das Gen, das die Haferpflanzen gegen Rostpilze resistent macht, für den Victoria-blight-Pilz anfällig macht. Der Pilz befand sich schon immer im Boden, hatte aber keine großen Probleme bereitet, bevor die neuen Kulturformen eingeführt wurden.

In den 1950er-Jahren bauten einige Bauern in Louisiana im Süden der USA immer noch den Victoria-Hafer an, und die Krankheit zeigte eine milde Form. Als man den Pilz von infizierten Pflanzen in Kultur nahm, wuchs er nicht normal, sondern schien selbst erkrankt zu sein. Das führte schließlich zur Isolierung des Helminthosporium-victoriae-Virus 190S, also des Virus, das die Krankheit im Pilz hervorrief (190S ist der Sedimentationskoeffizient, eine physikalische Eigenschaft des Virus, ein Maß für seine Dichte). In einer isolierten Kultur wächst der mit dem Virus infizierte Pilz langsamer als nichtinfizierte Pilze, aber das Virus veranlasst den Pilz, ein fungizides Protein zu produzieren, das sezerniert wird und das Wachstum des nichtinfizierten Pilzes in Pflanzen verhindert. Die direkte Anwendung des Virus zur biologischen Schädlingsbekämpfung ist wahrscheinlich nicht möglich, aber vielleicht lassen sich mithilfe des Pilzgens für das fungizide Protein Nutzpflanzen vor dem Pilz schützen.

A *Querschnitt*

B *Außenansicht*

1 *Capsidprotein*

2 *Doppelsträngiges RNA-Genom*

3 *Polymerase*

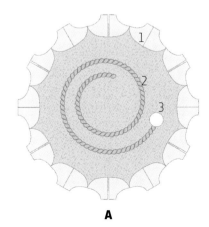

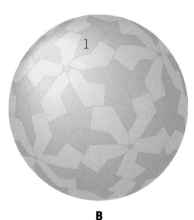

LINKS: Aufgereinigte Partikel des **Helminthosporium-victoriae-Virus 190S** (blau-grün). Die einzelnen Capsidprotein-Untereinheiten sind gut zu erkennen.

A

B

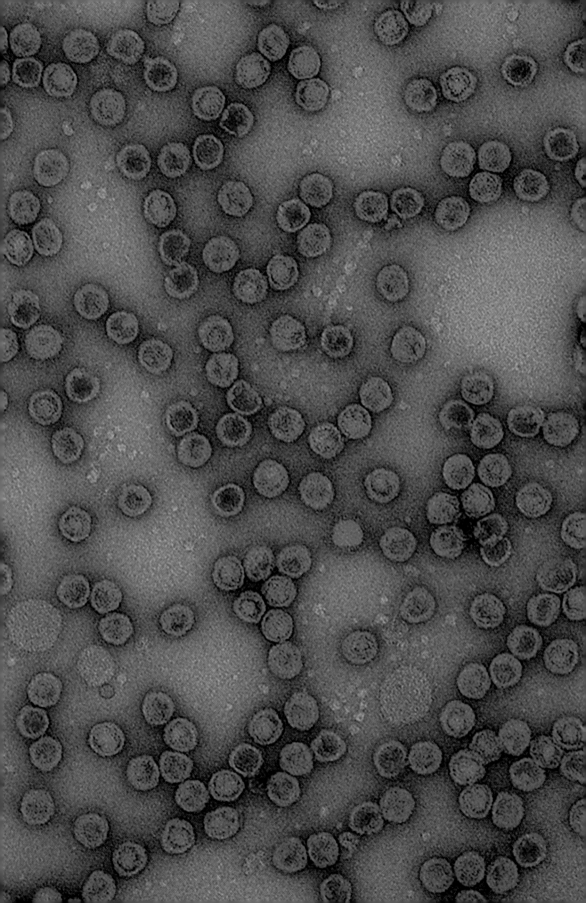

GRUPPE	III
ORDNUNG	Nicht zugewiesen
FAMILIE	Chrysoviridae
GATTUNG	Chrysovirus
GENOM	Lineare, doppelsträngige RNA in vier Segmenten mit insgesamt etwa 12.600 Nucleotiden; codiert vier Proteine
GEOGRAFISCHE VERBREITUNG	Weltweit
WIRTE	*Penicillium chrysogenum* oder Schimmelpilze
KRANKHEITEN	Keine bekannt
ÜBERTRAGUNG	Vertikal (durch Zellteilung auf die Nachkommen) und durch Anastomose (Zellverschmelzung)

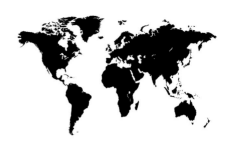

PENICILLIUM-CHRYSOGENUM-VIRUS
Ein Virus des Antibiotika-produzierenden *Penicillium*-Pilzes

Viren mit unbekannten Funktionen Der Wirtspilz des Penicillium-chrysogenum-Virus ist nicht dieselbe Spezies, die Alexander Fleming, der Entdecker des Penicillins, ursprünglich gefunden hat. Als man nach einem Pilz suchte, der größere Mengen dieses wichtigen Antibiotikums produzieren konnte, wurde P. chrysogenum aus einer Zuckermelone isoliert, die von einem Lebensmittelgeschäft in Peroia (Illinois, USA) stammte. Die Spezies erzeugt mehrere Hundert Mal mehr Penicillin als der Pilz von Fleming. In den späten 1960er-Jahren waren bei Pilzen nur wenige Viren bekannt, sodass die Entdeckung eines Virus in diesem wichtigen Pilz eine Sensation war. Es gab jedoch keinerlei Hinweise darauf, ob sich das Virus negativ auf den Pilz auswirkt. Es wurde den Pilzviren zugeordnet, die in ihren Wirten eine persistierende Infektion hervorrufen. Das heißt, sie sind immer vorhanden und werden vom elterlichen Pilz an die Nachkommen weitergegeben, und sie scheinen keine Auswirkungen zu haben. In einigen Fällen hat es sich trotz aller Bemühungen als sehr schwierig oder unmöglich erwiesen, persistierende Viren aus Pilzen zu entfernen. Antivirale Wirkstoffe können den Virustiter senken, sobald der Wirkstoff aber entfernt wird, stellt sich schnell wieder der Ausgangswert ein. Verwandte Chrysoviren wurden auch in Pflanzen entdeckt, wo sie eine ähnliche Lebensweise zeigen: Sie persistieren, das heißt sie bleiben lange Zeit bei ihrem Wirt und verursachen keine Symptome. Die Tatsache, dass diese Viren persistieren, deutet darauf hin, dass sie dem Pilz oder der Pflanze etwas vermitteln, was diese benötigen, aber es ist nicht bekannt, worum es sich handelt.

A *Querschnitt*

B *Außenansicht*

1 *Capsidprotein*

2 *Doppelsträngiges RNA-Genom (vier Segmente)*

3 *Polymerase*

LINKS: Aufgereinigte Partikel des **Penicillium-chrysogenum-Virus** (blau) im Elektronenmikroskop. Die Partikel sind in verschiedenen Ebenen dargestellt, teilweise im Querschnitt, teilweise als Außenansicht.

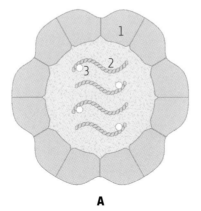

A

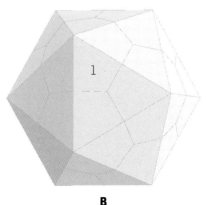

B

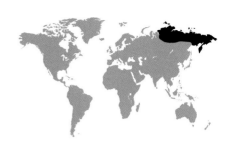

GRUPPE	I
ORDNUNG	Nicht zugewiesen
FAMILIE	Nicht zugewiesen
GATTUNG	Pithovirus
GENOM	Lineare, nicht segmentierte, einzelsträngige DNA mit etwa 610.000 Nucleotiden; codiert etwa 470 Proteine
GEOGRAFISCHE VERBREITUNG	Sibirien
WIRTE	Amöben
KRANKHEITEN	Tödliche Wirkung
ÜBERTRAGUNG	Phagocytose („zelluläres Fressen")

PITHOVIRUS SIBERICUM
Das älteste und größte bekannte Virus

Das größte Virus, aber nicht das größte Genom Nach den Maßstäben der Virologie ist das Virus riesig. Es lässt sich im Lichtmikroskop beobachten und ist 1,5 µm lang und 0,5 µm breit (1 µm ist der tausendste Teil eines Millimeters). Damit ist es größer als viele Bakterien und etwa doppelt so groß wie das Pandoravirus, das vor Entdeckung von Pithovirus sibericum das größte Virus war. Das Genom von Pithovirus sibericum ist jedoch nur etwa ein Viertel mal so groß wie das Genom des Pandoravirus und codiert viel weniger Proteine. Trotzdem ist es anscheinend von seiner Wirtsamöbe weniger abhängig als das Pandoravirus. Die beiden Viren besitzen eine ähnliche Form, zeigen aber genetisch nur wenig Übereinstimmung. Interessant ist dabei, dass die größten bekannten Viren jeweils Amöben infizieren, kleine einzellige Lebewesen, die im Wasser häufig sind.

Pithovirus sibericum wurde in Sibirien in 30.000 Jahre altem Eis 30 Meter tief unter dem Erdboden entdeckt. Sterile Proben aus diesem Eis wurden im Labor auf Amöbenkulturen übertragen. Am erstaunlichsten ist bei diesem Virus, dass es anscheinend immer noch „lebendig" ist. Es konnte im Labor Amöben infizieren und sich dabei replizieren. Innerhalb von 20 Stunden oder weniger hatte das Virus alle Amöben in der Kultur getötet. Dieses Virus ist viel älter als der Zeitraum, für den man bis jetzt erwartet hat, dass ein Genom vollständig erhalten bleibt und noch zur Infektion und Replikation in der Lage ist. DNA kann auf verschiedene Weise aus der Umwelt heraus geschädigt werden, ist aber anscheinend in tief liegenden Eiskernen geschützt. Die Infektionsfähigkeit von Pithovirus sibericum hat die Besorgnis hervorgerufen, dass das Abschmelzen des Polareises durch den Klimawandel womöglich neue vorzeitliche Viren in die Umwelt freisetzen könnte, wobei viele Wissenschaftler davon ausgehen, dass dies keine Gefahr darstellt.

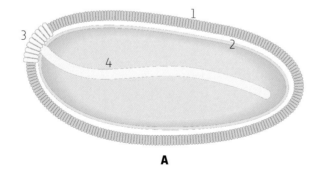

A

A *Querschnitt*

1 *Capsidstruktur*

2 *Innere Membran*

3 *Apex*

4 *Struktur, die das doppelsträngige DNA-Genom enthält*

RECHTS: **Pithovirus sibericum**, hier in einer elektronenmikroskopischen Aufnahme, ist das größte bekannte Virus, besitzt aber nicht das meiste genetische Material. Die äußere Capsidstruktur ist schwarz und grau dargestellt, rechts ist die Apex-Region deutlich zu erkennen.

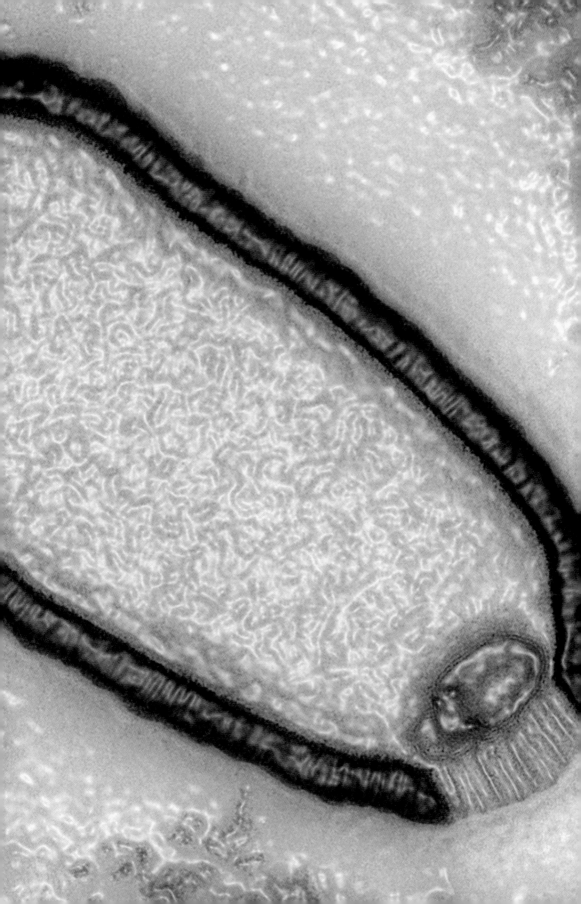

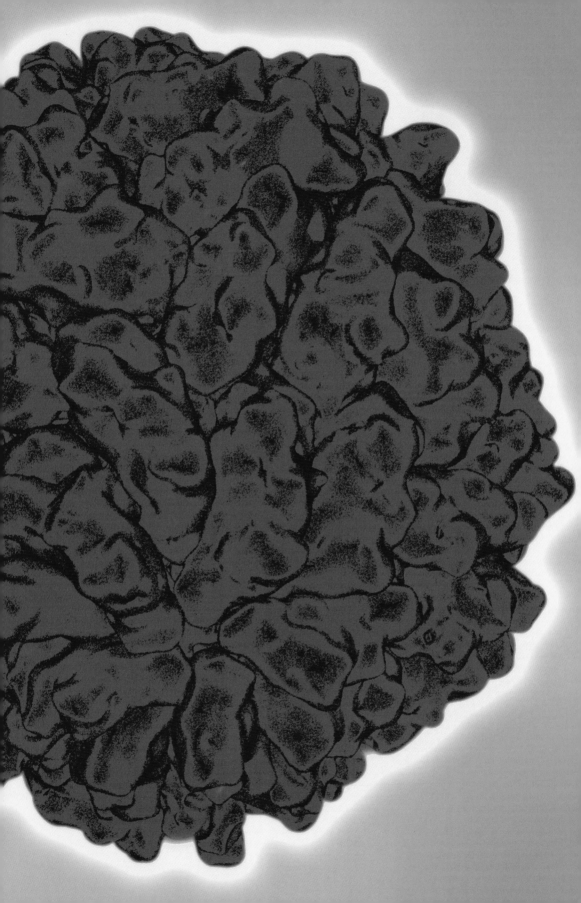

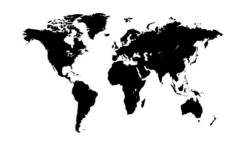

GRUPPE	III
ORDNUNG	Nicht zugewiesen
FAMILIE	Totiviridae
GATTUNG	Totivirus
GENOM	Lineare, nicht segmentierte, doppelsträngige RNA mit etwa 4600 Nucleotiden; codiert zwei Proteine
GEOGRAFISCHE VERBREITUNG	Weltweit
WIRTE	Hefe
KRANKHEITEN	Keine im Wirt; trägt zum Abtöten von Konkurrenten bei
ÜBERTRAGUNG	Vertikal (durch Zellteilung auf die Nachkommen); Paarung von Hefezellen

SACCHAROMYCES-CEREVISIAE-L-A-VIRUS
Gehört zum Killervirussystem der Hefe

Eine Möglichkeit, die Konkurrenz auszuschalten Die Hefe wird wie andere Pilze häufig von Viren infiziert. Zwar ist bei den meisten kein Phänotyp bekannt, aber das Killervirussystem kann für die Hefe sehr von Nutzen sein. An diesem System sind immer mehrere Viren beteiligt: das Saccharomyces-cerevisiae-L-A-Virus und ein oder mehrere M-Viren. Das L-A-Virus bezeichnet man als Helfervirus, da es die Enzyme für das Kopieren der RNA trägt, die auch von den M-Viren genutzt werden. Die M-Viren produzieren ein Toxin, das in die Umgebung freigesetzt wird. Dieses Toxin tötet andere Hefestämme, die die L-A-/M-Viren nicht tragen, der Wirtshefe dieser Viren schadet es jedoch nicht, da die Viren neben dem Toxin auch Mechanismen besitzen, die das Gift unschädlich machen. So kann die Hefe ihre Konkurrenten abtöten.

Wie andere verwandte Viren hat auch das Saccharomyces-cerevisiae-L-A-Virus einen speziellen Lebenszyklus. Wenn das Virus in die Zelle gelangt, bleibt es in seinem Capsid und erzeugt einzelsträngige Kopien seines Genoms für die Produktion von Proteinen und als Kopien von sich selbst, die aus dem Capsid ausgeschleust werden. Dies ist ein häufiger Mechanismus bei Viren mit doppelsträngigen RNA-Genomen, möglicherweise weil große doppelsträngige RNAs ein Merkmal von Virusinfektionen sind und in Zellen vielfach Immunantworten auslösen können, die dann die Virus-RNA zerstören. Da das Virus in seinem Capsid verborgen bleibt, kann es an diesem sicheren Ort den antiviralen Aktivitäten der Zelle ausweichen. Interessant ist dabei jedoch, dass die viralen L-A-/M-Systeme bis jetzt nur bei Hefen entdeckt wurden, die keine Immunität durch RNA-Abbau besitzen, der von doppelsträngiger RNA ausgelöst wird (RNA-Silencing). Ist dieses Killersystem ein Überrest aus einem älteren Immunsystem?

A *Querschnitt*
B *Außenansicht*

1 *Capsidprotein*
2 *Doppelsträngiges RNA-Genom*
3 *Polymerase*

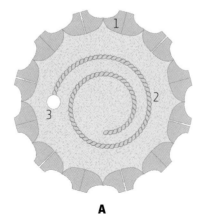

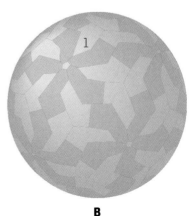

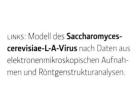

LINKS: Modell des **Saccharomyces-cerevisiae-L-A-Virus** nach Daten aus elektronenmikroskopischen Aufnahmen und Röntgenstrukturanalysen.

A

B

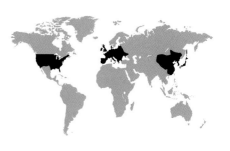

GRUPPE	IV
ORDNUNG	Nicht zugewiesen
FAMILIE	Hypoviridae
GATTUNG	Hypovirus
GENOM	Lineare, nicht segmentierte, einzelsträngige RNA mit etwa 13.000 Nucleotiden; codiert vier Proteine in zwei Polyproteinen
GEOGRAFISCHE VERBREITUNG	Asien, Europa, amerikanischer Kontinent
WIRTE	*Cryphonectria parasitica*, der Pilz des Kastanienrindenkrebses
KRANKHEITEN	Unterdrückung des Kastanienrindenkrebses
ÜBERTRAGUNG	Vertikal (durch Zellteilung auf die Nachkommen) und durch Anastomose (Verschmelzung von Pilzzellen)

CRYPHONECTRIA-HYPOVIRUS 1
Ein Virus im Pilz des Kastanienrindenkrebses

Eine Therapie für den Kastanienrindenkrebs? Kastanienbäume kommen überall auf der Welt vor und waren bis 1903 im Osten der USA der vorherrschende große Baum in den Wäldern. Dann wurde über den Wurzelstock einer Esskastanie eine Pilzerkrankung in die Botanischen Gärten von New York eingeschleppt. Die Kastanienbäume begannen abzusterben und in der Mitte des 20. Jahrhunderts war von den einst mächtigen amerikanischen Kastanienwäldern nichts mehr übrig. Der Pilz infiziert die Bäume und erzeugt Tumoren in der Rinde, die schließlich den Baum vollständig umschließen. Aus den Wurzeln der abgestorbenen Bäume treiben häufig neue Sprosse hervor, unterliegen aber im Allgemeinen auch der Krankheit, bevor sie alt genug sind, um Samen zu hervorzubringen. Die Krankheit wurde auch nach Europa in die Kastanienbäume eingeschleppt, allerdings erst in den 1930er-Jahren. In den 1960er-Jahren entdeckte ein italienischer Pflanzenpathologe mehrere europäische Kastanienbäume, die nur leichte pilzbedingte Läsionen aufwiesen und nicht abstarben. Es stellte sich heraus, dass dies auf eine Veränderung des Pilzes zurückzuführen war und nicht auf irgendeine Resistenz bei den Bäumen. Diese „Hypovirulenz" des Pilzes ließ sich übertragen, aber erst in den 1990er-Jahren erkannte man, dass ein Virus die Ursache ist. Die Hoffnungen waren groß, nun damit den Kastanienrindenkrebs biologisch einzudämmen zu können, sodass die Kastanienwälder zurückkehren würden. In Europa war diese Strategie erfolgreich, in den USA hat es jedoch nicht funktioniert. Das liegt möglicherweise daran, dass der Pilz in Europa ein Gemisch aus eng verwandten Stämmen ist, während es in den USA viele genetisch unterschiedliche Stämme gibt. Das Virus kann auf natürliche Weise nur zwischen sehr eng verwandten Stämmen übertragen werden, sodass man immer nur einen Baum auf einmal kurieren kann, nicht jedoch einen ganzen Wald. Die Wissenschaftler arbeiten weiterhin daran und Erkenntnisse darüber, wie das Virus sein Wirtsspektrum begrenzt, können dazu beitragen, neue Verfahren zu entwickeln, um auch die nordamerikanischen Kastanienwälder wiederherzustellen.

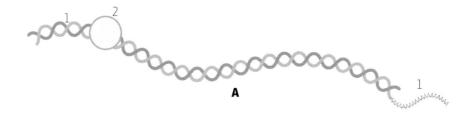

A *Querschnitt*

1 *doppelsträngige replikative RNA*

2 *Polymerase*

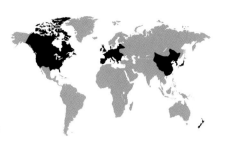

GRUPPE	IV
ORDNUNG	Nicht zugewiesen
FAMILIE	Narnaviridae
GATTUNG	Mitovirus
GENOM	Lineare, nicht segmentierte, einzelsträngige RNA mit etwa 2600 Nucleotiden; codiert ein Protein
GEOGRAFISCHE VERBREITUNG	Asien, Europa, Nord- und Lateinamerika, Neuseeland
WIRTE	*Ophiostoma novi-ulmi*, der Pilz, der das Ulmensterben verursacht
KRANKHEITEN	Hemmung des Pilzwachstums
ÜBERTRAGUNG	Vertikal (direkt an die Nachkommen) und Anastomose (Verschmelzung von Pilzzellen)

OPHIOSTOMA-MITOVIRUS 4
Eines der kleinsten und einfachsten bekannten Viren

Viele Viren in einem Pilz *Ophiostoma novi-ulmi* ist der Pilz, der das Ulmensterben verursacht. Der Pilz hat eine weltweite Epidemie unter den Ulmen hervorgerufen, sodass die meisten davon abgestorben sind. Da bekannt war, dass ein Virus den Pilz des Kastanienrindenkrebses unterdrücken kann, wurden Versuche unternommen, auch für diesen Pilz ein Virus zu finden. Erstaunlicherweise wurden in dem Pilz zwölf unterschiedliche verwandte Viren entdeckt. Einige davon, etwa das Ophiostoma-Mitovirus 4, unterdrücken anscheinend Pilzerkrankungen bei Bäumen. Das klingt zwar erfolgversprechend, aber eine Anwendung im Wald erweist sich leider als problematisch, da sich die Viren der Pilze normalerweise nur schwierig übertragen lassen. Dafür ist die Verschmelzung von Pilzzellen (Anastomose) erforderlich, was im Allgemeinen nur zwischen eng verwandten Pilzen möglich ist.

Ein Virus der Mitochondrien Zellen mit einem Zellkern, die man als eukaryotische Zellen bezeichnet, enthalten Kopien eines Strukturelements, die sogenannten Mitochondrien. Sie sind zentrale Komponenten des Metabolismus, da hier die Zelle ihre Energie erzeugt. Ophiostoma-Mitovirus 4 infiziert Mitochondrien, und es gibt eine Reihe verwandter Viren, die das ebenfalls tun (daher die Gattungsbezeichnung Mitovirus). Da die Mitochondrien von Bakterien abstammen, erstaunt es nicht, dass ihre Viren den bakteriellen Viren ähnlicher sind als anderen Viren von Pilzen.

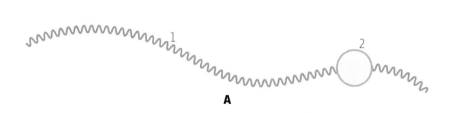

A *Querschnitt*

1 *Einzelsträngiges RNA-Genom*

2 *Polymerase*

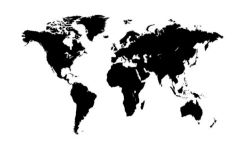

GRUPPE	I
ORDNUNG	Nicht zugewiesen
FAMILIE	Phycodnaviridae
GATTUNG	Chlorovirus
GENOM	Lineare, nicht segmentierte, doppelsträngige DNA mit etwa 331.000 Nucleotiden; codiert etwa 400 Proteine
GEOGRAFISCHE VERBREITUNG	USA, verwandte Viren weltweit
WIRTE	*Chlorella variabilis* (Algen)
KRANKHEITEN	Tödliche Wirkung
ÜBERTRAGUNG	Durch Wasser

PARAMECIUM-BUSARIA-CHLORELLAVIRUS 1
Verbergen vor dem Feind

Eine Alge in einem Pantoffeltierchen, das vor einer Virusinfektion schützt *Chlorella* ist eine einzellige Grünalge, die normalerweise in Protozoen lebt, etwa in Pantoffeltierchen (*Paramecium*), einem einzelligen Organismus, der im Wasser vorkommt. Die Alge liefert dem Pantoffeltierchen wertvolle Nährstoffe durch die Photosynthese. In den späten 1970er-Jahren entdeckte man, dass sich einige Algenstämme außerhalb der Pantoffeltierchen vermehren lassen, wenn die geeigneten Nährstoffe vorhanden sind. In einigen Fällen starben die Algen jedoch ab und nach kurzer Zeit war die gesamte Kultur vernichtet. Ursache war ein großes DNA-Virus, das man nach den beiden Bestandteilen des Symbionten (*Paramecium busaria* und *Chlorella*) bezeichnete. Das Virus wurde genau untersucht, es ist ein Vertreter der Chloroviren. Das Virus befindet sich anscheinend in einem Ruhestadium, wenn sich die Alge in dem Pantoffeltierchen aufhält. Freilebend fungieren die Algen jedoch als Wirte für die Chloroviren, an denen sie schließlich zugrundegehen. Die Chloroviren sind in Süßwasser weit verbreitet, in einem Milliliter Wasser sind durchaus 100.000 Viruspartikel enthalten. Jede Virusspezies steht mit ihrer Wirtsalge in einer engen Beziehung, wobei die Algen im Wasser fast ausschließlich innerhalb der Pantoffeltierchen leben. Dort sind sie vor einer Virusinfektion geschützt, sodass die hohen Virustiter in einigen Gewässern noch ein ungelöstes Rätsel der Virologie sind.

Ein großes und ungewöhnliches Virus Bis vor Kurzem galten die Chloroviren als die größten bekannten Viren. Ihre Genome sind so groß wie die von kleineren Bakterien und codieren Proteine, die normalerweise bei Viren nicht vorkommen, etwa Enzyme für den Zucker- und Aminosäurestoffwechsel. Einige dieser Proteine sind für den Lebenszyklus des Virus wahrscheinlich von Bedeutung, bei anderen ist nicht bekannt, warum sie produziert werden. Die Riesenviren enthalten allgemein Gene für viele Proteine, wodurch sie sich von anderen Viren, die man als Minimalisten betrachten kann, deutlich unterscheiden.

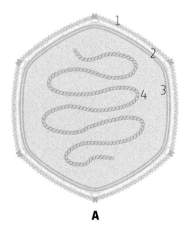

A

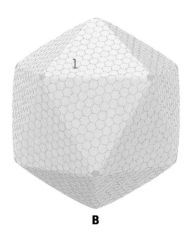

B

A *Querschnitt*
B *Außenansicht*

1 *Capsidprotein*
2 *Zementprotein*
3 *Innere Lipidmembran*
4 *Doppelsträngiges DNA-Genom*

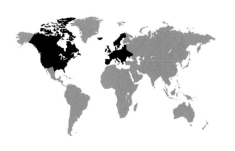

PHYTOPHTHORA-ENDORNAVIRUS 1

Virus eines Oomyceten, das mit Viren von Pflanzen und Pilzen verwandt ist

Ein Virus ohne Hülle, das in der Zelle als doppelsträngige RNA existiert Der Wirt dieses Virus ist *Phytophthora*, eine Gattung der Oomyceten, die man als Organismen früher zu den Pilzen zählte, da sie sehr ähnlich aussehen. Bei der Analyse ihrer Genome erkannte man jedoch, dass sie nicht mit den Pilzen verwandt sind, sondern eher mit den Braunalgen. Viele Oomyceten sind für Pflanzen pathogen. *Phytophthora infestans* ist der Oomycet, der die Kraut- und Knollenfäule bei Kartoffeln hervorruft, durch die es im 19. Jahrhundert in Irland zu einer großen Hungersnot kam. Das Phytophthora-Endornavirus 1 wurde aus einem Oomyceten isoliert, der auf einer Douglasie in Großbritannien wuchs. Das Virus wurde in verschiedenen weiteren Isolaten des Oomyceten in Großbritannien, den Niederlanden und den USA nachgewiesen, wahrscheinlich ist es viel weiter verbreitet.

Die Endornaviren wurden zuerst bei Nutzpflanzen entdeckt, wo sie sehr häufig sind, aber sie kommen auch in Pilzen vor. In den meisten Fällen haben sie keine Auswirkungen auf ihre Wirte. Ein Endornavirus, das in einigen Kulturformen von Bohnenpflanzen vorkommt, führt zwar bei männlichen Exemplaren zu Sterilität, aber dieses Virus ist das einzige in der Familie, das mit irgendeiner Krankheit zusammenhängt.

Die Endornaviren haben eine interessante Evolutionsgeschichte, wie sich aus dem Vergleich ihrer Genome erkennen lässt. Das Enzym, das die RNA kopiert, ist einem Enzym aus einem Pflanzenvirus mit einzelsträngiger RNA sehr ähnlich. Die übrigen Abschnitte ihrer Genome besitzen anscheinend verschiedene Ursprünge, etwa auch aus Bakterien. Die Beziehungen zwischen den Viren deuten darauf hin, dass sie in der Vergangenheit zwischen Pflanzen, Pilzen und Oomyceten gewechselt sind.

A *Querschnitt*

1 *Doppelsträngige replikative RNA-Zwischenform*

2 *Einzelner Bruch im codierenden RNA-Strang*

3 *Polymerase*

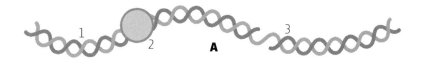

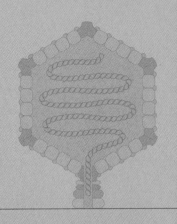

VIREN DER
BAKTERIEN UND
ARCHAEEN

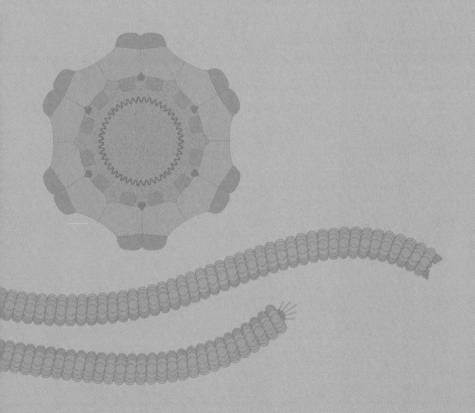

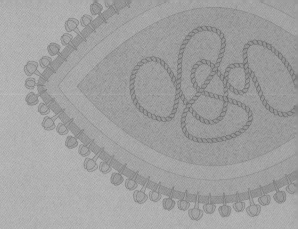

Einführung

Bakterien und Archaeen sind die beiden prokaryotischen Domänen des Lebens, die Zellen besitzen also keinen Zellkern. Mit Bakterien ist eigentlich jeder vertraut, während die Archaeen weniger bekannt sind. Archaeen kommen überall in der Umwelt vor, etwa im menschlichen Darm, einige leben unter extremen Bedingungen, etwa in heißen Quellen oder in hochgradig sauren, salzhaltigen Umgebungen und in ozeanischen hydrothermalen Spalten. Die Viren der Bakterien bezeichnet man häufig als Bakteriophagen („Bakterienfresser"), da die Viren ihre bakteriellen Wirte sehr schnell abtöten können, wobei viele das auch nicht tun und für ihren Wirt von Nutzen sind. Hier beschreiben wir eine Reihe von Viren der Bakterien und Archaeen, die bedeutende Werkzeuge in der Molekularbiologie geworden sind, sowie andere, die bei bakteriellen Krankheiten des Menschen eine Rolle spielen, und ein Virus, das für die Aufrechterhaltung der Energiekreisläufe in den Meeren wichtig ist.

Bakterien und viele Archaeen erzeugen ihre Proteine auf andere Weise als eukaryotische Zellen (die einen Zellkern besitzen). Bei den Eukaryoten entsteht von einer RNA generell nur ein einziges Protein, während bei Bakterien und Archaeen von einem einzelnen RNA-Molekül mehrere unterschiedliche Proteine gebildet werden können. Die Viren entsprechen diesen Mechanismen ihrer Wirte.

Verschiedene Viren in diesem Abschnitt sind Viren von *Escherichia coli* (*E. coli*). Das liegt daran, dass *E. coli* das am besten erforschte Bakterium ist, sodass seine Viren entsprechend auch gut erforscht sind. Viele von ihnen werden zwar als Enterobakteriophagen bezeichnet, aber es handelt sich doch um sehr unterschiedliche Viren, die ausgewählt wurden, um die Vielfalt der Bakterienviren zu veranschaulichen und um einige besonders herauszustellen, die für die Wissenschaft von großer Bedeutung sind.

Von den Viren der Archaeen gehören zwei zur Wirtsgattung *Acidianus*. Diese beiden Viren unterscheiden sich ebenfalls deutlich, sie sind aber hier aufgeführt, da sie recht gut charakterisiert sind und sich an ihnen ungewöhnliche Strukturen veranschaulichen lassen, die bei manchen Viren der Archaeen vorkommen.

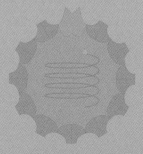

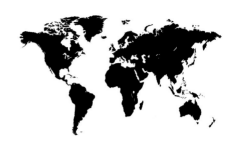

GRUPPE	I
ORDNUNG	Caudovirales
FAMILIE	Podoviridae, Unterfamilie Picovirinae
GATTUNG	Φ29-like-Virus
GENOM	Lineare, nicht segmentierte, doppelsträngige DNA mit etwa 19.000 Nucleotiden; codiert 17 Proteine
GEOGRAFISCHE VERBREITUNG	Weltweit
WIRTE	*Bacillus subtilis*, ein verbreitetes Bodenbakterium
WIRKUNG AUF DEN WIRT	Tod der Zelle
ÜBERTRAGUNG	Diffusion und Injektion der DNA in die Zelle

BACILLUS-PHAGE Φ29
Ein kleinfüßiges Virus, das ein verbreitetes Bodenbakterium infiziert

Forschungsobjekt und Werkzeug für die Molekularbiologie Der Bacillus-Phage Φ29 wurde Mitte der 1960er-Jahre von einem Studenten isoliert, der sich mit Gartenböden beschäftigte. Der Phage wurde ein wichtiges Werkzeug der Molekularbiologie und man hat damit viele Mechanismen erforscht, etwa wie die DNA kopiert wird. Das Kopieren von DNA beginnt meistens mit einem RNA-Molekül, an das die DNA angehängt wird. Eine Besonderheit dieses Virus und verwandter Viren besteht darin, dass hier die DNA-Synthese von einem Protein ausgeht. Einige Viren der Archaeen und Eukaryoten nutzen diesen Mechanismus ebenfalls, der aber sonst im zellulären Leben nicht vorkommt. Der Bacillus-Phage Φ29 spielte auch eine wichtige Rolle bei der Untersuchung der RNA-Struktur. Das Virus produziert eine sogenannte pRNA, ein großes Molekül, das zu einem Komplex gehört, den man als Motor bezeichnet und der dazu dient, die Virus-DNA in das Viruspartikel zu verpacken. Wir zeichnen zwar ein RNA-Molekül häufig als gerade Linie, in der Zelle ist es aber zu einer komplexen Struktur gefaltet. Dies ist für die biologische Funktion der RNA von großer Bedeutung, entsprechend der Struktur eines Proteins, das dadurch seine biologischen Eigenschaften erhält.

Wie viele andere Viren der Bakterien liefert auch der Bacillus-Phage Φ29 wichtige Werkzeuge für die Molekularbiologie. Die Polymerase, also das Enzym, das die DNA kopiert, ist ein wichtiges Hilfsmittel, um von DNA-Molekülen zahlreiche Kopien herzustellen. Das Enzym wird in gereinigter Form von Biotechnologie-Unternehmen angeboten. Eine wichtige Anwendung ist dabei die Erzeugung großer DNA-Moleküle, etwa um die vollständige Nucleotidsequenz eines Genoms zu bestimmen.

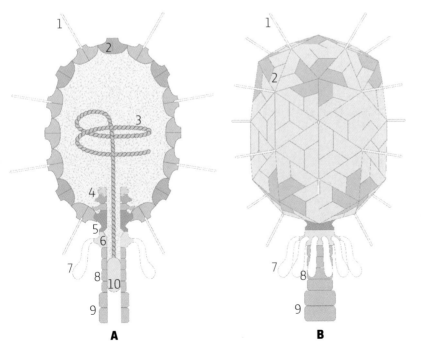

A *Querschnitt*
B *Außenansicht*

1 *Capsidfaser*
2 *Capsidprotein*
3 *Doppelsträngiges DNA-Genom*
4 *Innerer Core-Bereich*
5 *Konnektor*
6 *Unterer Kragen*
7 *Schwanzfasern*
8 *Scheide*
9 *Distales Ende*
10 *Endständiges Protein*

RECHTS: Die gefärbte elektronenmikroskopische Aufnahme zeigt viele Einzelheiten der Virusstruktur des **Bacillus-Phagen Φ29**, etwa die Capsidfasern, den Schwanz und die Schwanzfasern.

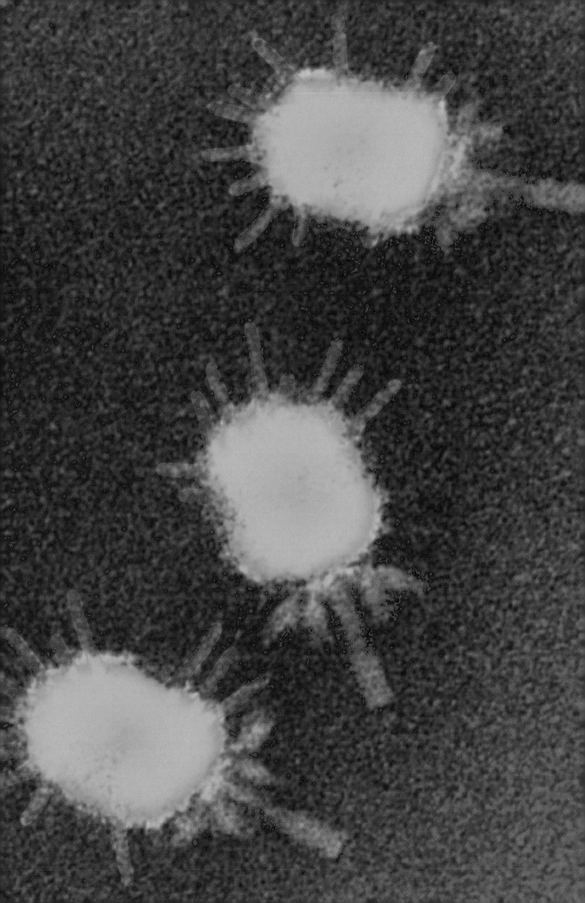

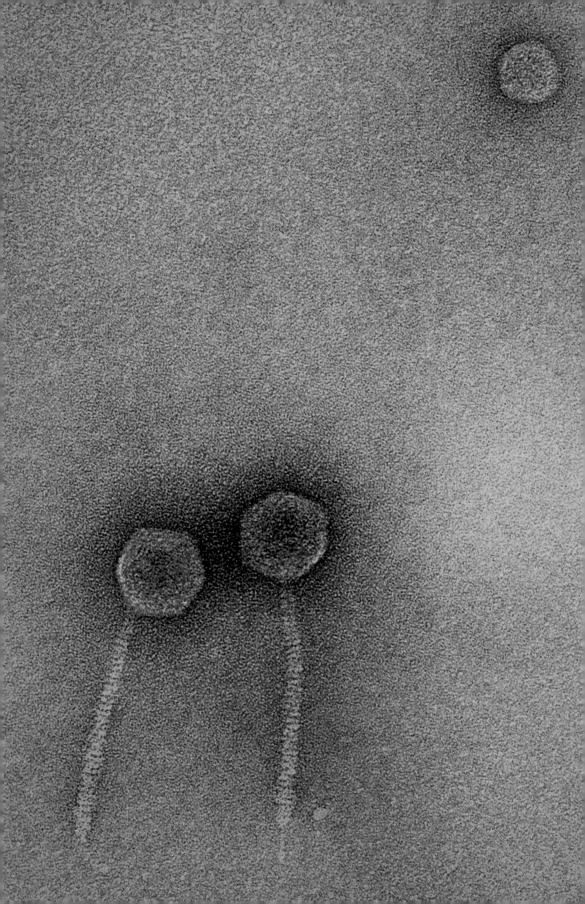

GRUPPE	I
ORDNUNG	Caudovirales
FAMILIE	Siphoviridae
GATTUNG	λ-like-Virus
GENOM	Lineare, nicht segmentierte, doppelsträngige DNA mit etwa 49.000 Nucleotiden, codiert etwa 70 Proteine
GEOGRAFISCHE VERBREITUNG	Weltweit
WIRTE	*Escherichia coli*
WIRKUNG AUF DEN WIRT	Integriert sich normalerweise in die DNA der Wirtszelle, kann aber auch den Tod der Zelle herbeiführen

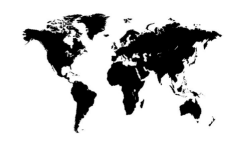

ENTEROBAKTERIOPHAGE λ
Ein Werkzeug für viele Anwendungen

Ein Virus, das in den meisten molekularbiologischen Laboren verwendet wird Der Enterobakteriophage λ wurde in den 1950er-Jahren entdeckt. Als *E. coli*-Bakterien, die auf Petrischalen wuchsen, ultraviolettem Licht ausgesetzt wurden, begannen sie abzusterben. Dadurch entstanden im Bakterienrasen kleine Löcher, sogenannte Plaques. Es stellte sich heraus, dass bei einigen *E. coli*-Zellen das λ-Virus in die DNA integriert war, was bei Bakterienviren sehr häufig vorkommt. Sie integrieren sich und bleiben in der Wirts-DNA im Ruhezustand, bis sie irgendwie aktiviert werden, in diesem Fall durch das ultraviolette Licht. Dann verlässt das Virus die bakterielle DNA wieder und beginnt, sich sehr schnell zu replizieren. Wenn die Bakterienzelle mit Viren angefüllt ist, platzt sie und die Viren werden in die Umgebung freigesetzt, wo sie Zellen in der Nähe infizieren können. Die Löcher (oder Plaques) in der Petrischale sind kleine Bereiche, in denen alle Bakterienzellen abgestorben sind. Aufgrund dieses Effekts bezeichnet man die Viren der Bakterien als „Bakterienfresser", wobei sie Bakterienzellen nicht wirklich fressen.

Der Enterobakteriophage λ ist für die Molekularbiologie und Genetik zu einem wichtigen Werkzeug geworden. Er wurde bereits in großem Umfang genutzt um herauszufinden, wie Bakterien ihre Proteine erzeugen und wie sie diesen Vorgang steuern. In der Genetik wurden zahlreiche Untersuchungen durchgeführt, indem man DNA-Stücke in das Virus einbaute und *E. coli* mit diesem rekombinanten Virus infizierte. Das Virus produziert viele Kopien der gewünschten DNA. Abschnitte aus dem Genom des Enterobakteriophagen λ werden weiterhin bei vielen Klonierungsexperimenten genutzt, und da es so einfach ist, das Virus in großen Mengen herzustellen, dient es auch als allgemeine DNA-Quelle.

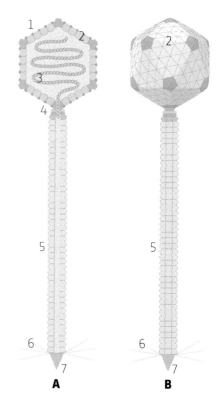

A *Querschnitt*

B *Außenansicht*

1 *Capsidbedeckung*

2 *Capsidprotein*

3 *Doppelsträngiges DNA-Genom*

4 *Kopf-Schwanz-Verbindung*

5 *Kontraktile Scheide*

6 *Schwanzfasern*

7 *Schwanzspitze*

LINKS: Partikel des **Enterobakteriophagen λ** im Elektronenmikroskop mit erkennbaren Einzelheiten. Die Köpfe sind magenta, die Schwanzstrukturen gelb gefärbt.

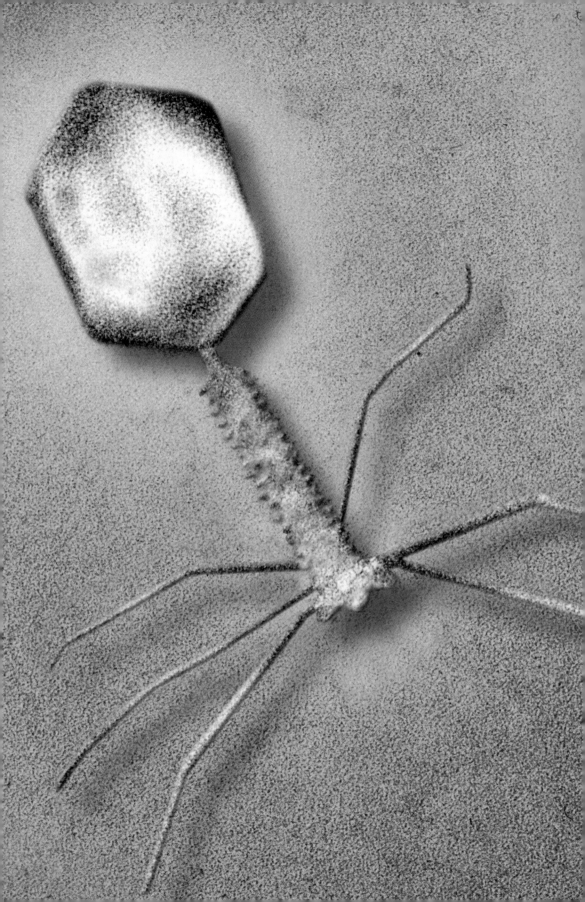

GRUPPE	I
ORDNUNG	Caudovirales
FAMILIE	Myoviridae
GATTUNG	T4-like-Virus
GENOM	Lineare, nicht segmentierte, doppelsträngige DNA mit etwa 169.000 Nucleotiden; codiert etwa 300 Proteine
GEOGRAFISCHE VERBREITUNG	Weltweit
WIRTE	*Escherichia coli* und verwandte Bakterien
WIRKUNG AUF DEN WIRT	Tod der Zelle

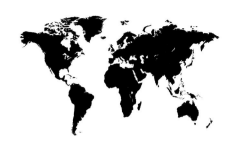

ENTEROBAKTERIO-PHAGE T4
Eine biologische Injektionsspritze

Das Virus, das die Grundlagenforschung verändert hat T4 (Typ vier von sieben Phagen, die in den frühen 1940er-Jahren ausgewählt wurden, um die Biologie der Phagen zu erforschen) lässt sich in *E. coli*, einem bevorzugten Laborbakterium, einfach und sicher vermehren. Deshalb wurden viele Grundlagen der Molekularbiologie, Evolution und Ökologie der Viren mithilfe von T4 erforscht. Die neueste wichtige Entdeckung der Molekularbiologie, die mit T4 gemacht wurde, war das Spleißen bei den Prokaryoten. Dabei werden durch Prozessierung aus der mRNA bestimmte Abschnitte entfernt, die nicht zu Proteinen translatiert werden. Viele Jahre lang glaubte man, dass das Spleißen nur bei den Eukaryoten (Zellen mit Zellkern) vorkommt. In den 1980er-Jahren entdeckte man das Spleißen bei T4 und hat es seitdem bei vielen bakteriellen Genen nachgewiesen. T4 wurde auch schon als Modell eingesetzt, um die molekulare Evolution zu untersuchen, da Viren sehr kurze Generationszeiten aufweisen und sich schnell verändern.

Einige Bakterienviren integrieren sich in die DNA ihrer Wirte und bleiben dann bis zu ihrer Aktivierung in einem Ruhezustand. Der Enterobakteriophage T4 tötet seine Wirte jedoch immer. Das Virus landet mithilfe der Schwanzfasern auf einer Bakterienzelle, der Schwanz kontrahiert sich und injiziert die DNA in die Zelle. Die DNA dient dazu, die Virusproteine zu produzieren. Das Virus kopiert seine DNA und verpackt sie. Am Ende des viralen Lebenszyklus ist die Wirtszelle vollständig mit neuen Viruspartikeln angefüllt und platzt, sodass die Partikel freigesetzt werden und der Zyklus neu beginnt. Vor Kurzem hat man bei Menschen einen kleinen Test mit dem letztendlichen Ziel durchgeführt, pathogene Bakterien abzutöten. Man hat bei den Probanden, denen man Trinkwasser mit T4 verabreicht hatte, keinerlei schädliche Wirkungen festgestellt, aber das Verfahren wurde bis jetzt nicht weiter verfolgt. Außerdem ist es möglich, T4 in der Medizin als Nanopartikel anzuwenden. Das Genom des Virus kann durch bestimmte Proteine oder Gene ersetzt werden. Die Partikel schützen den Inhalt und können direkt in Gewebe oder Organe injiziert werden.

A *Querschnitt*
B *Außenansicht*

1, **2** *Capsidproteine*
3 *Kragen*
4 *Kragenfortsätze*
5 *Schaft*

6 *Schwanzfasern*
7 *Endplatte*
8 *Schwanzfortsätze*
9 *Doppelsträngiges DNA-Genom*

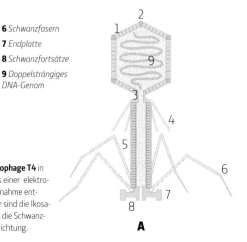
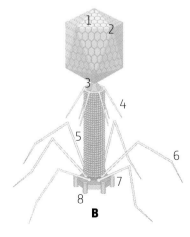

A   **B**

LINKS: Der **Enterobakteriophage T4** in einer Darstellung, die aus einer elektronenmikroskopischen Aufnahme entwickelt wurde. Erkennbar sind die Ikosaederstruktur des Kopfes, die Schwanzfasern und die Landevorrichtung.

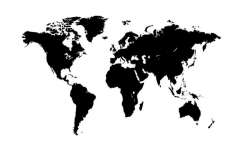

GRUPPE	II
ORDNUNG	Nicht zugewiesen
FAMILIE	Microviridae
GATTUNG	Microvirus
GENOM	Ringförmige, nicht segmentierte, einzelsträngige DNA mit etwa 5400 Nucleotiden; codiert elf Proteine
GEOGRAFISCHE VERBREITUNG	Weltweit
WIRTE	Enterobakterien
WIRKUNG AUF DEN WIRT	Tod der Zelle
ÜBERTRAGUNG	Diffusion

ENTEROBAKTERIOPHAGE
ΦX174
An den Wurzeln der Molekukularbiologie

Von der Molekularbiologie zur Strukturbiologie Wir leben im Zeitalter der Genome, in dem die DNA-Sequenz des gesamten Humangenoms schnell und preisgünstig bestimmt werden kann. Als 1977 das vollständige Genom von ΦX174 ermittelt wurde, galt dies als Meilenstein: Es war die erste DNA-Sequenz, die überhaupt bestimmt wurde, wobei man schon ein Jahr zuvor die vollständige Sequenz eines RNA-Virus bestimmt hatte. Ein Grund, warum sich die ersten Molekularbiologen mit Viren beschäftigten, war die geringe Größe und die deutlich bessere Stabilität ihrer Genome im Vergleich zu großen Genomen. Es ist sehr schwierig, ein großes DNA-Molekül aufzureinigen, ohne dass es zerbricht. Die erste vollständige Sequenz eines bakteriellen Genoms wurde dann 1995 bestimmt.

Der Enterobakteriophage ΦX174 war auch das erste Virus, dessen Genom mithilfe gereinigter Enzyme im Reagenzglas synthetisiert wurde, und leitete damit 1967 das Zeitalter der synthetischen Biologie ein. 2003 wurde das gesamte Genom auch chemisch synthetisiert. Durch ΦX174 ist es nicht nur gelungen, erstaunliche Einblicke in die Molekularbiologie zu gewinnen, sondern das Virus stand auch im Mittelpunkt der strukturbiologischen Forschung. Die Strukturbiologie vereint Biochemie, Biophysik und Molekularbiologie und dient dazu herauszufinden, wie die genauen Strukturen von Proteinen und anderen Molekülen, etwa von Nucleinsäuren, gebildet und verändert werden und wie Veränderungen ihre Funktion beeinflussen. Einige der Untersuchungen mit ΦX174 zeigten, wie das Virus die DNA in die Bakterienzelle injiziert. ΦX174 dringt wie viele andere Viren der Bakterien nicht in die Zelle ein, die es infiziert, sondern überträgt nur seine DNA auf den Wirt. Sobald sich die DNA in der Wirtszelle befindet, beginnt die virale Infektion, die schließlich zum Tod der Wirtszelle führt.

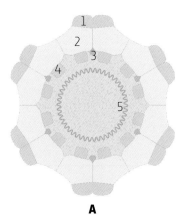

A

A *Querschnitt*

1 *Spike-Protein D*

2 *Capsidprotein F*

3 *Vertexprotein H*

4 *DNA-bindendes Protein J*

5 *Einzelsträngiges DNA-Genom*

RECHTS: Aufgereinigte Partikel des **Enterobakteriophagen ΦX174**. Das Virus (blau) besitzt eine deutlich erkennbare Ikosaederstruktur. Die Partikel sind in verschiedenen Ebenen dargestellt, etwa auch in Außenansicht und als Querschnitt.

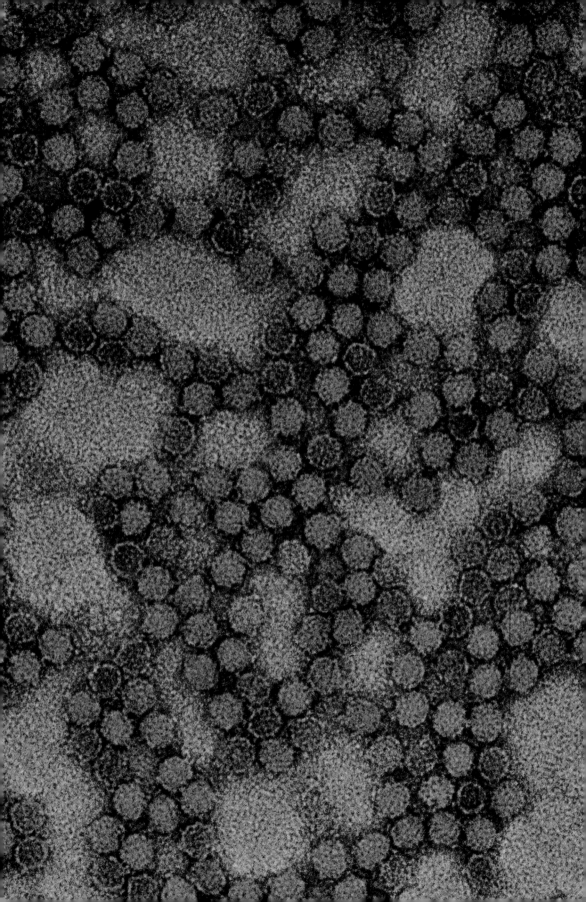

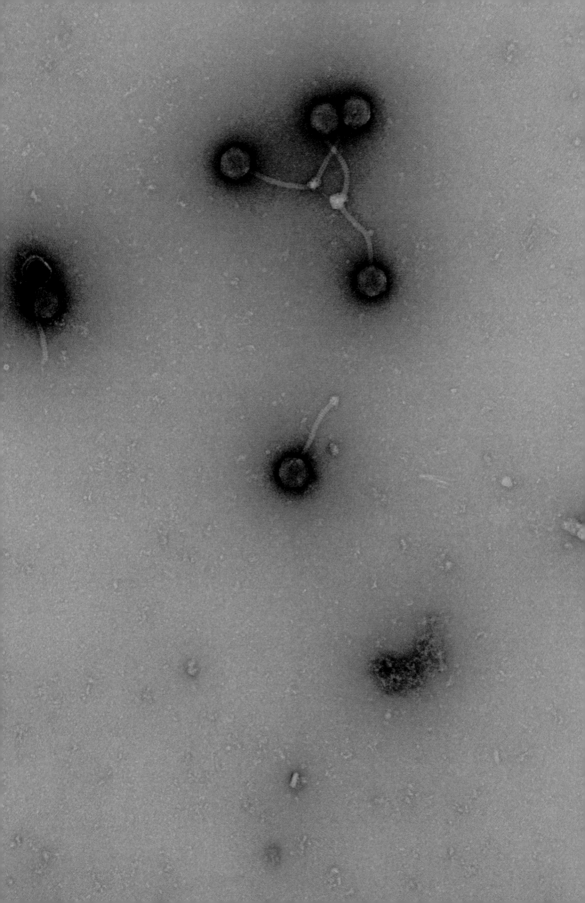

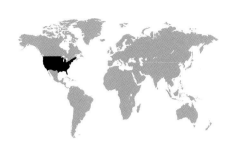

GRUPPE	I
ORDNUNG	Caudovirales
FAMILIE	Siphoviridae
GATTUNG	L5-like-Virus
GENOM	Lineare, nicht segmentierte, doppelsträngige DNA mit etwa 49.000 Nucleotiden; codiert etwa 90 Proteine
GEOGRAFISCHE VERBREITUNG	Wurde in Kalifornien isoliert; Verbreitung unbekannt; verwandte Viren weltweit
WIRTE	*Mycobacterium*-Spezies
WIRKUNG AUF DEN WIRT	Tod der Zelle, abhängig vom Wirt
ÜBERTRAGUNG	Diffusion und Injektion der DNA in die Zelle

MYCOBACTERIUM-PHAGE D29

Ein Virus, das Tuberkulosebakterien tötet

Viren zur Behandlung bakterieller Krankheiten *Mycobacterium* ist eine Bakteriengattung, die im Boden weit verbreitet ist. Die Bakterien sind häufig mit Viren assoziiert, wobei jedes Virus eine Untergruppe von *Mycobacterium* infiziert. Die Viren wurden früher zur schnellen Bestimmung von Bakterienspezies (Phagentypisierung) in einer Probe verwendet. Die meisten *Mycobacterium*-Spezies sind harmlose Bestandteile unserer Umwelt, aber einige wenige wirken pathogen. Vor allem zu nennen ist hier *Mycobacterium tuberculosis*, der Erreger der Tuberkulose. Dank der Antibiotika hatte man diese Krankheit schon als überwunden angesehen, allerdings ist die Tuberkulose weltweit wieder auf dem Vormarsch, und viele Stämme sind inzwischen gegen die üblichen Antibiotika resistent. Die Idee einer Phagentherapie, das heißt die Anwendung von Bakterienviren zum Abtöten bakterieller Krankheitserreger, fand in der Zeit vor der Entdeckung der Antibiotika große Zustimmung und gewinnt nun wieder an Bedeutung. Im Labor wurden bereits Experimente zur Anwendung von Phagen gegen Tuberkulose durchgeführt. So tötet beispielsweise der Mycobacterium-Phage D29 Tuberkulosebakterien in Petrischalen durch Lyse ab, bei der die Zellwände und Membranen vollständig zerstört werden. Untersuchungen über eine Phagentherapie bei Tieren führten allerdings zu unterschiedlichen Ergebnissen. Der Mycobacterium-Phage D29 wurde jedoch in einem Mausmodell als Therapeutikum gegen *Mycobacterium ulcerans*, ein anderes Pathogen, erfolgreich eingesetzt. *M. ulcerans* verursacht bei Menschen eine schwere Hauterkrankung, die nicht einfach zu behandeln ist, vor allem in den späteren Stadien. Die Krankheit tritt am häufigsten in Westafrika auf. Die Anwendung einer Phagentherapie gegen diese Krankheit könnte durchaus erfolgreich sein und führt hoffentlich auch zu weiteren Untersuchungen für Phagentherapien bei anderen nicht behandelbaren Krankheiten wie etwa der antibiotikaresistenten Tuberkulose.

LINKS: Im Elektronenmikroslop sind Einzelheiten der Virionen des **Mycobacterium-Phagen D29** deutlich zu erkennen, etwa auch die Schwanzstrukturen mit der Endplatte („knob").

A *Querschnitt*

B *Außenansicht*

1 *Capsidbedeckung*
2 *Capsidprotein*
3 *Doppelsträngiges DNA-Genom*
4 *Kopf-Schwanz-Verbindung*
5 *Kontraktile Scheide*
6 *Endplatte („knob")*
7 *Faserfortsatz*

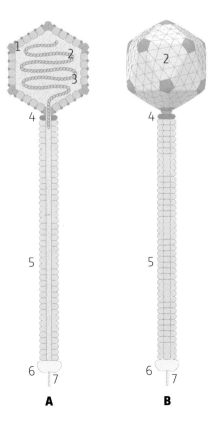

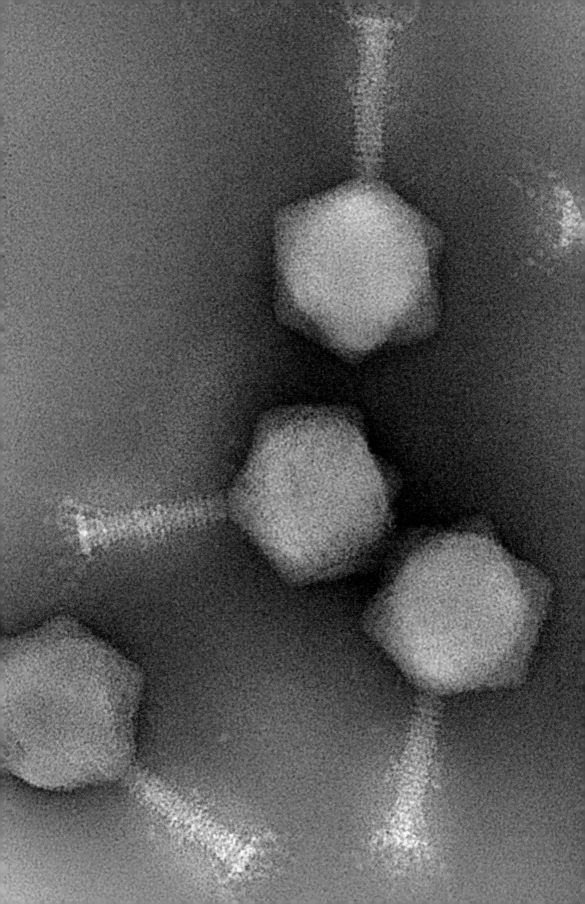

GRUPPE	I
ORDNUNG	Caudovirales
FAMILIE	Myoviridae
GATTUNG	Nicht zugewiesen
GENOM	Lineare, nicht segmentierte, doppelsträngige DNA mit etwa 231.000 Nucleotiden; codiert etwa 340 Proteine
GEOGRAFISCHE VERBREITUNG	Unbekannt
WIRTE	*Ralstonia solanacearum*, Erreger der bakteriellen Schleimfäule (Welkekrankheit) bei Pflanzen
WIRKUNG AUF DEN WIRT	Tod der Zelle
ÜBERTRAGUNG	Diffusion und Injektion der DNA in die Zelle

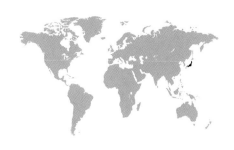

RALSTONIA-PHAGE ΦRSL1
Phagentherapie bei Pflanzen

Eines Tages behandeln wir unsere Gärten vielleicht mit Viren Der Ralstonia-Phage ΦRSL1 ist ein ungewöhnliches Virus. Es unterscheidet sich von allen anderen bekannten Bakterienviren, da es eine ziemliche Größe besitzt und viele seiner Gene ungewöhnlich und ihre Funktionen unbekannt sind. Das Virus infiziert *Ralstonia solanacearum*, ein Bakterium, das Pflanzen infiziert und die bakterielle Schleimfäule verursacht. Diese ist für Bauern und Heimgärtner ein großes Problem, da sie etwa 200 Pflanzen befallen kann, beispielsweise Tomaten, Kartoffeln und Auberginen. Die Blätter einer infizierten Pflanze beginnen zu welken, dann welkt die gesamte Pflanze und stirbt schnell ab. Es gibt dagegen keine brauchbaren Abwehrmaßnahmen, wobei einige Kulturformen von Tomaten teilweise resistent sind. Die einzige Lösung besteht darin, tote und absterbende Pflanzen so schnell wie möglich zu beseitigen, um die Anzahl der Bakterien im Boden zu verringern, die neu gesetzte Pflanzen infizieren könnten. 2011 gelang es jedoch zu zeigen, dass die Behandlung von Tomatensetzlingen mit dem Ralstonia-Phagen ΦRSL1 diese vor der Krankheit schützen konnte, wahrscheinlich weil das Virus die Bakterien getötet hat. Bis jetzt wurden einige weitere Viren in diesem System getestet, aber der Ralstonia-Phage ΦRSL1 zeigte bisher die beste Wirkung, da die Bakterien anscheinend keinerlei Resistenz gegen das Virus besitzen. Das muss allerdings noch in einem großen Feldversuch getestet werden, um herauszufinden, welche Behandlungsmethode für Tomatenpflanzen mit dem Virus am besten geeignet ist. Aber die Phagentherapie für die Behandlung von Pflanzenkrankheiten erscheint als aussichtsreich.

A *Querschnitt*
B *Außenansicht*

1, 2 *Capsidproteine*
3 *Kragen*
4 *Schaft*
5 *Endplatte*
6 *Schwanzfortsätze*
7 *Doppelsträngiges DNA-Genom*

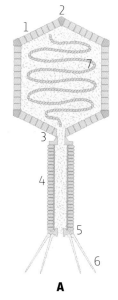

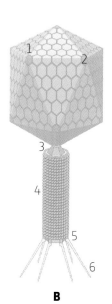

LINKS: Partikel des **Ralstonia-Phagen ΦRSL1** mit erkennbaren Einzelheiten der Struktur, etwa die Kopfstrukturen (gelb) und die Schwänze (grau)

A   **B**

GRUPPE	I
ORDNUNG	Caudovirales
FAMILIE	Podiviridae, Unterfamilie Autographivirinae
GATTUNG	Nicht zugewiesen
GENOM	Lineare, nicht segmentierte, doppelsträngige DNA mit etwa 46.000 Nucleotiden; codiert 61 Proteine
GEOGRAFISCHE VERBREITUNG	Weltweit in den Meeren
WIRTE	Cyanobakterien, *Synechococcus*
WIRKUNG AUF DEN WIRT	Tod der Zelle
ÜBERTRAGUNG	Diffusion und Injektion der DNA in die Zelle

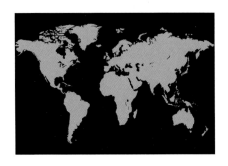

SYNECHOCOCCUS-PHAGE SYN5
Ein Virus im Meer

Ein Virus, das für das Gleichgewicht des Lebens auf der Erde entscheidend ist Cyanobakterien oder photosynthetische Bakterien sind die zahlenmäßig häufigsten Lebewesen auf der Erde (wobei Viren bei Weitem die häufigste Lebensform sind, aber nicht als Organismen aufgefasst werden). Die Cyanobakterien sind entscheidend für die Sauerstoffproduktion und auch für den Kreislauf anderer Verbindungen zwischen der Atmosphäre und den terrestrischen Systemen. In den Meeren, in denen ein großer Teil des irdischen Sauerstoffs erzeugt wird, ist *Synechococcus* ein vorherrschendes Cyanobakterium. Früher nahm man an, dass diese Bakterien in die Nahrungskette eingehen, indem sie von Zooplankton aufgenommen werden. Heute weiß man, dass ein großer Teil ihres Umsatzes auf Viren wie den Synechococcus-Phagen Syn5 zurückzuführen ist, die pro Tag 20 bis 50 Prozent dieser Bakterien töten. Ohne diesen Umsatz wären die Meere und tatsächlich der gesamte Planet eine riesige „Bakteriensuppe", in der nichts anderes überleben könnte. Da also der Syn5-Phage seine Wirtszellen tötet, kommt ihm für das Gleichgewicht des Lebens auf der Erde eine große Bedeutung zu. Die Anzahl der Viren in den Meeren ist unglaublich groß, etwa zehn Millionen pro Milliliter Meerwasser. Viren töten nicht nur Cyanobakterien, sondern auch Phytoplankton. Auch dieser Effekt ist für die Aufrechterhaltung des Kohlenstoffgleichgewichts in den Meeren essenziell. Wenn die Viren die Mikroorganismen töten, werden diese durch den Vorgang der Lyse vollständig zerstört. Ohne die Lyse durch Viren würden die Mikroorganismen im Meer bei ihrem Tod zum Grund absinken, sodass die Nährstoffe für das übrige Leben nicht mehr verfügbar wären, und die Meere würden schnell zu toten Gewässern. Die Lyse durch Viren ermöglicht es, dass die Überreste der Bakterien in den oberen Meeresschichten als Bausteine für neues Leben erhalten bleiben. Dadurch, dass wir immer mehr über die Viren erfahren, wissen wir nun, dass wir ohne sie nicht überleben könnten.

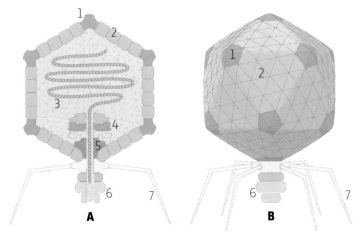

A *Querschnitt*

B *Außenansicht*

1, 2 *Capsidproteine*

3 *Doppelsträngiges DNA-Genom*

4 *Core-Proteine*

5 *Konnektorproteine*

6 *Schwanz*

7 *Schwanzfasern*

RECHTS: Aufgereinigte Partikel des **Synechococcus-Phagen Syn5**. Erkennbar sind Einzelheiten dieser hoch strukturierten Virionen, etwa die kurzen Schwänze, die für die Podiviridae charakteristisch sind.

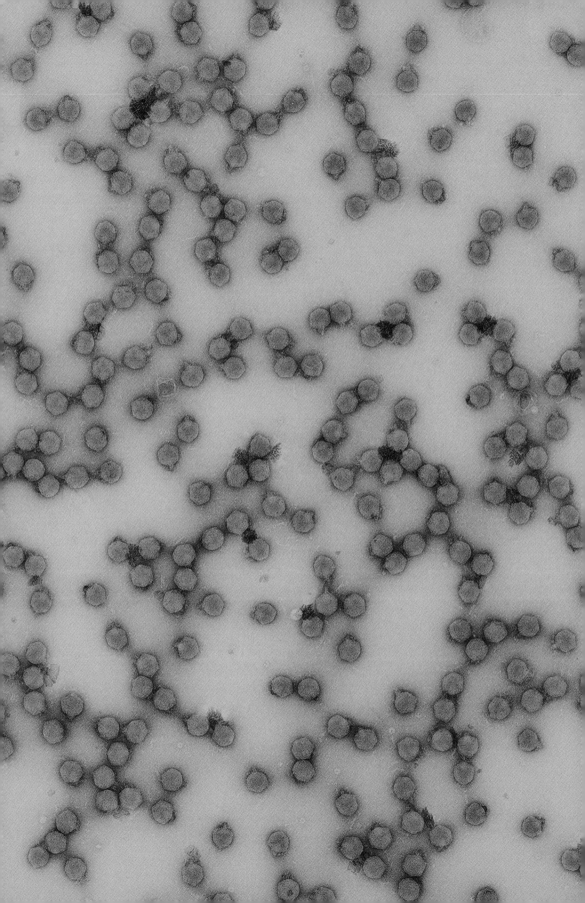

GRUPPE	I
ORDNUNG	Nicht zugewiesen
FAMILIE	Ampullaviridae
GATTUNG	Ampullavirus
GENOM	Lineare, nicht segmentierte, doppelsträngige DNA mit etwa 24.000 Nucleotiden; codiert 57 Proteine
GEOGRAFISCHE VERBREITUNG	Italien
WIRTE	*Acidianus*
WIRKUNG AUF DEN WIRT	Verlangsamt das Wachstum der Wirtszellen
ÜBERTRAGUNG	Diffusion im Wasser

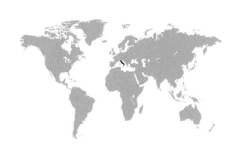

ACIDIANUS-BOTTLE-SHAPED-VIRUS 1
Winzige infektiöse Fläschchen

Ein besonderes Virus, ein besonderer Wirt Die Archaeen sind eine der drei Domänen des Lebens, die anderen beiden umfassen die Bakterien und die Eukaryoten (was so viel heißt wie „mit Zellkern"). Die Viren der Archaeen sind etwas Besonderes. Das (flaschenförmige) Acidianus-Bottle-Shaped-Virus ist eines der Viren von Archaeen, die in extremen Umgebungen leben. Es wurde in einer sauren heißen Quelle in Italien entdeckt. Es ist das einzige bekannte Virus mit dieser ungewöhnlichen Struktur und einem ebensolchen Genom. Nur drei seiner 57 mutmaßlichen Proteine ähneln anderen bekannten Proteinen. Ein weiteres Merkmal dieses und anderer Viren ist die umgebende Hülle, die aus einer Membran stammt. Hüllen sind zwar bei Viren verbreitet, die Tiere infizieren, da die Viren dadurch besser in die Wirtszellen eindringen können, sie sind aber bei Viren von Organismen unüblich, die Zellwände besitzen, und ihre Funktion bei den Viren der Archaeen ist noch unklar. Eine Motivation für die Erforschung der Viren von Archaeen liegt darin, mehr über die Archaeen selbst zu erfahren. Ein großer Teil der ersten Erkenntnisse über die Molekularbiologie anderer Organismen wurde durch die Untersuchung ihrer Viren gewonnen. Die Viren der Archaeen, wie etwa das Acidianus-Bottle-Shaped-Virus 1, liefern uns Hinweise über eine erstaunliche neue Lebenswelt überall um uns herum, in den Meeren, im Boden, in unseren Därmen und in extremen Umgebungen, wie sich in diesem Abschnitt des Buches bereits gezeigt hat. Die Archaeen haben zwar eine ähnliche Größe wie Bakterien und besitzen auch keinen Zellkern, aber sie ähneln auf andere Weise doch mehr den Eukaryoten, etwa durch die Art und Weise, wie sie Energie gewinnen, Proteine synthetisieren und wie sie ihre DNA mithilfe von Proteinen, die man als Histone bezeichnet, verdichten. Eine interessante Eigenschaft der Archaeen besteht darin, dass in dieser Domäne des Lebens bis jetzt noch kein Krankheitserreger bekannt ist.

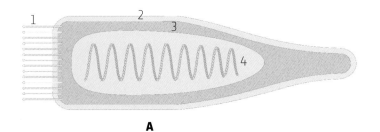

A *Querschnitt*

1 *Filamente*

2 *Äußere Lipidhülle*

3 *Capsidprotein*

4 *Doppelsträngiges DNA-Genom*

A

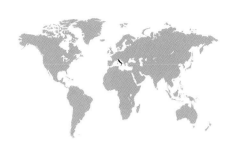

GRUPPE	I
ORDNUNG	Nicht zugewiesen
FAMILIE	Bicaudaviridae
GATTUNG	Bicaudavirus
GENOM	Ringförmige, nicht segmentierte, doppelsträngige DNA mit etwa 63.000 Nucleotiden; codiert 72 Proteine
GEOGRAFISCHE VERBREITUNG	Unbekannt, wurde in Italien isoliert
WIRTE	*Acidianus* (ein thermophiles Archaeum)
WIRKUNG AUF DEN WIRT	Tod der Zelle
ÜBERTRAGUNG	Diffusion im Wasser

ACIDIANUS-TWO-TAILED-VIRUS

Ein Virus aus sauren heißen Quellen mit einer ungewöhnlichen Form

Das einzige Virus, das außerhalb von Zellen wächst Das Acidianus-Two-Tailed-Virus wurde in Italien aus einer sauren heißen Quelle mit Wassertemperaturen von 87 bis 93 °C isoliert. Sobald das Virus eine Zelle infiziert hat, beginnt es sofort mit der Replikation oder es integriert sich in das DNA-Genom der Wirtszelle, wo es in einem Ruhezustand bleibt, bis es schließlich aktiviert wird. Die Aktivierung kann durch Veränderungen in der Umgebung wie niedrigere Temperaturen oder ultraviolettes Licht erfolgen. Das Virus produziert entweder bei der anfänglichen Infektion oder nach der Aktivierung zahlreiche Kopien von sich selbst, füllt schließlich die Zelle vollständig aus und bringt sie zum Platzen, sodass die Viren in die Umgebung freigesetzt werden. Wenn das Virus freigesetzt wird, hat es zuerst die Form einer Zitrone, entwickelt dann seine Schwänze, die jeweils an einem Ende des Virus wachsen, und schrumpft schließlich auf etwa ein Drittel seiner Größe. Dies ist das einzige bekannte Virus, das außerhalb einer lebenden Zelle ein Wachstum aufweist. Im Labor ließ sich das in Wasser oder in Kulturmedien zeigen, wenn die Temperatur höher als 75 °C war. Es ist nicht bekannt, ob die Schwänze für die Infektion einer neuen Wirtszelle notwendig sind. Aber falls in der natürlichen Umgebung die Dichte der Wirte sehr gering ist, könnten die Schwänze dazu beitragen, dass das Virus einen Wirt findet.

A *Querschnitt*

1 *Schwanz*

2 Filament

3 *Wahrscheinlich eine Lipidhülle*

4 *Capsidprotein*

5 *Doppelsträngiges DNA-Genom*

6 *Endständiger Anker*

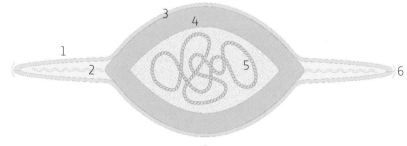

A

GRUPPE	I
ORDNUNG	Caudovirales
FAMILIE	Siphoviridae
GATTUNG	λ-like-Virus
GENOM	Lineare, nicht segmentierte, doppelsträngige DNA mit etwa 18.000 Nucleotiden; codiert etwa 17 Proteine
GEOGRAFISCHE VERBREITUNG	Weltweit
WIRTE	*Escherichia coli*-Stamm HO157
WIRKUNG AUF DEN WIRT	Tod der Zelle möglich
ÜBERTRAGUNG	Diffusion und Injektion der DNA in die Zelle

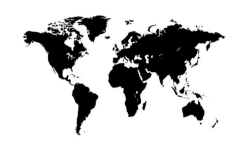

ENTEROBAKTERIO-PHAGE H-19B

Das Virus, das harmlose Bakterien in Krankheitserreger verwandelt

Genübertragung von einem Bakterium auf ein anderes *E. coli* ist ein sehr weit verbreitetes Bakterium, das normalerweise im menschlichen Darm vorkommt und ein wichtiger Bestandteil des menschlichen Mikrobioms ist. Manchmal ist *E. coli* jedoch für den Menschen pathogen, und es hat schon Ausbrüche etwa mit dem HO157-Stamm gegeben, der durch Lebensmittel übertragen wird und schwere Durchfälle hervorruft. Diese toxischen *E. coli*-Stämme stammen aus unterschiedlichen Quellen, etwa aus nicht durchgegartem Fleisch oder auch aus Spinat oder Rosenkohl. Die Kontamination von Lebensmitteln mit toxischen *E. coli*-Stämmen wird durch geringe Spuren von Fäkalien verursacht. Diese können in der Massentierhaltung, durch Kontamination von Gießwasser oder durch Menschen während der Ernte entstehen. Das Toxin von *E. coli* HO157 stammt von *Shigella*, einem anderen Bakterium. Das Toxingen von *Shigella* ist im Genom des Enterobakteriophagen H-19B enthalten. Wenn *E. coli* mit diesem Virus infiziert wird, kann sich das Virus in das bakterielle Genom integrieren und verwandelt dadurch ein eigentlich harmloses Bakterium in ein Pathogen. Dies ist nur ein Beispiel dafür, wie Viren für viele Krankheiten verantwortlich sind, die durch Bakterien ausgelöst werden. Das ist möglich, wenn Viren Gene übertragen, die Toxine codieren oder Gene in den Bakterien aktivieren, die für die Krankheit verantwortlich sind. Der Enterobakteriophage H-19B ist nur eines von mehreren verwandten Viren, die bei der Übertragung des Toxins, des sogenannten Shiga-Toxins, auf *E. coli* eine Rolle spielen.

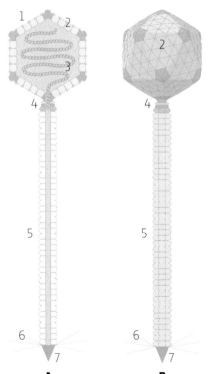

A *Querschnitt*

B *Außenansicht*

1 *Capsidbedeckung*
2 *Capsidprotein*
3 *Doppelsträngiges DNA Genom*
4 *Kopf-Schwanz-Verbindung*
5 *Kontraktile Scheide*
6 *Schwanzfasern*
7 *Schwanzspitze*

GRUPPE	II
ORDNUNG	Nicht zugewiesen
FAMILIE	Inoviridae
GATTUNG	Inovirus
GENOM	Ringförmige, nicht segmentierte, einzelsträngige DNA mit etwa 6400 Nucleotiden; codiert neun Proteine
GEOGRAFISCHE VERBREITUNG	Weltweit
WIRTE	*Escherichia coli*
WIRKUNG AUF DEN WIRT	Verlangsamt das Wachstum, tötet die Wirtszellen nicht
ÜBERTRAGUNG	Diffusion

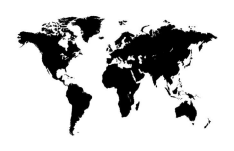

ENTEROBAKTERIOPHAGE
M13
Das Virus, das der Klonierung weltweit den Weg bereitete

Ein filamentöses Virus ermöglicht das Hinzufügen von DNA Bakterienviren oder Phagen spielten bei der Entwicklung der Werkzeuge für die Molekularbiologie eine entscheidende Rolle, aber möglicherweise war keines so bedeutsam wie der Enterobakteriophage M13. Die lange filamentöse Struktur des Virus ermöglicht es, dem Virus DNA hinzuzufügen. Andere Viren wie etwa der Enterobakteriophage ΦX174 wurden zwar schon früher charakterisiert, besitzen aber die problematische Ikosaederform. Diese hoch geordnete Struktur kann nicht vergrößert werden, sodass man dem Virus auch nichts hinzufügen kann, da dies nicht mehr in das Partikel passen würde. M13 kann sich jedoch verlängern, sodass man in der Folge in das M13-System verschiedene Komponenten einbaute, um dann neue DNA einfügen zu können. Ein weiterer Vorteil besteht darin, dass M13 die Wirtsbakterien nicht lysiert, sondern von den Zellen freigesetzt wird und aus dem flüssigen Kulturmedium isoliert werden kann. So begann das Klonieren, ein Vorgang, bei dem man ein gewünschtes DNA-Fragment in etwas einfügt, das sich in *E. coli* replizieren und in jeder Bakterienzelle Hunderte oder Tausende Kopien von sich selbst erzeugen kann. In den frühen Tagen der Bestimmung von Nucleotidsequenzen wurden große DNA-Mengen benötigt. Da die meistens angewendete Sequenzierungsmethode von einem einzelsträngigen DNA-Molekül ausging, wie etwa das M13-Genom eines ist, waren die in M13 klonierten Gene ein optimales Ausgangsmaterial. Darüber hinaus konnte man die Effekte von Genen untersuchen, da es durch die Klonierung jetzt möglich war, sie auf andere Organismen zu übertragen, etwa auf Säugerzellen in Kultur. Teile des M13-Genoms werden heute noch für Klonierungen verwendet, wobei diese nun größtenteils mit fortgeschrittenen Systemen durchgeführt werden, die nur auf den viralen Signalsequenzen für die Replikation und für andere Funktionen basieren und kein vollständiges Virus mehr erfordern.

A *Querschnitt*

B *Außenansicht*

Capsidproteine

1 *Capsidprotein g8p*

2 *Filamentprotein g3p*

3 *Filamentprotein g6p*

4 *Pili-bindendes Protein g7p*

5 *Pili-bindendes Protein g9p*

6 *Einzelsträngiges DNA-Genom*

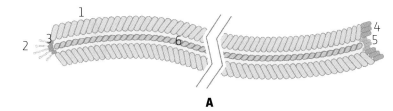

A

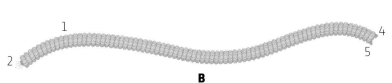

B

GRUPPE	IV
ORDNUNG	Nicht zugewiesen
FAMILIE	Leviviridae
GATTUNG	Allolevivirus
GENOM	Lineare, nicht segmentierte, einzelsträngige RNA mit etwa 4200 Nucleotiden; codiert vier Proteine
GEOGRAFISCHE VERBREITUNG	Weltweit
WIRTE	*Escherichia coli* und verwandte Bakterien
WIRKUNG AUF DEN WIRT	Tod der Zelle
ÜBERTRAGUNG	Diffusion

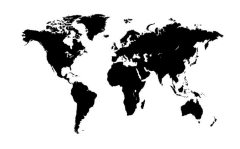

ENTEROBAKTERIOPHAGE Qβ
Ein Virusmodell für die Erforschung der Evolution

Das Kopieren von RNA ist ein fehleranfälliger Vorgang Die Entdeckung von Bakterienviren, die RNA als genetisches Material nutzen, führte in der Molekularbiologie zu vielen wichtigen Fortschritten. Das Tabakmosaikvirus, das erste Virus, das entdeckt wurde, besitzt zwar ein RNA-Genom, aber die Viren der Bakterien (die Phagen) lassen sich am einfachsten untersuchen, da sich der Wirt im Labor einfach und schnell vermehren lässt. Das Enzym zum Kopieren von RNA-Genomen, die RNA-abhängige RNA-Polymerase, wurde zum ersten Mal aus dem Enterobakteriophagen Qβ isoliert. Eine wichtige Entdeckung war dabei, dass das Enzym vier Proteine umfasst, aber nur eines von dem Virus codiert wird und die anderen drei aus dem bakteriellen Wirt stammen. Viren nutzen effektiv alles Verfügbare, das heißt möglichst viele Komponenten der Wirtszellen. Dies war auch eine der ersten Untersuchungen, bei denen sich zeigte, dass RNA mehr kann als nur Proteine codieren und eine komplexe, biologisch aktive Struktur besitzt.

Die Enzyme, die DNA kopieren, besitzen viele Mechanismen, um Fehler zu vermeiden oder zu korrigieren. Ein Fehler ist eine Mutation; zwar sind gelegentliche Mutationen wichtig, damit überhaupt eine Evolution stattfinden kann, aber zu viele Mutationen sind sehr problematisch. Das Enzym, das die menschliche DNA kopiert, macht beim Kopieren etwa alle 10.000.000 Nucleotide einen Fehler und die meisten davon werden anschließend repariert. Enzyme, die RNA kopieren, besitzen die meisten dieser Mechanismen nicht, sodass es viel häufiger zu Fehlern kommt. Eine Gruppe von Physikern hat Theorien darüber entwickelt, wie auf RNA beruhende Gebilde große Populationen an Varianten hervorbringen könnten, während Virologen mithilfe des Enterobakteriophagen Qβ zeigen konnten, dass RNA-Viren tatsächlich außerordentlich variabel sind und sich aufgrund der zahlreichen Mutationen sehr schnell verändern. Das ist einer der Gründe, warum es möglich ist, von einem Virus mehr als einmal infiziert zu werden, da sich das Virus verändern kann und so unserem Immunsystem entkommt.

A *Querschnitt*

B *Außenansicht*

1 *A-Protein*

2 *Capsidprotein*

3 *Einzelsträngiges RNA-Genom*

4 *Cap-Struktur*

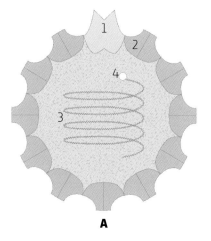

A

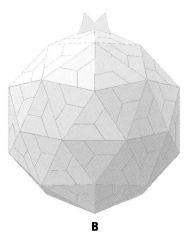

B

GRUPPE	I
ORDNUNG	Caudovirales
FAMILIE	Siphoviridae
GATTUNG	Nicht zugewiesen
GENOM	Lineare, nicht segmentierte, doppelsträngige DNA mit etwa 42.000 Nucleotiden, codiert 61 Proteine
GEOGRAFISCHE VERBREITUNG	Weltweit
WIRTE	*Staphylococcus aureus*
WIRKUNG AUF DEN WIRT	Unterstützt die Verbreitung mobiler genetischer Elemente
ÜBERTRAGUNG	Diffusion und Injektion der DNA in die Zelle

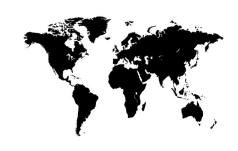

STAPHYLOCOCCUS-PHAGE 80
Das Virus, das die Verbreitung von Virulenzgenen unterstützt

Dient der Bestimmung von Bakterienstämmen und ist Teil des Toxischen Schocksyndroms Das Bakterium *Staphylococcus aureus*, häufig mit „Staph" bezeichnet, kann beim Menschen eine Reihe von Krankheiten auslösen, beispielsweise Wundinfektionen, Furunkel, Impetigo, Lebensmittelvergiftung und den Toxischen Schock. Staph-Bakterien sind häufig gegen Antibiotika resistent. Heute gibt es schnelle Methoden um zu bestimmen, welche Bakterien eine Infektion hervorrufen, früher aber wurden die meisten Bakterien aufgrund der Viren identifiziert, die sie infizieren. Der Staphylokokkenstamm 80, der so bezeichnet wurde, weil der Staphylococcus-Phage 80 diese Bakterien infiziert, verursachte in den 1950er-Jahren eine Epidemie von Krankenhausinfektionen. Der Staph-Typ 80 war gegen Penicillin resistent, verschwand aber nach Einführung des neuen Antibiotikums Methicillin.

Viele der Krankheiten, die durch Staphylokokken verursacht werden, sind auf Toxine zurückzuführen, die die Bakterien produzieren. Die Genome der verschiedenen Staphylokokkenstämme enthalten Gruppen von Genen, die man als Virulenzfaktoren bezeichnet. Sie produzieren die Toxine, die Resistenzfaktoren gegen Antibiotika und andere Komponenten, die bei der Krankheit eine Rolle spielen. Die Gengruppen, die man wiederum als Pathogenitätsinseln bezeichnet, können mithilfe des Virus von einem Bakterienstamm zu einem anderen gelangen. Der Staphylococcus-Phage 80 trägt zur Verbreitung einiger dieser Inseln bei, wobei vor allem die zu nennen ist, die das Toxische Schocksyndrom hervorruft. Dies ist ein weiteres Beispiel für ein Bakterienvirus, das für das Wirtsbakterium vorteilhaft ist, jedoch nicht für die Menschen, die von diesen Bakterien infiziert werden.

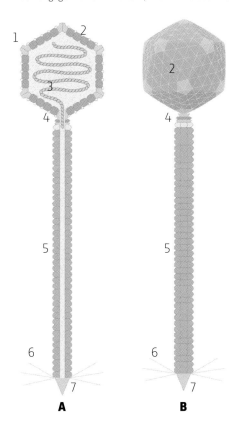

A *Querschnitt*
B *Außenansicht*

1 *Capsidbedeckung*
2 *Capsidprotein*
3 *Doppelsträngiges DNA -Genom*
4 *Kopf-Schwanz-Verbindung*
5 *Kontraktile Scheide*
6 *Schwanzfasern*
7 *Schwanzspitze*

GRUPPE	I
ORDNUNG	Nicht zugewiesen
FAMILIE	Fuselloviridae
GATTUNG	Fusellovirus
GENOM	Ringförmige, nicht segmentierte, doppelsträngige DNA mit etwa 15.000 Nucleotiden; codiert mehr als 30 Proteine
GEOGRAFISCHE VERBREITUNG	Japan
WIRTE	*Sulfolobus shibatae*, ein extremophiles Archaeum
WIRKUNG AUF DEN WIRT	Verlangsamtes Wachstum
ÜBERTRAGUNG	Diffusion

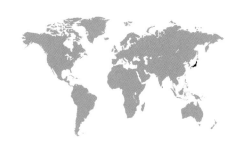

SULFOLOBUS-SPINDLE-SHAPED-VIRUS 1
Ein Virus, das wie eine Zitrone aussieht

Ein Virus, das durch ultraviolettes Licht aktiviert wird Das Sulfolobus-Spindle-Shaped-Virus wurde aus einem Archaeum isoliert, das in einer heißen Schwefelquelle in Japan lebt. Zuerst war unklar, ob es sich um ein Virus handelt, da man nur das DNA-Genom gefunden hatte, aber fast ein Jahrzehnt später ließ sich im Labor zeigen, dass virusähnliche Partikel die Archaeen infizieren. Das Genom des Virus tritt im Wirt in zwei Formen auf, zum einen als ringförmige DNA und zum anderen im Archaeengenom, in das es immer an derselben Stelle integriert ist. Unter normalen Bedingungen ist das Virus nicht sehr aktiv, wenn aber die Wirtszelle ultraviolettem Licht ausgesetzt ist, beginnt das Virus, sich in großer Zahl zu replizieren. Anders als die meisten Bakterienviren, die ihre Wirte am Ende des Replikationszyklus zerstören, tötet dieses Virus seinen Wirt normalerweise nicht und setzt seine Nachkommen ohne Zerstörung der Wirtszelle frei.

Sulfulobus-Spezies kommen weltweit in sauren heißen Quellen vor und auch die Sulfolobus-Viren hat man überall dort nachgewiesen. Ungewöhnlich ist dabei, dass die Viren aus verschiedenen heißen Quellen miteinander verwandt sind, denn die heißen Quellen wurden vor Millionen von Jahren voneinander getrennt und die Viren hatten seit damals viel Zeit, sich in der Evolution zu verändern. Dennoch besitzen die Viren der Familie der Fuselloviridae (die nach ihrem Aussehen benannt wurden, das lateinische Wort *fusellus* bedeutet „kleine Spindel"), selbst wenn sie aus sehr weit voneinander entfernten Quellen stammen, sehr ähnliche Genome. Das deutet darauf hin, dass sie, bezogen auf geologische Zeiträume, sich noch in jüngerer Zeit zwischen diesen Orten bewegt haben müssen, wobei niemand weiß, wie das möglich gewesen sein kann.

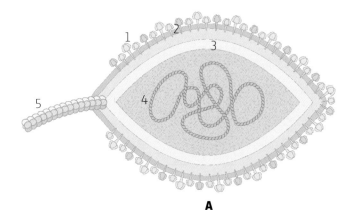

A *Querschnitt*

1 *Oberflächenproteine*

2 *Wahrscheinlich eine Membran*

3 *Viruscapsid*

4 *Doppelsträngiges DNA-Genom*

5 *Schwanz*

A

GRUPPE	II
ORDNUNG	Nicht zugewiesen
FAMILIE	Inoviridae
GATTUNG	Inovirus
GENOM	Ringförmige, nicht segmentierte, einzelsträngige DNA mit etwa 6900 Nucleotiden; codiert elf Proteine
GEOGRAFISCHE VERBREITUNG	Weltweit
WIRTE	*Vibrio cholerae*
WIRKUNG AUF DEN WIRT	Liefert das Toxin, mit dem das Bakterium in den Darm eindringen kann

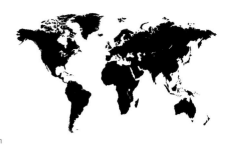

VIBRIO-PHAGE CTX
Das Bakterienvirus, welches das Choleratoxin erzeugt

Ein für ein Bakterium vorteilhaftes Virus verursacht beim Menschen eine schwere Krankheit Cholera ist eine weltweit verbreitete Krankheit, die mit tropischen Ländern, schlechter Hygiene und Überbevölkerung in Zusammenhang steht. Die Krankheit tritt manchmal sekundär bei Naturkatastrophen auf, wenn die sanitäre Infrastruktur zerstört wird. Die Cholera wird durch das Bakterium *Vibrio cholerae* verursacht und durch Wasser und Nahrungsmittel übertragen. Sie wirkt sich bei Kindern und Personen mit Mangelernährung gravierender aus. Die wichtigste Komponente bei der Erkrankung ist das Choleratoxin (CTX). Es wird von den Bakterien produziert, sobald sie den unteren Darm erreichen, sich dort an die Darmzellen heften und die Freisetzung von Flüssigkeit bewirken, wodurch es zu einem schweren Durchfall kommt. Das Toxin wird tatsächlich von einem Virusgen produziert. Das Virus, der Vibrio-Phage CTX, kann sich in das Genom von *V. cholerae* integrieren und wird so zu einem dauerhaften Bestandteil des Bakteriums. Bei einigen Stämmen von *V. cholerae* kann das Virus das Genom wieder verlassen und infektiöse Viren hervorbringen, die Bakterien, die keine Toxine produzieren (also nichtpathogen sind), in Krankheitserreger verwandeln. Das Toxin ist für Menschen ein gravierendes Problem, für die Bakterien aber von Vorteil, da sie damit in den menschlichen Darm eindringen können. Außerdem gelangen die Bakterien aufgrund des Durchfalls in großer Zahl ins Trinkwasser und können weitere Personen infizieren. Das Virus ist für das Wirtsbakterium tatsächlich von Nutzen, wobei es zur Ausbreitung der Cholera einen tödlichen Beitrag leistet.

A *Querschnitt*

B *Außenansicht*

Capsidproteine

1 *Capsidprotein g8p*

2 *Pili-bindendes Protein g7p*

3 *Pili-bindendes Protein g9p*

4 *Filamentprotein g3p*

5 *Filamentprotein g6p*

6 *Einzelsträngiges DNA-Genom*

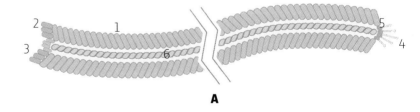

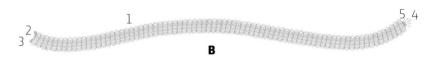

GLOSSAR

Die hier aufgeführten Definitionen sind für die Virologie spezifisch und können sich von denen in anderen Zusammenhängen unterscheiden.

Akute Virusinfektion Infektion durch ein Virus, das horizontal übertragen wird, sich schnell repliziert und häufig mit einer Krankheit einhergeht.

Anastosmose Die Verschmelzung von Pilzzellen aus zwei eng verwandten Pilzkolonien.

Attenuiert Abgeschwächt; in der Virologie normalerweise in Bezug auf abgeschwächte Symptome.

Aufkommendes Virus Ein Virus, das in einem neuen Wirt oder an einem neuen geografischen Ort auftritt.

Ausrotten Vollständig beseitigen, in der Virologie ist gemeint, etwas zum Aussterben zu bringen.

Capsid Die Proteinschale eines Virus. Das Capsid schützt normalerweise das Genom vor der Umgebung.

Cap-Struktur Ein besonderes methyliertes Nucleotid, das sich häufig am 5'-Ende von RNA-Viren befindet.

Cyanobakterien Photosynthetische Bakterien.

Cytoplasma Anteil der lebenden Substanz in einer Zelle außerhalb des Zellkerns.

Diffusion Die Ausbreitung von Partikeln in der Umwelt durch Bewegung.

DNA Desoxyribonucleinsäure, die Substanz, aus der die Gene bestehen.

Einkapselung Der Einschluss im Capsid aus Virusproteinen, im Allgemeinen in Bezug auf das genetische Material.

Endogenisierung Der Vorgang, durch den Viren in die Wirts-DNA der Keimbahnzellen integriert werden, sodass sie an die nächste Generation weitergegeben werden können.

Endophyt Mikroorganismus (Pilz, Bakterium oder ein Virus), der innerhalb einer Pflanze lebt. Der Begriff bezieht sich meistens auf nutzbringende Mikroorganismen.

Enzym Ein Protein mit katalytischer Aktivität, das eine bestimmte Veränderung oder Reaktion bewerkstelligt.

Eukaryot Lebensform, die einen Zellkern besitzt.

Genom Das gesamte genetische Material eines Virus oder Organismus.

Glykoprotein Protein, das mit Zucker einen Komplex bildet.

Hämorrhagisch Verursacht übermäßige Blutungen.

Holobiont Alle symbiotischen Organismen, die als eine Einheit zusammenwirken. Beim Menschen sind das viele Bakterien, Pilze und Viren.

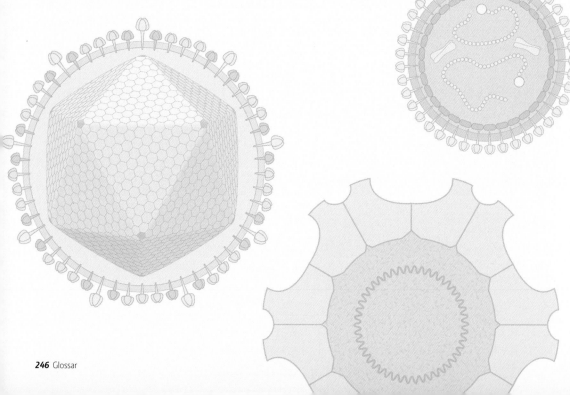

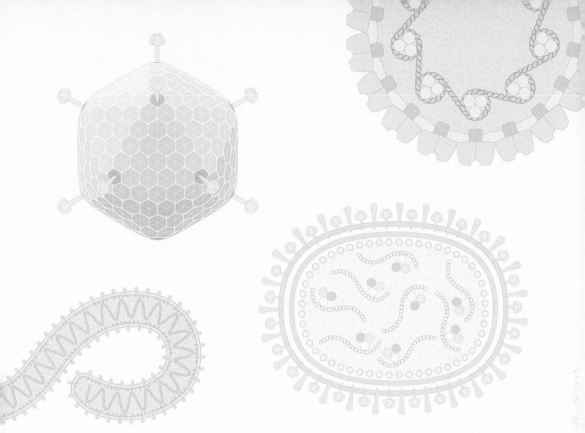

Horizontaler Gentransfer Die Übertragung von Genen von einem Organismus auf einen anderen, häufig durch Viren.

Horizontale Übertragung Übertragung von einem Individuum auf ein anderes.

Hülle Die äußere Schicht (*envelope*) bei einigen Viren, bestehend aus Lipiden, die aus der Membran der Wirtszelle stammen.

Hypovirulenz Verringerung der Virulenz oder der Fähigkeit, eine Krankheit zu verursachen.

Ikosaeder Eine geometrische Form, im engeren Sinn mit 20 dreieckigen Flächen. In der Virologie schließt das auch Formen mit einer anderen Anzahl von Flächen ein, die mit einer Dreieckszahl bezeichnet werden.

Immunität Die Fähigkeit eines Wirtsorganismus, einer Infektion zu widerstehen.

Impfung Die beabsichtigte Verabreichung eines Virus, um eine Immunantwort auszulösen. Impfungen können mit einer milden Virusform, einem durch Hitze abgetöteten Virus, Virusproteinen oder Nucleinsäuren durch Injektion oder auch oral oder nasal erfolgen.

Inokulation Der Vorgang, mit einem Krankheitserreger infiziert zu werden. Der Begriff wurde bereits vor Aufkommen der Impfungen verwendet, um die beabsichtigte Infektion von Personen mit einer milden Form eines Virus zu bezeichnen.

Integration Der Vorgang, wenn ein Virusgenom in ein Wirtsgenom übertragen wird.

Isolat Ein Virusstamm, der aus einer einzigen Infektion isoliert wurde.

Kommensal Eine symbiotische oder parasitische Beziehung, bei der ein Partner einen Nutzen hat, aber den anderen nicht im eigentlichen Sinn schädigt. Ein kommensales Virus verursacht zwar eine Infektion, führt aber weder zu einem Nutzen noch zu einer Erkrankung.

Kreuzimmunität Eine verstärkte Immunantwort aufgrund einer aktuellen oder früheren Infektion mit einem verwandten Virus.

Lipidmembran Die Lipiddoppelschicht, die Zellen, subzelluläre Strukturen und einige Viren umgibt.

Lyse Ein lytisches Virus zerstört seine Wirtszelle nach Abschluss seines Replikationszyklus und setzt dadurch neue Virionen frei.

Mitochondrien Ein Strukturelement im Cytoplasma von eukaryotischen Zellen, stammt ursprünglich von Bakterien ab. Mitochondrien werden häufig als Kraftwerke der Zelle bezeichnet, da hier die Energie erzeugt wird.

Monokultur Damit werden im Allgemeinen große landwirtschaftliche Nutzflächen mit nur einer Spezies oder Kulturform bezeichnet.

mRNA Messenger-RNA. Die mRNA trägt die Information („*message*") eines Gens in das Cytoplasma, wo die Translation zum Protein erfolgt.

Mutualisten Zwei oder mehrere Partner, die voneinander profitieren. Mutualistische Viren wurden bis jetzt nur unzureichend erforscht.

Nucleotide Die Bausteine von DNA und RNA.

GLOSSAR

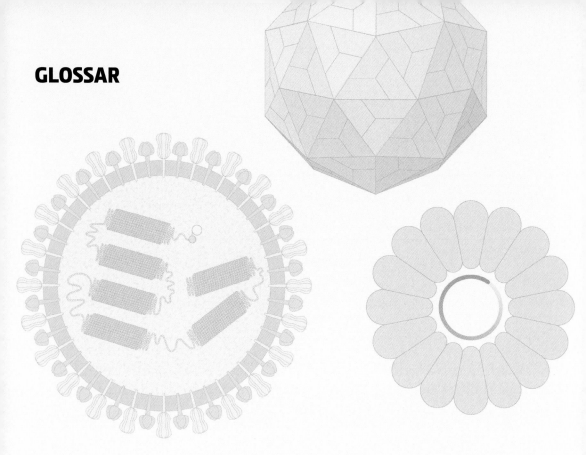

Pandemie Eine Krankheit, die sich in einem großen Gebiet oder sogar weltweit ausbreitet.

Parthenogenese Reproduktion aus Eizellen ohne Befruchtung, kommt bei einigen Insekten vor.

Pathogen Ein Mikroorganismus, der eine Krankheit verursacht.

Persistierendes Virus Ein Virus, das seinen Wirt über einen langen Zeitraum infiziert, normalerweise ohne erkennbare Symptome.

Phage Bakterienvirus. Der Begriff ist abgeleitet aus dem altgriechischen Wort *phagein* für „essen", wobei viele Phagen zwar ihre Wirte töten, aber nicht wirklich „fressen".

Phänotyp Die erkennbaren Merkmale eines Individuums, die durch die Wechselwirkungen zwischen Genotyp und Umgebung zustande kommen.

Phloem Gefäßstrukturen einer Pflanze, in denen sich die Produkte der Photosynthese bewegen.

Plasmamembran Die äußere Membran einer Zelle, eine Lipiddoppelschicht, in die Proteine eingebettet sind.

Polymerase Ein Enzym, das RNA oder DNA repliziert.

Prokaryot Meist einzellige Lebewesen, die keinen Zellkern besitzen. Zu den Prokaryoten gehören die Bakterien und die Archaeen.

Promotor Region in der DNA, die der RNA-Polymerase vermittelt, an diese Stelle zu binden und mit der Transkription zu beginnen.

Replikationsursprung Region in der RNA oder DNA, die der Polymerase vermittelt, an diese Stelle zu binden und mit dem Kopiervorgang zu beginnen.

Reservoir Freilebender Wirtsorganismus eines Virus, der zu einer Quelle des Virus werden kann, das von dort aus Nutzpflanzen, Tiere oder Menschen infiziert.

Resistenz Die Fähigkeit, von einem Virus nicht beeinträchtigt zu werden. Resistenz kann Immunität oder Toleranz bedeuten.

Retrovirus Ein Virus mit einem RNA-Genom, das jedoch die RNA in DNA umkopiert, die dann in das Wirtsgenom integriert wird.

Reverse Transkriptase Das virale Enzym, das RNA in DNA umkopiert.

RNA Ribonucleinsäure, bei Viren ein alternativ vorkommendes genetisches Molekül, in den Zellen dient RNA anderen Funktionen.

RNA-Silencing Immunantwort gegen Viren, die bestimmte RNAs angreift und abbaut, wird auch mit RNAi bezeichnet.

Röntgenstrukturanalyse Die Streuung von Röntgenstrahlen an einer Kristallstruktur, um die Molekülstruktur zu bestimmen.

Satellit Virus oder Nucleinsäure, die als Parasiten des Virus fungieren. Satelliten sind abhängig von ihren Helferviren.

Symbiose Zwei oder mehrere nichtverwandte Partner, die in einer engen Beziehung leben.

Toleranz Die Fähigkeit, durch ein Virus infiziert zu werden, ohne Symptome zu entwickeln.

Übertragung Die Bewegung eines Virus von einem Wirt zu einem anderen.

Unwohlsein Allgemeines Gefühl der Niedergeschlagenheit oder des Unbehagens, häufig ein Symptom bei Virusinfektionen, etwa bei einer Influenza.

Vektor Etwas, das die Übertragung eines Virus ermöglicht, häufig ein Insekt, muss aber kein Lebewesen sein, auch Gartengeräte sind geeignet.

Vertikale Übertragung Direkte Übertragung von den Eltern auf die Nachkommen.

Virion Vollständiges Virus mit dem gesamten Genom. Bei einigen Viren, die ein geteiltes Genom besitzen, können die Teile auch auf zwei oder mehrere Viruspartikel verteilt sein.

Virom Alle Viren in einer bestimmten Umgebung.

Virulenz Die Fähigkeit, eine Krankheit hervorzurufen.

Virulenzfaktor Ein Molekül, das von einem Pathogen erzeugt und freigesetzt wird und zur Infektion beiträgt, das Immunsystem des Wirtes beeinträchtigt oder Nährstoffe des Wirtes zugänglich macht.

VPg Virusprotein, das häufig am 5'-Ende von viralen einzelsträngigen RNA-Genomen befestigt ist.

Zellkern Der Bereich einer eukaryotischen Zelle, der das Genom umschließt und wo die meiste RNA produziert wird.

Zellwand Der feste äußere Bereich einer Pflanzen-, Pilz- oder Bakterienzelle.

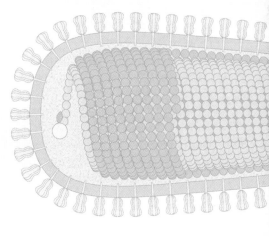

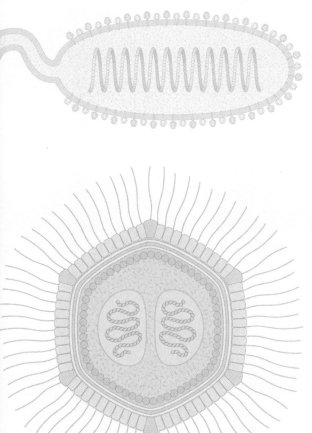

WEITERFÜHRENDE LITERATUR UND MEHR

BÜCHER

Acheson, Nicholas, *Fundamentals of Molecular Virology*, 2. Auflage (Wiley & Sons, 2011)

Booss, John, und Marilyn J. August, *To Catch a Virus* (ASM Press, 2013)

Cairns, J., Gunther S. Stent und James D. Watson, *Phage and the Origins of Molecular Biology*, Centennial edition (Cold Spring Harbor Laboratory Press, 2007)

Calisher, Charles H., *Lifting the Impenetrable Veil: From Yellow Fever to Ebola Hemorrhagic Fever & SARS* (Gail Blinde, 2013)

Crawford, Dorothy H., Alan Rickinson und Ingolfur Johannessen, *Cancer Virus: The Story of Epstein-Barr Virus* (Oxford University Press, 2014)

Crawford, Dorothy H., *Virus, a Very Short Introduction* (Oxford University Press, 2011)

de Kruif, Paul, *Microbe Hunters*, 3. Auflage (Mariner Books, 2002)

Dimmock, N.J., A.J. Easton und K.N. Leppard, *An Introduction to Modern Virology* (Blackwell Science, 2007)

Flint, S. Jane, Vincent R. Racaniello, Glenn F. Rall, Anna-Marie Skalka und Lynn W. Enquist, *Principles of Virology*, 3. Auflage (ASM Press, 2008)

Hull, Roger, *Plant Virology*, 5. Auflage (Academic Press Inc., 2013)

Mnookin, Seth, *The Panic Virus: A True Story of Medicine, Science, and Fear* (Simon & Schuster, 2011)

Oldstone, Michael, *Viruses, Plagues and History* (Oxford University Press, 1998)

Pepin, Jacques, *The Origins of AIDS* (Cambridge University Press, 2011)

Peters, C.J., und Mark Olshaker, *Virus Hunter: Thirty Years of Battling Hot Viruses Around the World* (Anchor Books, 1997)

Quammen, David, *Ebola: The Natural and Human History of a Deadly Virus* (Oxford University Press, 2015)

Quammen, David, *Spillover: Animal Infections and the Next Human Pandemic* (Bodley Head, 2012)

Quammen, David, *The Chimp and the River: How AIDS Emerged from an African Forest* (W.W. Norton & Co., 2015)

Rohwer, Forest, Merry Youle, Heather Maughan und Nao Hisakawa, *'Life in Our Phage World' in Science*, Issue 6237, 2015. Ryan, Frank, Virolution (Collins, 2009)

Shors, Teri, *Understanding Viruses*, 2. Auflage (Jones and Bartlett, 2011)

Wasik, Bill, und Monica Murphy, *Rabid: A Cultural History of the World's Most Diabolical Virus* (Viking Books, 2012)

Williams, Gareth, *Angel of Death: The Story of Smallpox* (Palgrave Macmillan, 2010)

Witzany, Günther (Hrsg.), *Viruses: Essential Agents of Life* (Springer, 2012)

Wolfe, Nathan, *The Viral Storm: The Dawn of a New Pandemic Age* (Allen Lane, 2011)

Zimmer, Carl, *A Planet of Viruses* (University of Chicago Press, 2011)

INTERNETSEITEN, PODCASTS UND ONLINE-SEMINARE

TWiV (This week in virology). Wöchentlicher Podcast mit Archiv früherer Beiträge: http://www.microbe.tv/twiv/

Virologie-Blog der Columbia University: http://www.virology.ws/

Die gesamte Virologie im Internet: http://www.virology.net/

ViroBlogy, ein regelmäßig aktualisierter Blog über alles, was Viren betrifft: https://rybicki.wordpress.com

Beschreibungen von Pflanzenviren: http://dpvweb.net/

Der eLife-Podcast deckt ein breites Spektrum biowissenschaftlicher Themen ab: http://elifesciences.org/podcast

„The year of the phage", zum 100. Jahrestag der Entdeckung der Bakteriophagen: http://www.2015phage.org/

ViralZone, gesammelte Informationen zu Struktur und Genetik der Viren: http://viralzone.expasy.org/

Zusammenstellung von Virusstrukturen: http://viperdb.scripps.edu/

Welt der Viren – Bilder und Strukturen: http://www.virology.wisc.edu/virusworld/viruslist.php

International Committee for the Taxonomy of Viruses: http://ictvonline.org/

United States Centers for Disease Control: http://www.cdc.gov/

Weltgesundheitsorganisation: http://www.who.int/en/

PanAmerican Health Organization: http://www.paho.org/hq/

Online-Seminar Epidemics – the Dynamics of Infectious Diseases: https://www.coursera.org/learn/epidemics

INDEX

A

Abwasserbehandlung 81
Acanthamoeba-polyphaga-
  Mimivirus 206–207
Aciclovir 63
Acidianus-Bottle-Shaped-
  Virus 1 223, 238
Acidianus-Two-Tailed-Virus
  223, 239
Adenoviren 61
Aedes aegypti ▶ Gelbfieber-
  mücke
Aedes albopictus ▶ Asiatische
  Tigermücke
Afrikanisches Cassavamosaik-
  virus 138–139
Afrikanisches Schweinepest-
  virus 100–101
Ahorn 179
AIDS 14, 16, 38, 64, 73
Algen 205, 207, 220, 221
Amerikanische Ureinwohner
  46, 73, 96
  Navajo-Volk 96
Amöben 17, 205, 207, 214
Amphibien 114
Anämie 117, 134
Anastomose 219
Antibiotika 14, 70, 213, 233,
  243
Antigen-Drift 70
Antigen-Shift 70
Aquakultur 117, 133, 181,
  200, 203
Archaeen 18–19, 22, 44, 48,
  223, 224
  Viren der Archaeen 9, 20,
  30, 222–245
Arthropoden 101
Asiatische Tigermücke 38, 39,
  52, 93
Aspirin 46, 76
Aubergine 170, 235
Aufklärung der Bevölkerung
  57
Augenkrankheit 124
Ausrottung 16, 17, 51

B

Bacillus-Phage Φ29 224–225
Bakterielle Schleimfäule
  235
Bakterien 10, 11, 13, 19, 22,
  42, 43, 97, 207, 221
  Immunsystem 44–45, 48
  Infektion durch Viren 14
  Symbiose 177

Bakterienviren 9, 16, 17,
  18–19, 222–245
Bakteriophage 14, 16, 17,
  223, 227
Baltimore, David 16, 20, 21,
  22, 129
Bananen-Bunchy-Top-Virus
  140–141
Bang, Oluf 13, 17
Barley yellow dwarf virus
  142–143
Bäume 205, 218, 219, 221
Baumwipfelkrankheit 197
Baumwolleule 197
Bean golden mosaic virus
  ▶ Golden-Mosaic-Virus der
  Bohnenpflanzen
Begomovirus 175
Beijerinck, Martinus 13, 16
Bestäubung 181, 186
Beulenpest 135
Bienen 181, 185, 186
Bienensterben 186
biologische Schädlingsbekämp-
  fungsmittel 192, 197, 198
Biotechnologie 145, 181,
  197, 224
Biotyp-B-Mottenschildlaus 175
Bishop, Michael 129
Blattläuse 142, 145, 149,
  155, 157, 167
  Bananenblattlaus 141
  Braune Citrusblattlaus 146
  flügellose Blattläuse 191
  Mehlige Apfelblattlaus 191
  nutzbringende Viren 181,
  191
  Sojablattlaus 158
Blindheit 63, 75
Bluetongue-Virus 102–103
Blumenkohlmosaikvirus 21,
  34–35, 144–145
Bluttransfusionen 58
Boas 105
Boid-Inclusion-Body-Disease-
  Virus 104–105
Bornadisease-Virus 106–107
Bovines Virusdiarrhö-Virus 1
  108–109
Braconidae-Wespen 183
Bracoviren 183
Bunyaviridae 173

C

Caenorhabditis elegans 198
Canines Parvovirus 37, 99,
  110–111

Capsid 151, 152, 155, 164,
  217
Cassavamosaikkrankheit 139
cDNA-Klone 16
Center for Disease Control
  (CDC) 76, 81
Chase, Martha 17
Chikungunyavirus 39, 52–53,
  94
Chlorella 205, 220
Chloroviren 220
Cholera 245
Chrysoviren 213
Chytridpilz 114
Citrus-Tristeza-Virus 146–147
Cotesia-congregata-Bracovirus
  182–183
COVID-19 85
Crick, Francis 15
CRISPR-System 48
Cryphonectria-Hypovirus 1
  218
Curvularia-Thermal-Tolerance-
  Virus 208–209
Cyanobacterien 237
Cytoplasma 22, 26, 28, 30,
  57, 61, 88

D

d'Herelle, Félix 14, 17
Darwin, Charles 18
Definition für Viren 10
Denguevirus 39, 54–55, 94
DNA 10, 14–15, 16, 17
  einfügen 241
  kopieren 242
  Palindrome 48
  Promotoren 145
  Reverse Transkriptase 20,
  129, 145
  Satelliten-DNA 139, 164,
  207
  Struktur 20–21
DNA kopieren 224
DNA-Polymerase 22, 24, 224
Drogenkonsumenten 58, 64
Drosophila-Virus C 188–189
Dulbecco, Renato 20
Dysaphis-plantaginea-Denso-
  virus 190–191

E

Ebolavirus 16, 17, 56–57,
  93
*Eco*RI 48
Einkapselung 18, 143, 177
Einschlusskörperchen 105

Einschlusskörperchenkrankheit
  der Riesenschlangen
  104–105
Elefanten 107
Elektronenmikroskop 11, 14,
  152, 185
Ellerman, Vilhelm 13, 17
Encephalitis 63, 91, 124
Enders, John 16
Endophyten 208
Endornaviren 151, 221
Engerlinge 192
Enterobakteriophage H-19B
  240
Enterobakteriophage M13
  241
Enterobakteriophage Qβ 16,
  242
Enterobakteriophage T4 20,
  23, 228–289
Enterobakteriophage λ
  226–227
Enterobakteriophage ΦX174
  230–231
Entzündung 44, 73
Epstein-Barr-Virus 135
Erkältung 17, 69
Escherichia coli (*E. coli*) 48,
  223, 227, 229, 240
Eukaryoten 20, 170, 181,
  224, 238
eukaryotische Zellen 19, 61,
  219, 223, 229
Evolution, Baum des Lebens
  18
Evolutionsstudien 149, 157,
  167, 170, 229

F

Fehlbildungen beim Fetus 75,
  87
  Mikrocephalie 94
Felines Leukämievirus 21,
  32–33, 99, 134
Felines Panleukopenievirus
  111
Fische 107, 115, 133, 181
Fischzucht ▶ Aquakultur
Fledermäuse 57, 85, 99, 107,
  123
Fleming, Alexander 213
Flock-House-Virus 192–193
Flügeldeformationsvirus
  186–187
Forelle 117, 133
Foundation for Infantile
  Paralysis 81

Four-Corners-Virus 96
Franklin, Rosalind 14–15, 17, 169
Fransenflügler ▶ Thripse
Frosch, Paul 13, 16
Froschvirus 3 114–115
Füchse 123
Fuselloviridae 244

G
Gammaherpesviren 135
Ganglien 63
Garnelen 181, 200, 203
Garnelen 203
Gebärmutterhalskrebs 67
Gelbfiebermücke 39, 52, 55, 93, 94
Gelbfiebervirus 13, 17, 39, 92–93
Geminiviridae 39, 139, 178
Gene, Abschalten 17
▶ auch RNA-Silencing
genetisch modifizierte Pflanzen (GMO-Pflanzen) 145
Genitalherpes 63
Genom 20, 48
  bakterielle Genome 224, 227, 229, 231, 240, 241, 242, 243, 244, 245
  „Fossilien" in Genomen 49
  Humangenomsequenz 17, 42, 107, 231
  Pflanzenviren 137, 145, 152
  Virusgenome 139
Gentherapie 61
Gerstengelbverzwergungsvirus 142–143
Gesichtsherpes 63
Gesundheitswesen, Infrastruktur 57
Golden-Mosaic-Virus der Bohnenpflanzen 20, 24–25, 178
Gräser 142, 208
Grillen-Paralyse-Virus 184–185
Größe von Viren 11
▶ auch Riesenviren
Guillain-Barré-Syndrom 94
Gurkenmosaikvirus 148–149
Gürtelrose 87

H
Hafer 142, 211
„Haferröte"-Epidemie 142
hämorrhagisches Fieber 55, 57, 101, 124

Hantavirus-Lungensyndrom 96
Hautläsionen 63
Hefe 26, 43, 170, 192, 217
heiße Quellen 238, 239, 244
Helfervirus 130, 164, 217
Helminthosporium-victoriae-Virus 190S 210–211
Hepatitis-B-Virus 34, 58
Hepatitis-C-Virus 58–59
Herpesviren
  bei Mäusen 43, 135
  beim Menschen 62–63
Herpesviridae 87
Hershey, Alfred 16, 17
Hoja blanca 163
Holobiont 208
Honigbienen 181, 185, 186
HTLV 16
Hühner 13, 17, 70, 129
Humanes Adenovirus 2 60–61
Humanes Herpes-simplex-Virus 1 62–63
Humanes Immunschwächevirus (HIV-1) 15, 16, 38, 41, 64–65
Humanes Papillomvirus 16 17, 66–67
Humanes Rhinovirus A 68–69
Humangenomsequenz 17, 42, 107, 231
Humanviren 51–97
Hummeln 186
Hunde
  Canines Parvovirus 37, 99, 110–111
  Tollwut 123
Hydrophobie 123
Hypovirulenz 218

I
ikosaederförmiges Viruspartikel 241
Immunität 44–48, 167
  adaptive Immunität 45, 46, 48
  adaptive Immunität auf RNA-Basis 46, 48
  angeborene Immunität 44–46
  erworbene Immunität 44, 45, 167
  Insekten 181
  Pflanzen 44, 46, 48, 167, 178

Immunsuppression, Unterdrückung des Immunsystems 73, 75, 97, 130, 183
Impfstoffe 12–13,17,88, 167
  Canines Parvovirus 111
  Feline Leukämie 134
  Gelbfieber 93
  Humanes Papillomvirus 67
  Influenza 70
  Kampagnen gegen Impfungen 75, 76
  Masern, Mumps, Röteln (MMR) 75, 76, 127
  Maul-und-Klauen-Seuche 113
  Pocken 12, 17, 51, 88
  Polio 17, 51, 81, 130
  Rift-Valley-Fieber 124
  Rinderpest 127
  Rotavirus 82, 121
  SARS 85
  Tollwut 13, 123
  Vaccinia ▶ Kuhpockenvirus
  Varicella-zoster-Virus 86–87
  Variolavirus 51, 88–89, 127
  ▶ auch Pocken
  White-Spot-Syndrom-Virus 200
  Windpocken/Gürtelrose 87
Indica-Reis 151, 163
Infektionen
  Atemwege 61, 69
  Augen 63
  Gehirn 63, 73, 75
  Haut, Schleimhäute 67, 69
  Immunzellen 64
  Leber 58
  Nervenzellen 63
Infektionskette, Ende 51, 91, 96
infektiöse Anämie der Lachse, Virus 116–117
infektiöser Klon 81, 145
Influenzavirus 17, 21, 30–31, 41
  Influenzavirus A 70–71
  Übertragung 38
Insektizide 161
Invertebraten-Iridescent-Virus 6 194–195
Iridoviridae 114, 181
Irland, große Hungersnot 221
Iwanowski, Dmitri 16

J
Japonica-Reis 151, 163
JC-Virus 72–73
Jenner, Edward 12, 13, 88

K
Kamele 85
Kamellienblüten 179
Kaninchen 119
Karposi-Sarkom-assoziiertes Herpesvirus 135
Kartoffeln 158, 221, 235
Kartoffel-Y-Virus 158–159
Kastanienrindenkrebs 205, 218
Katzen 111
  Feline Leukämie 21, 32–33, 99, 134
  Feline Panleukopenie 111
  Zibetkatzen 85
Kinderlähmung 81
Klimawandel 39
Klone/Klonierung 149, 227, 241
  cDNA-Klone 16
  infektiöser Klon 81, 145
Koch, Robert 105
Koch'sche Postulate 105
Kochbananen 141
Kohlenstoffkreislauf 42
Krebs 13
  bei Fröschen 114
  bei Hühnern 13, 17, 129
  bei Tieren 61, 67
  beim Menschen 17, 58, 67
  durch AIDS 135
  Gebärmutterhalskrebs 67
  Herpesviren 135
  NK-Zellen 135
  onkolytische Viren 63
  Rous-Sarcom-Virus 128–129
  ▶ auch Leukämie
Kristalle 14, 16
Kröten 114
Kuhpockenvirus 12, 14, 88

L
La Crosse-Virus 173
Lachs 117, 133
Lähmung ▶ Paralyse
landwirtschaftliche Methoden
  Aquakultur 117, 133, 181, 200, 203
  Hafer 211
  Monokultur 161, 181, 200
  Reis 161
Lebensweise der Viren 40–43

INDEX

Leber 58, 93
Lemuren 107
Leukämie
  bei Hühnern 13
  Feline Leukämie 21, 32–33, 99, 134
  Unterdrückung des Immunsystems 73, 75
Leukose 17
Lipidmembranen 173
Listeria 135
Loeffler, Friedrich 13, 16
lokale Läsionsantwort 45
Luria, Salvador 16
Luteoviren 155
Lymantria-dispar-Multiple Nucleopolyhedrosis-Virus 197–198
Lymphom 135
Lyse 233, 237
Lysogenie 23

M
„Magengrippe" 79
Makrophagen 44, 45
Mangelernährung, Unterernährung 75, 82
Marburgvirus 57
March of Dimes 81
Masernvirus 74–75, 127
Maul-und-Klauenseuche-Virus 13, 16, 112–113
Mäuse 43, 79, 96, 135
Meere 42, 237
Melonen 149, 152, 213
Meningitis 63, 91
Menschenaffen 49
MERS-Coronavirus 85
Metagenomik 17
microbe mimicking 207
Middle East Respiratory Syndrome (MERS) 85
Mikrobiom 97
Mikrocephalie 8, 94
Milben 38, 105, 186
Mimivirus 207
Mitochondrien 219
Molche 114
Molekularbiologie 14, 15, 61, 130, 167, 169, 224, 227, 229, 231, 238, 241
Monokultur 161, 181, 200
Mononucleose 135
Morbus Crohn 73
Mottenschildläuse 39, 139, 175, 178
Multiple Sklerose 73

Mumpsvirus 76–77
Mungos 123
Murines Herpesvirus 68 135
Mutation 108, 149, 198, 242
  Influenza 70
  Rotaviren 82
mutualistische Viren 40, 43, 189, 208
Mycobacterium-Phage D29 232–233
Myxomavirus 118–119

N
Nagetiere 107
  ▶ auch Mäuse
Nanopartikel 170, 229
Nematoden 38, 46, 137, 181, 198
neurologische Erkrankungen 107
nichtpathogene Viren 51, 97, 130
NK-Zellen 135
Norwalk-Virus 78–79
Nucleotide 20, 21, 42
nutzbringende Viren 11, 40, 43, 79, 97
  Bakterienviren 243, 245
  Viren der Pflanzen 177
  Viren der Pilze 205
  Viren der Wirbellosen 181, 183, 189, 191
  Viren der Wirbeltiere 135

O
obligate Symbiose 155, 208
Onkogene 129
onkolytisches Virus 63
Oomyceten 36, 151, 221
Ophiostoma-Mitovirus 4 219
Organtransplantation 73, 97
Orsay-Virus 198–199
Oryza-sativa-Endornavirus 137, 150–151
Ourmia-Melonenvirus 152–153

P
Paläovirologie 49
Pandemie 17, 70
Pandoravirus 214
Pantoffeltierchen 220
Paprika 37, 158, 164, 170
Paralyse 91
  Guillain-Barré-Syndrom 94
  Kinderlähmung 81

Paramecium-busaria-Chlorella-virus 1 220
Pararetroviren 34
parasitische Wespen 181, 183
Parasitoide 183
Parthenogenese 191
Partitiviridae 177
Pasteur, Louis 13
Pathogentitätsinseln 243
Pea-Enation-Mosaikvirus 154–155
Penicillium-chrysogenum-Virus 212–213
persistierende Viren
  Pflanzenviren 137, 151, 177
  Pilzviren 205, 213
Pestizide 178, 197, 198
Pferde 91, 107
Pflanzenviren 36, 38, 39, 43, 136–179, 198
Phage Group 14
Phagentherapie 14, 233, 235
Phagentypisierung 233
Phloem 141, 155
Phytophthora-Endornavirus 1 221
Pilze 38, 48, 114, 137, 151
Pilzviren 36, 43, 48, 152, 204–221
Pithovirus sibericum 214–215
Plum Island 113
Plum pox virus ▶ Scharka-Virus
PML 73
Pocken 12, 51, 88, 127
Pockenviren
  Replikation 22
  ▶ auch Windpocken;
  ▶ Kuhpocken; ▶ Scharka-Virus; ▶ Pocken
Polio-Impfstoff 17, 51, 81, 130
Poliomyelitis 81
Poliovirus 16, 21, 28–29, 41–42, 51, 80–81
Polydnaviridae 181
Polymerase 26, 30, 224
  DNA-Polymerase 22, 24
  RNA-abhängige RNA-Polymerase 28, 151, 152, 155, 242
  RNA-Polymerase 33, 177
Polymerasekettenreaktion (PCR) 16
Porcines Circovirus 120–121
Potyviridae 158
Primaten 49, 52, 55, 57, 64, 93, 97, 130
prokaryotisches Spleißen 229

Promotoren 145
Proteine 10, 14, 15, 16, 20, 36, 57, 70, 88, 200
  Polyproteine 22, 29, 33, 167, 185
  Synthese 21
  virales Transportprotein 137
Protistenviren 204–221
Protozoen 220
Pythons 105

Q
Quastenflosser 49

R
Ralstonia-Phage ΦRSL1 234–235
Ranaviren 114
Reed, Walter 13, 17, 93
Reis 151, 161, 163, 195
Reis-Dwarf-Virus 160–161
Reis-Hoja-blanca-Virus 162–163
Reiszikade 163
rekombinantes Virus 227
Replikation 22
  Klasse-I-Viren 22–23
  Klasse-II-Viren 24–25
  Klasse-III-Viren 26–27
  Klasse-IV-Viren 28–29
  Klasse-V-Viren 30–31
  Klasse-VI-Viren 32–33
  Klasse-VII-Viren 34–35
  Verpacken 36–37, 137, 224
Reston-Ebolavirus 57
Retroviren 15, 16, 17, 34, 49, 64, 107, 134
Reverse Transkriptase 20, 129, 145
Reye, R. Douglas 76
Reye-Syndrom 76
Riesengarnelen 203
Riesenviren 10, 17, 88, 205, 207, 214
Rift-Valley-Fieber-Virus 124–125
Rinder 102, 108, 113, 124, 127
Rinderpestvirus 17, 75, 99, 101, 126–127
RNA 10, 14, 15, 16, 17, 169
  Editing 57
  kleine RNAs 48, 145, 164, 181, 185
  kopieren 242
  Messenger-RNA (mRNA) 20, 21, 26, 28, 33, 34, 35

mRNA 229
Nicht-Retro-RNA-Virus 107
pRNA 224
Reverse Transkriptase 20, 129, 145
Struktur 20, 21, 224
RNA-basierte adaptive Immunität 46, 48
RNA-Interferenz (RNAi) 192
RNA-Polymerase 33, 177
RNA-abhängig 28, 151, 152, 155, 242
RNA-Silencing 46, 167, 181, 192, 217
▶ auch Gene, Abschalten
RNA-Spleißen 61
Roosevelt, Franklin D. 81
Rostpilze 211
Rotavirus
Impfstoff 82, 121
Rotavirus A 82–83
rote Blutkörperchen 117
Röteln 75
Röteln 75
Rous, Peyton 13, 17, 129
Rous-Sarkom-Virus 128–129
Ruska, Helmut 16

S
Saatkartoffeln 158
Sabin-Impfstoff 130
Saccharomyces-cerevisia-L-A-Virus 20, 26–27, 216–217
Salamander 114
Salicylsäure 46
Salk, Jonas 17
Salk-Impfstoff 130
SARS (*Severe Acute Respiratory Syndrome*) 85
SARS-Coronavirus 84–85
Satellit des Tabakmosaikvirus 164–165
Satelliten(viren) 164
Satelliten-DNA 139, 164, 207
Schafe 102, 107, 124
Schakale 123
Scharka-Virus 156–157
Schlangen 105
Schwammspinner 197
Schweine 70, 97, 101, 121
Schweinepest 101
sexuelle Übertragung 38, 58, 64, 67
Shigella 240
Simianes Immunschwächevirus (SIV) 41, 64
Simian-Virus 40 131–132

Sin-Nombre-Virus 96
Sklavenhandel 93
Sojablattlaus 158
Sojabohnen 178
Spanische Grippe 70
Speisepilze 205
Spitzmäuse 107
Spleißosom 61
Sputnik 207
Stanley, Wendell 14, 16
Staphylococcus aureus 243
Staphylococcus-Phage 80 243
Stechmücken 38, 91, 119, 124, 173
Asiatische Tigermücke 39, 52, 93
Gelbfiebermücke 39, 52, 55, 93, 94
Stickstofffixierung 177
Stinktiere 123
Strukturbiologie 231
Sulfolobus-Spindle-Shaped-Virus 1 244
Symbiose 177, 220
obligate Symbiose 155, 208
Synechococcus-Phage Syn5 236–237
Synthetische Biologie 231
Systematik der Viren 20–21

T
Tabak-Etch-Virus 166–167
Tabak-Mild-green-mottle-Virus 164
Tabakmosaikvirus 13, 14, 16, 17, 37, 113, 164, 168–169, 242
Satellit des Tabakmosaikvirus 164–165
Taufliegen 181, 189
Temin, Howard 16, 17, 20, 129
Temperatur 45, 69, 79, 189, 208, 239, 244
Thripse 173
Tier-Virus-Wechselwirkungen 198
Tollwutvirus 13, 17, 99, 122–123
Tomaten 158, 169, 170, 173, 175, 235
Tomatenbronzefleckenvirus 172–173
Tomaten-Bushy-Stunt-Virus 170–171

Tomaten-Yellow-Leaf-Curl-Virus 174–175
Tombusviren 152
Torque-Teno-Virus 51, 97
Toxisches Schocksyndrom 243
Transportprotein, virales 137
tree top disease ▶ Baum-wipfelkrankheit
Trinkwasser 81, 82
Tuberkulose 233
Tulpenmanie 179
Tulpenmosaikvirus 179
Twort, Frederick 14, 17

U
Übertragung 38–39
horizontal 38, 205
Luteoviren 155
sexuell 38, 58, 64, 67
vertikal 38, 43, 205
▶ auch Vektoren
Übertragung durch Samen 137
Ulmen 219
Ulmensterben 219
umstrittene Viren 18–19
Umweltanpassung von Viren 52, 55, 93
Unterernährung, Mangelernährung 75, 82

V
Variolavirus 51, 88–89, 127
Varmus, Harold 129
Varroa destructor 186
vegetative Fortpflanzung 158
Vektoren 38–39
Adenovirusvektor 61
Fledermäuse 85, 99, 107, 123
Insekten ▶ Vektorinsekten
Milben 38, 105, 186
Mottenschildläuse 39, 139, 175, 178
Pflanzenviren 137
Thripse 173
Vektorinsekten 36, 38, 161, 173
Mottenschildläuse (Weißfliegen)Insektenviren 173, 180–203
Reiszikade 163
▶ auch Blattläuse;
▶ Stechmücken
Verdauungstrakt, Erkrankung 79
Verpacken 36–37, 137, 224

Vibrio-Phage CTX 245
Victoria-blight-Pilz 211
Virione 18, 26, 37, 57
Virologie, Geschichte 12–15
zeitliche Entwicklung 16–17
Virom des Menschen 97
Virus der viralen hämorrhagischen Septikämie 132–133
Virusgenome 139
virusresistente transgene Pflanzen 16
Vögel 13, 17, 41, 70, 91, 129

W
Wanderungen des Menschen 73, 93
Warzen 67
Waschbären 123
Wasservögel 41, 70
Watson, James 15
Weidenrinde 46
Weißblattkrankheit 163
weiße Blutzellen 44
Weißfliegen ▶ Mottenschildläuse
Weißklee-Cryptic-Virus 137, 176–177
Weizen 161
Weltgesundheitsorganisation (WHO) 17, 58, 76, 81, 123
Wespen 181, 183
West-Nil-Virus 90–91
White-Spot-Syndrom-Virus 200–201, 203
Wiederkäuer ▶ Rinder; Schafe
Windpocken 87
Wirbellosenviren 173, 180–203
Wirbeltierviren 98–135
World Organization for Animal Health 127
Wühlmäuse 135
Wurzelknöllchen 177

Y
Yellow-Head-Virus 202–203
Yellowstone Nationalpark 43, 208
Yersinia pestis 135

Z
Zibetkatzen 85
Zikavirus 8, 94–95

DANKSAGUNG

Danksagung der Autorin

Die Autorin dankt ihren zahlreichen Kollegen, Laborange-
hörigen und ihrer Familie für die guten Ratschläge und die
Ermunterung, vor allem aber auch den folgenden Virologen,
die Hinweise gaben oder freiwillig die einzelnen Texte mit
kritischem Blick durchlasen: Annie Bézier, Stéphane Blanc,
Barbara Brito, Judy Brown, Janet Butel, Craig Cameron,
Thierry Candresse, Gerardo Chowell-Puente, Jean-Michel
Claverie, Michael Coffey, José-Antonio Daròs, Xin Shun Ding,
Paul Duprex, Mark Denison, Terence Dermody, Joachim de
Miranda, Joakim Dillner, Brittany Dodson, Amanda Duffus,
Bentley Fane, Michael Feiss, Sveta Folimonova, Eric Freed,
Richard Frisque, Juan Antonio García, Said Ghabrial, Robert
Gilbertson, Don Gilden, Stewart Grey, Diane Griffin, Susan
Hafenstein, Graham Hatfull, Roger Hendrix, Jussi Hepojoki,
Kelli Hoover, John Hu, Jean-Luc Imler, Alex Karasev, David
Kennedy, Peter Kerr, Gael Kurath, Erin Lehmer, James
MacLachlan, Joseph Marcotrigiano, Joachim Messing, Eric
Miller, Grant McFadden, Christine L. Moe, Hiro Morimoto,
Peter Nagy, Glen Nemerow, Don Nuss, Hiroaki Okamoto,
Toshihiro Omura, Ann Palmenberg, Maria-Louise Penrith, Julie
Pfeiffer, Welkin Pope, David Prangishvili, Eugene V. Ryabov,
Maria-Carla Saleh, Arturo Sanchez, Jim Schoelz, Joaquim
Segalés, Matthais Schnell, Guy Shoen, Tony Schmidtt, Bruce
Shapiro, Curtis Suttle, Moriah Szpara, Christopher Sullivan,
Massimo Turina, Rodrigo Valverde, Jim Van Etten, Marco
Vignuzzi, Herbert Virgin, Peter Vogt, Matthew Waldor, David
Wang, Richard Webby, Scott Weaver, Anna Whitfield, Reed
Wickner, Brian Willett, Takashi Yamada.

Bildnachweise

Der Verlag dankt für die freundliche Überlassung der Abdruckrechte für
das im Folgenden aufgeführte Bildmaterial:

Dwight Anderson. Aus: Structure of Bacillus subtilis Bacteriophage
phi29 and the Length of phi29 Deoxyribonucleic Acid. D. L. Anderson,
D. D. Hickman, B. E. Reilly et al. Journal of Bacteriology, American
Society for Microbiology, May 1, 1966. Copyright © 1966, American
Society for Microbiology: 225. • Australian Animal Health Laboratory,
Electron Microscopy Unit: 103. • Julia Bartoli & Chantal Abergel, IGS,
CNRS/AMU: 215. • José R. Castón: 212. • Centers for Disease Control
and Prevention (CDC)/Nahid Bhadelia, M.D.: 8R; Dr. G. William Gary, Jr.:
60; James Gathany: 38L; Cynthia Goldsmith: 95; Brian Judd: 38R;
Dr. Fred Murphy, Sylvia Whitfield: 80; National Institute of Allergy and
Infectious Diseases (NIAID): 56; Dr. Erskine Palmer: 83; P.E. Rollin: 90;
Dr. Terrence Tumpey: 71. • Corbis: 15. • Delft School of Microbiology
Archives: 13. • Tim Flegel, Mahidol University, Thailand: 202. • Dr. Kati
Franzke, Friedrich-Loeffler-Institut, Greifswald-Insel Riems, Deutsch-
land: 132. • Toshiyuki Fukuhara. From Enigmatic double-stranded RNA
in Japonica rice. • Toshiyuki Fukuhara, Plant Molecular Biology, Springer,
Jan 1, 1993. Copyright © 1993, Kluwer Academic Publishers.: 150. •
© Laurent Gauthier. From de Miranda, J R, Chen, Y-P, Ribière, M,
Gauthier, L (2011) Varroa and viruses. In Varroa – still a problem in the
21st Century? (N.L. Carreck Ed). International Bee Research Associa-
tion, Cardiff, UK. ISBN: 978-0-86098-268-5 pp 11–31: 187. •
Getty Images/BSIP: 78; OGphoto: 9. • Said Ghabrial: 210. • Dr. Frederick
E. Gildow, The Pennsylvania State University: 143. • Dr. Graham F.
Hatfull und Mr. Charles A. Bowman, phagesdb.org: 232. • Pippa Hawes/
Ashley Banyard, The Pirbright Institute: 126. • Juline Herbinière und
Annie Bézier, IRBI, CNRS: 182. • Courtesy Dr. Katharina Hipp, Universi-
tät Stuttgart: 138. • ICTV/Don Lightner: 201. • Jean-Luc Imler: 188. •
Dr. Ikbal Agah Ince, Acibadem University, School of Medicine, Dept of
Medical Microbiology, Istanbul, Türkei: 194. • Istituto per la Protezione
Sostenibile delle Piante (IPSP) – Consiglio Nazionale delle Ricerche
(CNR) – Italien: 2, 144, 147, 148, 153, 154, 157, 168, 171, 172, 175,
177. • Hongbing Jiang, Wandy Beatty und David Wang. Washington
University, St. Louis: 199. • Elektronenmikroskopische Aufnahme von
Pasi Laurinmäki und Sarah Butcher, Biocenter Finland National Cryo
Electron Microscopy Unit, Institute of Biotechnology, University of
Helsinki, Finnland: 104. • Library of Congress, Washington, D.C.: 8L. •
Luis Márquez: 209. • Francisco Morales: 162. • Reproduktion aus: Han
G-Z, Worobey M (2012) An Endogenous Foamy-like Viral Element in
the Coelacanth Genome. PLoS Pathogens 8(6): e1002790: 49. •
Welkin Hazel Pope: 237. • Purcifull, D. E., und Hiebert, E. 1982.
Tobacco etch virus. CMI/AAB Descriptions of Plant Viruses, Nr. 258
(Nr. 55, überarbeitet), veröffentlicht durch das Commonwealth Myco-
logical Institute und die Association of Applied Biologists, England:
166. • Jacques Robert, Department of Microbiology and Immunology,
University of Rochester Medical Center, Rochester NY: 115. • Carolina
Rodríguez-Cariño und Joaquim Segalés, CReSA: 121. • Dr. Eugene
Ryabov: 190. • Guy Schoehn: 234. • Science Photo Library/Alice J.
Belling: 18L; AMI Images: 53, 62, 92; James Cavallini: 59, 87; Centre
for Bioimaging, Rothampstead Research Centre: 159; Centre for
Infections/Public Health England: 77, 84; Thomas Deerinck, NCMIR:
193; Eye of Science: 65, 68, 72, 89, 122; Dr. Harold Fisher/Visuals
Unlimited, Inc: 228; Steve Gschmeissner: 18R; Kwangshin Kim: 66;
Mehau Kulyk: 216; London School of Hygiene & Tropical Medicine: 54;
Moredun Animal Health Ltd: 109; Dr. Gopal Murti: 129; David M.
Phillips: 18C; Power and Syred: 44, 112; Dr. Raoult/Look at Sciences:
206; Dr. Jurgen Richt: 106; Science Source: 100; ScienceVU, Visuals
Unlimited: 110, 131; Sciepro: 116, 160, 184; Dr. Linda Stannard, UCT:
74, 124; Norm Thomas: 12; Dr. M. Wurtz/Biozentrum, Universität
Basel: 226. • Shutterstock/Zbynek Burival: 39; JMx Images: 40; Alex
Malikov: 37C; Masterovoy: 36; Christian Mueller: 37B; Galina Savina:
37T; Kris Wiktor: 42. • James Slavicek: 196. • Yingyuan Sun, Michael
Rossmann (Purdue University) und Bentley Fane (University of Arizona):
231. • John E. Thomas, The University of Queensland: 140. • United
States Department of Agriculture (USDA): 38C. • Dr. R. A. Valverde:
165. • Wellcome Images/David Gregory & Debbie Marshall: 118. •
Zhang Y, Pei X, Zhang C, Lu Z, Wang Z, Jia S, et al. (2012) De Novo
Foliar Transcriptome of Chenopodium amaranticolor and Analysis of
Its Gene Expression During Virus-Induced Hypersensitive Response.
PLoS ONE 7(9): e45953. doi:10.1371/journal.pone.0045953
© Zhang et al: 46. • Für das überlassene Material, aus denen die
Illustrationen der Querschnitte und Außenansichten gestaltet wurden:
Philippe Le Mercier, Chantal Hulo, und Patrick Masson, ViralZone
(http://viralzone.expasy. org/), SIB Swiss Institute of Bioinformatics.

Es wurden alle Anstrengungen unternommen, um Rechteinhaber auf-
zufinden und ihre Genehmigung zum Abdruck von urheberrechtlich
geschütztem Material einzuholen. Der Verlag entschuldigt sich hiermit
für etwaige Irrtümer oder Auslassungen in der obigen Liste und nimmt
gern alle Hinweise entgegen, um sie bei künftigen Auflagen zu berück-
sichtigen.